"40年の徒労と挫折"から占う
ヘルスケアの未来像

コロナ後の
医療経済と
日本

Yakuji Nippo, Limited

はじめに

「たいていの人がチャンスを逃す理由は、チャンスが作業着姿をしていて仕事のように見えるからだ。」

トーマス・エジソン（米国の発明家、起業家。蓄音機、白熱電球、映写機、蓄電池等々を発明、ゼネラル・エレクトリック社（GE）設立でも知られる。後に発達障害者ではないかとされた。1847〜1931）

　それにしても2020年は連日0.0001ミリの新型コロナウイルスのニュースに翻弄された。日本はコンピューター断層撮影装置（CT）や磁気共鳴画像装置（MRI）の保有台数が諸外国と比べて特に多いが、そうした機器も何と新型コロナ感染予防のために徹底した消毒が必要だという。かと思うとヌディウイルスやアデノウイルスなど作物や人体に巣くうウイルスもある。がん細胞に感染すれば人類が逆に打ち勝つ力となる。まさに「毒をもって毒を制する」戦略だ。

　中には病気の症状が出ないまま一定期間感染し続けるウイルスも存在する。いわゆる「不顕性感染」。代表例が水痘・帯状疱疹ウイルスやヒトT細胞白血病ウイルス1型だ。前者は頭や腰の神経節に主に40年以上にわたって潜む。小生の母もそうだったが、疲労や加齢で免疫力が下がると増殖し、帯状疱疹が出る。一方、後者はわが国の約100万人が感染。うち約5％が白血病を発症する。肝細胞がんや子宮頸がんなどウイルス感染が発症の原因とされるがんも少なくない。

　文明は生命のゆりかご。人類の歴史は「感染症との戦い」だ。今も年間140万人が結核で死亡する。愚者は（自らの）経験に学び、賢者は（他人の）歴史に学ぶ。例えば古代エジプトのラムセス五世のミイラを調べたところ、天然痘に感染していたという。牛を起源とする天然痘ウイルスに飛沫感染したらしい。天然痘は1977年ソマリアにおける患者を最後に地球上から消え去ったとされるが、まさに我々は3000年も前から感染症と対峙してきたのだ。

　都市民主制国家のアテネが古代ギリシャのペロポネソス戦争でスパル

1

タに敗れたのも感染症が主因。トゥキディデスの『戦史』によれば当時アテネで蔓延した天然痘か麻疹（はしか）だったとされる。その後、スペインが南米を植民地支配する際にも感染症が猛威を振るった。結果的に15〜16世紀にかけて栄華を誇ったインカ帝国は、わずか200人足らずのスペイン軍によって滅ぼされてしまった。スペイン人たちが知らずに持ち込んだ天然痘ウイルスによって免疫を持っていなかったインカ人が次々に死亡したからだ。

　同様に北米でもピューリタンたちが持ち込んだ感染症の病原体によって先住民が次々に亡くなった。Native Lives Matter？　ピューリタンは労せずして"レッドスキン"と揶揄された先住民の父祖伝来の土地を占有したのだ。俄かに売れたカフカの小説のテーマ「ペスト（黒死病）」も世界の人々を恐怖に陥れた。ペストは吸血する蚤が媒介してヒトを感染に至らしめる全身性の侵襲感染症。ヨーロッパでは14世紀と17世紀に大流行したが、いずれも中国からシルクロードを通ってヨーロッパへと感染が広がったことがわかっている。差し詰め今は台頭著しい中国と欧州を結ぶ広域経済圏構想「一帯一路」か。

　感染症に対してキリスト教会は無力で、それでカトリックへの信頼が揺らぎ、やがてルネサンスや宗教改革へとつながったとされる。教会から治安当局に権力が移り"公衆衛生"という考え方が一般化した。上下水道の整備といった社会インフラの構築はじめ、近代医学の発展を梃にワクチンや治療薬、抗生物質が開発され感染症拡大を抑止した。さらに14世紀のペスト流行の最中、ルネサンス文学の最傑作である『デカメロン』（邸宅に引き籠ることを余儀なくされた男女達による10日間にわたる100篇の小話）も生まれた。17世紀にはロンドンでのペスト流行からの疎開中の思索がニュートンによる「万有引力の法則」の発見や「微分・積分」のきっかけに貢献したという。ある意味でピンチはチャンスかもしれない。

　このように感染症の蔓延は、政治経済や文化を大きく変容させる。日本の藤原不比等の謎の死（720年）もそれっぽい。しかし天然痘が史書に初めて登場するのは735年に太宰府で発生して全国に広がり737年まで流行したとする『続日本紀』の叙述だ。ちなみにこの時の天然痘の流行が東大寺盧舎那仏像の造営（752年）の契機の1つとされる。以後、記録があるだけで1838年までに58回の流行をみた。

そして幕末はコレラが断続的に流行した。汚染された水や食物を摂取することによって発症。コレラのパンデミック（感染爆発）の報告は比較的新しくカルカッタを初発地とする1817年のものだ。東は中国、西は北米まで感染が拡大したとされる。日本も鎖国が終わり、外国との交流が増えたことがコレラ流行の背景にある。対策に尽力した一人が蘭方医の緒方洪庵だ。適塾の創始者で天然痘の予防接種を広めた。次いで1796年にジェンナーによって牛痘接種から開発されたワクチンを日本に最初に持ち込んだのはオランダのシーボルト。しかし長崎で３人の子供に接種するもワクチンの効力が既に失われていて効力はなかった。そこで佐賀藩の伊東玄朴がバタビア（現ジャカルタ）から入手した牛痘ワクチンを取り寄せ、自らの子供にためす。当時は江戸の漢方医の抵抗によってなかなか進まなかった種痘を成功させたというから、言わば"狂気の在宅治験"だ。漫画家の故手塚治虫の曽祖父の良仙らも協力した経緯は『陽だまりの樹』に描かれている。シーボルトの高弟だった高野長英も幕府に追われ全国を逃亡したが、やがてこれが東京医学校から東京大学医学部へと大きく発展していく。

　感染症拡大は20世紀に入ってより顕著になる。中でも1918〜20年にパンデミックを起こしたスペイン・インフルエンザは当時の世界人口20億人弱のうち５億人が感染、約4000万人が死亡したという。総人口の２％。くしくも今から丁度100年前の話だが、第一次世界大戦の死者数の概ね４倍だ。日本でも約38〜40万人が亡くなったとされる。戦時中多くの国が情報統制を敷く中、スペインは中立国で感染拡大を公表したために、不名誉な名前が付けられた。しかし発生源は米国のようだ。西村秀一訳著『史上最悪のインフルエンザ』（みすず書房刊）によれば、膠着していた欧州戦線を打開するため、多くの感染者を含む米兵が大西洋を渡り、感染は一挙に欧州で拡大したという。病の蔓延は皮肉にも大戦の終結を早め、敗戦国ドイツへの懲罰的な賠償容認につながったと言われている。皮肉にもこれがアドルフ・ヒトラー率いるナチス政権の誕生を早めたのではないか。

　次いで21世紀では重症急性呼吸器症候群（SARS）や新型インフルエンザ、そして中東呼吸器症候群（MERS）、エボラ出血熱、ジカ熱などが立て続けに発生している。特に2002〜03年にかけて流行した中国発

SARSは当局の隠蔽もあり終息に時間がかかった。グロ・ハーレム・ブルントラント世界保健機関（WHO）事務局長（当時）は「初期の段階で中国政府がもっとオープンだったら、事態はより早く終息していただろう」と述べ、中国政府の情報公開の遅れを公然と非難した。まさに天災よりむしろ"人災"だったのだが、今回の新型コロナについてはテドロス・アダムスWHO事務局長が対照的に繰り返し中国政府による"トップダウンの公衆衛生"を称賛している。

それでもなお、共産党政権の「習い性」というべき情報統制が新型コロナの流行を助長した点は否めない。中国では王朝の興隆と衰退を「朝代循環」と呼ぶ。王朝は天命を失ったときに滅びるとされてきた。ちなみに感染症の大流行は天命を失う兆候の1つだと見なされている。17世紀半ばまで栄えた明は、ペストや天然痘の蔓延をきっかけに起きた各地の反乱により滅亡した。その後の清もまた、ペスト対策を口実に他国の介入を招いた結果、日清戦争で敗北。これに対してわが国は戦後の水際対策に後藤新平が奔走した。

医師で、内務省衛生局長を務めた経験を持つ後藤は当時、陸軍の責任者であった児玉源太郎の命を受け、広島沖の似島（にのしま）などにわずか2か月で検疫所を建設した。中国からの帰還兵20万人以上の検疫を成功に導いたのだ。今、我々は先人らのリーダーシップや決断力、迅速な行動を大いに見習うべきだろう。そこでクイズ。

Q0-1　次の各文章を読んで、「正しい」と思うものを1つ選べ。
　a　リーダーシップは生まれつきのもので訓練によって身に付くものではない。
　b　リーダーシップとは忠誠心をもって永年勤続によって培われるものである。
　c　外交的な人間のみが有能なリーダーになることができる。
　d　リーダーを選ぶ際には、現在適任とされるリーダーを選ぶべきである。
　e　どんなリーダーシップが有効かはそのリーダーが置かれた状況によって決まる。

　詳しい解説は拙著『進化する病院マネジメント〜医療と経営の質がわかる人材育成を目指して』（医学書院）の序章に譲るが、正解は「　」。

リーダーシップは「生まれつき備わったもの」ではなく、「状況によってその有効性は変わる」という説が今の主流だ。

　残念ながら安倍前政権はすべての対応が後手に回ったが、ポイントは新型コロナの前後で世の中がどう変わるかだ。興味深いのはイエス・キリストの生誕前後をもじったBC（ビフォー・コロナ）とAC（アフター・コロナ）という区分け。人類と新型コロナとの戦いは「コロナ世界大戦（World War C）」を境にBC（コロナ前）とAC（コロナ後）で、否、Withコロナ下で人々の価値観や生活習慣も劇的に変わりつつある。未知の疫病が各国の政治や経済、社会に与えた衝撃の大きさを、決して過小評価することはできない。

　もっとも、グローバル化や民主主義の後退はコロナ前に始まっていた。強権的でかつ排斥的な指導者の台頭と、彼らに共鳴する民意・極右の高まりが連動した結果だ。再びナチが台頭するかはわからないが、日本でも「自粛警察」による張り紙が商店街やライブハウスのみならずSNS（交流サイト）で目立つ。こうした"世界の病状"がコロナ後に悪化し、手の施しようがなくなるのではないか。中には医療安全保障を名目に原始共産制のような自給自足経済への回帰を説く者さえいる。そんな極端に"窮屈で理想的な社会"が到来するとは思えないが、真実は二元論だ。社会人は脱「ハンコ・紙・対面」の中で在宅勤務やテレワークに皆、四苦八苦している。学生の就活もウェブ面接のみという企業が多い。会社説明会やOB・OG訪問もZOOMかTEAMS。まさにコロナテックの時代。そのため我々大学教員も問答無用でオンライン授業を余儀なくされているが隔靴掻痒の感がある。

　確かにオンライン授業は双方向というメリットはあるが教師の熱意が伝わらず短時間しか持たない。現に世界的に有名なビジネススクールで経営学修士（MBA）取得を目指す学生たちが、授業料の一部返還を求めているという。新型コロナウイルスの感染拡大でキャンパスが閉鎖され、オンライン授業に切り替えられたことなどで、期待していた水準の教育が受けられなくなっているからだ。わが国でも1割以上の学生・大学院生に中程度のうつの症状が見られたという秋田大学の調査報告もある（2020年9月24日の日経新聞）。遠隔授業もライブ講義と同質だと豪語する輩もいるが、還暦を迎えた小生にとって有難いのは移動時間がなくなり身体が楽になったことくらいか。年間80回以上の講演・講義が

祟って三度目の声帯ポリープの再発。一方的な座学形式は肉体的に厳しい。そこで本書では個人ないしグループによる「Think for yourself」を多用する。

　小生も35年も前の話になるがシカゴ大学経営大学院に企業留学し、治安の悪いサウスサイドに２年間住んだ。卒後５年以内に中途退社したということで返済を余儀なくされた授業料が思いの外、高額だったことを覚えている。帰国後、この会社で60億円の増資に尽力するも留学費用の返済を盾に退職金も支給されなかった。今から振り返ると法令違反だ。ひどい会社、否、スーパーマーケットが実質経営する民間病院に入職したと思うが、その後、４度転職を繰り返し今がある。まさに「禍福は糾える縄の如し」。日本人の働く価値観も、最近10年ほどで大きく変わった。有名な会社に入り、定年まで勤め上げるのをよしとする価値観は今や過去のものになりつつある。幸せの基準も年収や職場の知名度など画一的ではなく、人の数だけ存在するはずだ。諸君らも終身雇用・年功序列型日本的経営から「ジョブ型」に移行するコロナ後は〝就社〟ではなく〝就職〟に心掛けて欲しい。

　しかし、経済格差に加えて、いわゆる〝デジタル・デバイド〟も著しい。国際電気通信連合（ITU）によると、世界全体のインターネット普及率は54％にすぎない。欧州（83％）や米州（77％）と、アフリカ（28％）やアジア太平洋地域（48％）との差は歴然だ。日本の10倍にあたる約400兆円の医療費を使っているのに新型コロナ感染拡大で第二次世界大戦をはるかに超える死者が出た米国。在宅勤務経験者は年収18万ドル超の世帯では71％に上った。これに対し、２万４千ドル未満の世帯では41％に留まったという。実はこうした貧富の格差もコロナ前から広く存在していた。国際NGOオックスファームの報告では、世界の上位2153人の富裕層が、下位46億人の貧困層の合計よりも多くの資産を保有する。そんな世界の脆弱性をコロナ後につかれ、恵まれない人々がより厳しい試練にさらされる。

　中でも日本は諸外国と比べて抗体保有率がすこぶる低い。それだけに新型コロナの再来によって、社会経済活動が再び停滞する可能性も大きい。対照的に同じアジア諸国でも先の後藤新平が戦前、総督府民生長官を務めた台湾は、SARSの教訓を生かし2019年12月の段階で中国湖北省

武漢からの渡航者の検疫を始めた。歯科医師出身の閣僚である陳時中氏がリードして感染者らを追跡・隔離し、官民挙げて医療物資なども増産。一方、何かと日本とギクシャクする韓国はドライブスルー方式でPCR検査を一気に増やし、都市封鎖（ロックダウン）をせずに感染拡大の動きを減速させた。これに対して歳を取ったわが国は何をやっても対応が鈍い。漸く成立した3回もの20年度補正予算だが振り込みは遅い。学費を払えず中途退学する学生（20年4月〜10月で1033人）や内定取り消しの憂き目にあうケースも散見された。

　心当たりのある学生は果たして学生支援緊急給付金を申請したのだろうか。住民税が非課税の世帯（両親と中学生がいる家族4人で年収約270万円以下）の学生は20万円、それ以外の学生は10万円。ただし、日本人学生の場合、「下宿していて、家族からの仕送りがおおむね年150万円未満、家庭からの追加支援が期待できず、無利子の奨学金を利用しており、さらにアルバイト収入に依存し、それが前月比5割以上減っている」と6つも条件がついた。留学生の場合はこれに成績要件が加わる。特例としてすべての要件を満たさなくとも、（例えば自宅生や20年4月に入学した人も）対象になる場合があると紹介したが、その後どのくらいの学生が問い合わせをしたのか。その旨を知らなかった者が何と約7割もいるという。

　まさに情報を制する者が世の中を制する。予算上の給付対象者数は全体で43万人。既に約24万人に振り込まれ、2次募集も行われた。この他、収入が大幅に減った学生に対して、入学金や授業料を減免・納付期限を遅らせている大学も少なくない。また、日本学生支援機構では親の収入が急減した場合は年収見込みを基に給付型の奨学金を受けられる。給付型の条件に合わなければ、貸与型の奨学金が実質無利子で使える場合がある。一人暮らしの私大生は、4人世帯で年収約1200万円までが対象なので一考に値する。

　それにしてもコロナ後の労働環境は厳しくなっている。例えば野村総合研究所の試算では失業率は1.2〜2.9%程度に悪化し、失業者が50万〜200万人生じる可能性があるという。これが事実なら2008年に起きたリーマン・ショック時の失業率1.2%を超える急激な悪化だ。観光業や飲食業など業種によっては引く手あまただった「売り手市場」が一変している。こうした事態を回避するには、とにもかくにも社会保障の充実

が求められる。

　そこで適宜、先に示したようなクイズを交えながら本書はオンライン授業や遠隔講義の初学者向け補助テキストを、さらには社会人にも役立つ入門書を目指す。具体的には、第1章「相当危うくなってきた社会保障制度」、第2章「日本の医療経済の現状と課題」、第3章「屋上屋を架す医療法改正は失敗の連続⁉」、第4章「待ったなしの医療者の働き方改革」で日本の医療について解説した後、その成否を一種の医療過誤と思われる第5章の「当たり外れのあるわが国の医療システム」の事例で検証する。次いで第6章では、過去に行ってきた小生の「徒労と挫折の政策提言」を披露する。これを踏まえて、第7章で「日本のヘルスケアの未来像」を一定の根拠に基づいて大胆に予測する。そして最終章は客員教授を拝命した中日友好病院のケース・スタディーを通じて同院が新型コロナウイルスと近似しているとされる SARS にどう対峙したかを学習する。

　老婆心ながら約40年間ぶれずに、この道一筋で当該分野にコミットした浅学非才の身として小生の授業を視聴する学部・大学院生のみならず医療従事者や一般社会人の方に少しでもお役に立てば幸いである。

「何も咲かない寒い日は下へ下へと根を伸ばせ。やがて大きな花が咲く。」

　　　　　　　　高橋尚子（日本の元陸上競技選手、2000年シドニー五輪女子マラソン金
　　　　　　　　メダリスト。岐阜県岐阜市出身。1972年生）

参考文献：
1）久保正彰訳、トゥーキュディデース『戦史』（上中下）、岩波文庫、2017年
2）宮崎嶺雄訳、カミュ『ペスト』、新潮社、1969年
3）岩崎純孝訳、ボッカチオ『デカメロン』（全2巻）、集英社、1971年
4）笹山晴生『続日本紀と古代の史書』、吉川弘文館、2016年
5）手塚治虫『陽だまりの樹』、小学館文庫、1997年
6）西村秀一訳、クロスビー『史上最悪のインフルエンザ』、みすず書房、2009年
7）川渕孝一『進化する病院マネジメント』、医学書院、2004年

第1章　相当危うくなってきた
社会保障制度

「準備していれば半ば勝ったも同然である。」
　　　　　ミゲル・デ・セルバンテス（スペインの小説家。『ドン・キホーテ』
　　　　　など。1547〜1616）

　いきなり社会保障と言っても皆、眠くなるだろう。そこでまずは年金
に関するクイズ。

Q1-1　年金に関する次の記述のうち、適切でないものを1つ選べ。
　a　年金保険料を納めていない者は、通常、年金を受け取ることは
　　できない。
　b　公的年金は働いている人が納めた保険料に税金を加えて今の高
　　齢者に給付している。
　c　公的年金は20歳になったら原則として保険料を納付しなければ
　　ならない。
　d　公的年金は、基本的に老後の生活を社会全体で支えるようにす
　　る仕組みである。
　e　公的年金は老後に受け取るもので、若い時には受け取れない。

Q1-2　健康保険に関する次の記述のうち、正しいものはどれか。
　a　公的年金を受け取っている高齢者は健康保険の保険料を納付し
　　なくてもいい。
　b　健康保険は20歳になったら学生も必ず保険料を納付しなければ
　　ならない。
　c　健康保険とは、国が全額税金で病気になった人の治療費を支払
　　う制度である。
　d　持病があったり、高齢者になると、公的医療保険には入れない
　　ことがある。
　e　健康保険とは、皆でお金を出し合って、病人の治療費を支える
　　制度である。

これは厚生労働省が全国の中高生向けに作成した教材を改題したものである。年金に関するクイズの正解は「　」。そして健康保険に関するクイズの正解は「　」。

　それでは社会保障とは何だろう。一言でいうと「セーフティーネット」のことである。我々が一生の間に経験しうる疾病、障害、出産、失業、老齢、死亡といったリスクを補塡するものだ。

　生きとし生ける者、最後は必ず「死ぬ」のが世の定め。新型コロナウイルスに感染したかと思うと一気に症状が悪化して即、肺炎で亡くなるかもしれない。ピンピンコロリ。その一方で人生100年時代で健康で長生きしたのはよいが老後の生活費が足りなくなり餓死したり、中には自殺する者もいる。特にコロナ後は経済・社会状況の将来予測は困難だ。コロナ前の推計だが2019年の日本人の平均寿命は男性81.41歳、女性は87.45歳。これが、60年にはそれぞれ84.2歳、90.9歳になるという。こうした個人の力だけではどうしようもない生活上のリスクに対して、社会全体で助け合い、支えようとする仕組みが社会保障制度である。ちなみに1950年の日本人の平均寿命は男性58.0歳、女性61.5歳だったが、戦後に公布されたわが国の憲法第25条でも次のように「生存権」が保障されている。
　　①　すべて国民は、健康で文化的な最低限度の生活を営む権利を有する。
　　②　国は、すべての生活部面について、社会福祉、社会保障及び公衆衛生の向上及び増進に努めなければならない。

社会保障の３つの機能

　通常、社会保障の機能は少し難解だが次の３つ。まず第一は、生活上のリスクに対応し、生活の安定・安心をもたらす「生活安定・向上機能」。メインはあらかじめ保険料を拠出し合ってリスクに備える社会保険。税金を主な財源とする社会福祉や公的扶助がこれを補佐する。日本は有り難いことに各制度がそれぞれの役割を果たすことにより、人々の自立した生活を支援し、社会全体の活力につながっていく仕組みとなっているのだ。

第二は所得を個人や世帯の間で移転させることによって、生活の安定を図る「所得再分配機能」。財源として年収・資産に応じて一定の税や社会保険料を拠出するようになっており、所得格差を緩和する効果がある。これに対して、低所得者はより少ない税・保険料負担で社会保障給付を受けることができる仕組みとなっている。すなわち、社会保障の拠出は支払能力に応じてなされ、給付は必要に応じて行われているのだ。特に所得の低い高齢者の所得を年金、医療、介護保険が底上げする。ちなみに要介護者の発生率は3％未満だが、80代前半になると約3割、85歳以上では6割に上がる。

　そして3つ目は、景気変動を緩和し、経済成長を支えていく「経済安定化機能」。公的年金制度のように好不況にかかわらず継続的に現金が支給される制度は、高齢者などの生活を安定させるだけでなく、消費活動の下支えを通じて経済社会の安定に役立っている。一方、旧労働省管轄の労働者災害補償保険（労災保険）も複数の職場で働く人の増加を受けて、2020年9月からは兼業先も入れてすべてを合算した賃金が補償の対象となった。

　それではこうした社会保障の仕組みをすべて市場原理に委ねるとどうなるだろう。市場メカニズムは、効率や競争が促進されるという優れた機能を有しているが、それに強く依存しすぎると、格差や貧困の発生が避けられない。国連児童基金（ユニセフ）によると、世界の人口の4割に当たる30億人の住宅には、水と石鹸で手を洗える場所がない。新型コロナウイルスの感染拡大により、世界中で「水と石鹸で少なくとも20秒間、手洗いをする」ことが推奨されているが、水不足の地域の30億人は不可能なことになる。世の中にはごく初歩的な自衛手段さえとれない人々がいるのだ。アフガニスタンの復興に尽力した中村哲（てつ）医師が凶弾に倒れたのも用水路建設に端を発する"水争い"がもと。

　人口に比して新型コロナの感染・死者数が少ないので日本は「戦略なき成功」とされるが、成功の要因の1つに青山佾（あおやまやすし）元東京都副知事は「日本にはスラム街がない」ことを挙げる（フェイズ・スリー2020年7月号）。小生も故小田実（おだまこと）の「何でも見てやろう」に触発されて学生時代はバックパックを背負って諸外国を放浪

したものだが、流石にフィリピンのスラム街には驚いた。上智大学の学生のツテで潜入したが、不法占拠している狭い住居もあまりにも大所帯なので家族全員で寝るスペースがなく、夜は子供、昼は大人という具合に交互に寝ていた。一家の大黒柱はもちろん失業中だが、沢山の"妾"を抱え、子供の養育や生活費のことで揉めると突然、姿を晦ました。しかし、スラムと言ってもブラジルの貧民街「ファベーラ」と同様、一定の自治はある。殺人やレイプもなかった。皆、親切な人たちで友人から借金してまで我々を"どす黒い飲み水と高級魚"でもてなしてくれた。しかし新型コロナ対策では3密（密集、密接、密閉）が御法度。こうした問題を放置すれば、コロナ禍のフィリピンやブラジルの実態が示すように格差が固定化。社会の安定が損なわれることにつながる。まさにコロナ後は社会保障制度の出番だ。

タダ飯はない！

　その一方で、社会保障の給付を手厚くするということは、当然、人々の税・社会保険料の負担を増やす必要が生まれてくる。冒頭のクイズにあったようにタダ飯はない（保険料などが必要）が、社会保障制度は、その国の社会のあり方を映し出しており、国ごとに大きく異なっている。人類史上どの国も経験したことのないスピードと規模で少子・超高齢社会を迎えるわが国はどのような社会を目指すのか。そのために社会保障にどのような機能を、どの程度求めるのか。特に今回の新型コロナ対策でわが国の借金はますます膨らんだ。経済協力開発機構（OECD）はこの点に注目して21年の日本の経済成長率は1.5％と予測。当初はわが国だけ唯一▲0.5％だったが、修正後も中国8.0％、欧州5.1％、米国4.0％と比べて著しく低い。中国は何と21年の世界の経済成長の3分の1を担う。

　一番懸念されるのはハイパーインフレ。諸君らは経済学部の学生ではないので聞き慣れないと思うが、これは、物価水準が月ごとに1.5倍となり、それが数年続くような事態だ。3年続けば物価は200万倍以上となる。1個100円のパンが3年すると2億円になっているというイメージ。以前、JICA（独立行政法人国際協力機構）で訪問したチャウシェスク独裁政権後のルーマニアがそうだった。夫婦で贅沢三昧した挙げ句、崩壊したが、同国ではお金はただの紙っぺら。皆、現物に走った。病院

も然り。日本から中古の MRI や CT スキャンの寄付を打診された。望むらくはシーメンス社の。医療機器はよく故障するのでメンテナンスに長けたドイツ製がベストだという。地理的にも近い。一番驚いたのは古めかしい医療機器が夜中も含めて年中無休で静かに稼働していたこと。貧すれば鈍する。やがて日本もこうなるのだろうか。「小さな政府」かそれとも「大きな政府」か。国民一人ひとりが真剣に考え、一定の選択をしなければならない時代がやってきたと言える。

　というのも生活上のリスクは、わが国開闢以来、個人や家族で対応していたからである。まさに自立・自助が日本の基本だ。現に戦後29年を経てフィリピン・ルバング島から帰還した小野田寛郎（おのだひろお）陸軍少尉は国からの助成金や有志からのカンパといった"施し"は一切拒んだ。昭和天皇の謁見も「頭を下げられたら申し訳ない」という理由で遠慮した。「生きて虜囚の辱めを受けず」は古いかもしれないが、一昔前まで家族の中で、働く世代の人たちは、自らの子どもや年老いた親を扶養していた。そうした家族の中での扶養を、社会全体での支え合い、すなわち互助や共助、さらには扶助や公助に広げたのが社会保障である。従って社会保障は高齢世代のみならず、現役世代にとっても"有り難い制度"と言える。

1-1　Think for yourself
　諸君らは「小さな政府」と「大きな政府」のいずれを支持するか？また、今の日本はどちらに属するか？　自説を口頭発表かレポートしてほしい。

5つの社会保険制度
　ポイントはその財源だが、6割程度を社会保険料、残り4割を税で支えている。繰り返すが、「社会保険制度」が中心。「社会福祉」や「公的扶助」、「公衆衛生」という仕組みがこれを補足する。そもそもわが国の社会保険は、社会保障の充実により"富国強兵"を目指したドイツやフランスの制度を参考にしており、給付を受けるためには事前に一定の保険料を拠出しなければならない。裏返せば、一定の拠出をしていない者は、実際にリスクに見舞われても、原則、給付を受けることができない。これが"フリーランチはない（タダ飯はない）"と言われる所以だが、

現在、わが国の「社会保険制度」は、次の５つからなる。
　　①　年をとった時や障害を負った時などに支給される「年金保険」
　　②　病気・ケガした時の「医療保険」
　　③　仕事上の病気・ケガに備える「労災保険」
　　④　失業者に対する「雇用保険」
　　⑤　加齢に伴い介護が必要になったときの「介護保険」

　病気やケガ、失業など、貧困に陥る原因となる事故が発生してもそれによって生活困難に陥らないようにする「社会保険」はまさに「防貧」の働きをしているのだ。しかし、こう言ってもピンとこないだろう。諸君らの多くは被扶養者などで自分の親が保険料を負担しているからだ。ただし、諸君らも就職して厚生年金に入ると自動的に健康保険（健保）の被保険者になるので安心してほしい。

　なお、健保は自分や家族（被扶養者）が医療費の一部を負担する。通院した時に窓口で払う金額は通常、かかった医療費の３割。残りの７割は健保が負担している。保険料を納めている分、安く医療を受けられるともいえる。また、被保険者が病気やケガ、出産で仕事を休み、給料をもらえないときは「傷病手当金」や「出産手当金」などを受け取れる。

　通常、新社会人は４月１日の入職日に勤め先の健保組合などに加入し、被保険者の健康保険証を受け取る。新型コロナの感染拡大の影響で、入職早々、自宅待機や在宅勤務になった者が多いかもしれないが、毎月の保険料は給料から計算した金額を勤務先と負担し合う。保険料率は健保組合などによって異なるが、大半は10％前後。保険料は５月の給料から自動的に引かれる。なお、最近は就職延期状態にある学生や国家試験不合格者もいるので、そのまま親の被扶養者のままでいられるかを確認したい。親が健保で諸君らがその被扶養者でなくなった場合は、住んでいる市町村で国民健康保険の加入手続きをする。

社会保険と民間保険の違い

　むしろここで留意すべきは新社会人がよく標的とされる民間保険との関係である。"生保レディー"はGNP（義理・人情・プレゼント）営業でつとに有名だが、そもそも民間保険も加入者間で保険料を出し合って

リスクを分担・軽減する仕組みだ。しかし例えば持病のある人などハイリスクな被保険者は、保険会社から加入を拒否されたり、保険料が極めて高額になるため実質的に加入できなくなったりする。事実、生保会社の中には新型コロナウイルス感染経験者の医療保険の加入を拒否するケースもあったという（20年6月24日の日経新聞）。

　これに対して、社会保険制度では、こうした"クリーム・スキミング（おいしいとこ取り）"や情報の非対称性による"逆選択"は禁止されている。法律ですべての人々に加入が義務付けられており、保険料は各自のリスク、たとえば既往症や喫煙の有無などにかかわりなく、年収や資産などの拠出能力に応じたものとなっている。まさに「応益負担」ではなく「応能負担」だが、他に国や地方公共団体も費用の一部を拠出する。これによって、たとえ年をとったり、病気にかかっても、必要な給付を受けることができる。

1-2　Think for yourself

　それでは質問！　民間保険には生命保険の他に損害・第三分野保険があるが、それぞれの違いについて言及してほしい。保険会社への就職を検討中の学生にとっては必須のテーマだ。

　一方、「社会福祉」や「公的扶助」、「公衆衛生」は税金を主な財源。国や地方公共団体の施策として、金銭（現金給付）やサービス（現物給付）が提供されている。例えば20年度の第二次補正予算では、低所得のひとり親世帯には子ども1人当たり5万円が支給された。対象の1つが児童扶養手当の受給世帯だ。子ども1人の場合、年収で365万円未満が基準になっている。子どもが1人増えるごとに3万円ずつ加算する。こうした世帯が新型コロナの影響で収入が減った場合は、さらに5万円を追加支給する。厚生労働省によると原則、申し出れば受け取れるとしていたが、見込み通り約120万世帯に達したのだろうか。

　厚生労働省の2019年国民生活基礎調査によると、中間的な所得の半分に満たない家庭で暮らす18歳未満の割合「子どもの貧困率」は18年時点で13.5％だったという。前回15年の13.9％から大きな改善は見られず、依然として子どもの7人に1人が貧困状態にある。果たして、これで日

本は“福祉国家”と標榜できるのだろうか。

　事実、わが国の子どもの貧困率は2000年以降13〜16％台で推移し、抜本的な改善には至っていない。先進7カ国（G7）の中で高水準である。絶対・相対貧困率ともに深刻だ。18年の世帯当たりの平均所得額を見ると、母子世帯は15年から35万9千円増えて306万円。母子世帯の86.7％が「生活が苦しい」と回答した。これに対して日本政府は19年11月貧困家庭の子どもへの支援方針をまとめた「子どもの貧困対策大綱」を閣議決定した。生まれ育った環境で子どもの現在と将来が左右されないよう、早期の対策や自治体の取り組みを充実させる方針を公表したが、“言いっ放しの看板倒れ”の感がある。

1-3　Think for yourself
　さて、ここで一服。自らで学習して次の2課題について口頭発表かレポートしてほしい。
　1）何故、社会保障という制度が誕生したのか？
　2）日本の社会保障制度はどう発展してきたか？

賦課方式の公的年金 VS 積立方式
　以下、個々にもう少し詳しく見ていこう。まず、社会保障給付費に占める割合が最も大きいのが公的年金だ。この制度がなければ、自分の親が引退して所得がなくなった場合、親と同居するか仕送りによって私的に支える必要が出てくる。実際、年金生活になると、家計は赤字になりやすい。例えば、65歳以上の夫と60歳以上の妻の高齢無職世帯では19年、毎月の家計が平均3万3000円の赤字だ。シニア世帯の多くは貯蓄を取り崩して毎月の赤字を補っているとみられる。ただし、平均余命でみると、公衆衛生と医療技術の進歩で65歳の男性は85歳程度、女性は90歳近くまで生きる。諸君らは今は親から仕送りをもらっている方かもしれないが、親に十分な貯蓄がなければ逆にやがて仕送りしなければならない。そこでわが国の公的年金制度は、現役世代全員で拠出した保険料を高齢者などに給付する仕組みを採用している。こうした“社会的な仕送り”を賦課方式という。予測できないリスクを世代を超えて社会全体で事前に備えようとするものである。この仕組みにより社会全体の賃金や物価水準が急に上がっても、同時に給付水準を引き上げることができる。

また、若くして重度の障害を負って働けなくなった場合や、一家の大黒柱を失って遺族になった時にも、年金給付を受けることができる。身内や自らに不幸があった場合は是非こうした障害年金や遺族年金を申請してほしい。実際、公的年金は収入の約7割を穴埋めしてくれるので、高齢者・障害者などの生活に必要不可欠なものとなっている。

　なお、年金制度にはこの他にもう1つ積立方式がある。自分が将来受け取る年金保険料を予め積み立てる方式だが、当面、現役世代に"二重負担"を課す。同時にインフレにも弱いことから、同方式を採用する国は少ない。代わりに最近はわが国でも積み立て型の少額投資非課税制度（NISA）や個人型確定拠出年金（イデコ）といった、税制面での優遇がある制度が充実している。NISAは運用期間中は売却益や分配金などが非課税。イデコはこれに加えて掛け金が所得控除になるメリットがある。原則60歳まで引き出せないが、19年度末時点で156万人が加入する。19年に金融審議会が老後に2千万円が不足すると指摘した報告書が注目され、資産形成への関心が高まった。新型コロナの感染拡大を受け、将来の収入減少を不安視し、イデコによる長期運用を考える人も出てきた。確かにイデコは掛け金を受け取る時に運用費も含めて原則、課税される。だが退職金や公的年金などとあわせてイデコの受給時の税制待遇をどう活用するか（一時金方式か年金方式、または併用）で税負担は大きく変わるので、老後の生活プランや他の収入の状況も併せて最適な方法を選択しよう。コロナ後は特に、国に大きな期待はできない。

　いずれにしても現行の公的年金は賦課方式のため、自らの収めた保険料が見たこともない今のお年寄りに自動的に回る。そのため諸君らは「将来自分は年金をもらえるのか」という一抹の不安を覚えるだろう。実際、国民年金は20歳から一応納付義務があるが、自分で保険料を払っている学生は少ない。小生も大学時代は親からの仕送りもなくバイト生活だったのでさすがに納付を猶予してもらったが、諸君らは親が立替えているのではないか。

　だが、社会人になると状況は一変する。就職すると学生時代の国民年金から厚生年金保険への転換を余儀なくされる。手続きは勤務先がしてくれるが、中には入社延期や内定取り消しといった事例もあるので、そ

の場合は自分で年金の保険料を納めなければならない。必要なら国民年金保険料を納付書などで払う。20年度の保険料は月1万6540円。4月分の納付期限は5月末となっている。繰り返すが何も手続きをせず保険料が未納のままだと、障害年金や遺族年金を受け取れないといった不利益を被る可能性があるので要注意だ。なお、厚生年金保険料は給料（標準報酬月額）に一定の料率（18.3％）を乗じて計算し半分を自分の給料から天引き、残り半分は勤務先が負担する。標準報酬月額には交通費なども含まれる。保険料の額は人により異なるが、乗じた額により受け取る年金額などが変わる。ここは平等社会と言っても応益負担が原則だ。

損得論はダメ!?

中でも日本の公的年金制度は、「2階建て」の仕組みになっているのがポイントだ。20歳以上の人は、大学生やフリーターも含めて全員が「国民年金（基礎年金）」に加入し、原則として60歳までの40年間、毎月決まった保険料を拠出する。さらにサラリーマンや公務員は、「厚生年金」に加入し、給料の中から一定の保険料を労使折半することで、国民年金の保険料と合わせて拠出したこととなる。そして高齢になった暁には、全員が共通して老齢基礎年金を受け取れる。ほか、厚生年金に加入していた人は、老齢厚生年金も加算される。

22年度からは年金の受給開始を通常の65歳から70歳まで繰り下げると年金月額が42％増となる。さらに75歳だと1か月に0.7％ずつ増えて何と84％増となる。これに対して60歳から年金をもらうと「繰り上げ受給」ということで1か月早める毎に0.5％ずつ減る。すなわち、60歳受給だと本来の額より30％減る計算だ。また、働くシニアには別途、給料があるので、老齢厚生年金の中の在職老齢年金に"ペナルティー"を課されることが多い。にもかかわらず日本のシニアは国際的に見てもよく働く。労働政策研究・研修機構の調べでは、18年の65歳以上の労働力率は、日本は24.7％と高い。つまり4人に1人が老体に鞭打って働いている状況だ。米国の19.6％、英国の10.6％など、定年がない国を大きく上回る。

だが世界的に見れば定年は必ずしも一般的な仕組みではない。米国では1970年代まで65歳定年が一般的だったが、86年に「年齢を理由にした不当な労働条件の制約」だとして廃止された。65歳定年だった英国も

2011年に定年を理由とした解雇を禁止している。カナダやオーストラリアなどにも定年は存在しない。このほか、年金の支給開始年齢が引き上げられている欧州では、定年延長が相次ぐ。オランダは66歳、スウェーデンは68歳など、日本より高い定年を設定する国が多くなっている。そこでわが国でも"エイジフリー社会"と称して60〜65歳未満は月47万円を上回らなければ給料との合計超過額が半減されなくなった。

　ちなみに同制度は22年度以降からスタートする。年金を「損得論」で考えると"お叱り"を受けるが、要は60歳定年後も再就職して"ピンピンコロリ"と長生きする人は「繰り下げ受給」を選択することが賢明。逆に健康に自信がなく自分は短命だと思う人は「繰り上げ受給」か。国は専ら繰り下げ受給を勧めるが、眉唾ものだ。通常65歳開始の年金受給者が「繰り上げ受給」者に追いつくのは60歳受給で80歳10か月。小生の実父は享年80で他界したので今の所、自分は繰り下げ受給をするつもりはない。友人のＫ元年金局長もゴルフ場で「自分も65歳から貰う」と言っていた。元厚労キャリア官僚がそう言っているのだから間違いはないだろう。

　これに対して、一定の認定を受けた障害者や遺族にもそれぞれ基礎年金と厚生年金があるが、同年金では繰り上げ受給は「不利」になることが多い。例えば、障害年金は繰り上げると受給上の年齢は65歳と見なされるので、その後に障害を負ったり状態が悪化しても障害基礎年金は請求できない。一方、遺族年金も65歳前は老齢年金と併給できない。65歳になれば併給できるようになるが、自分の年金は減ったままだ。ほかにも、自営業者ら第１号被保険者の夫が死亡したときに妻に支給される寡婦年金がもらえなかったり、国民年金を増やす任意加入や保険料の追納ができなかったりする。老齢基礎年金に上乗せする付加年金も減額されるなど注意すべき点は多い。

　なお現行の制度は、今後見込まれる少子高齢化を見据えた仕組みとなっており、５年ごとに行う財政状況のチェック（「財政検証」という）と合わせて、社会経済情勢の変化に対応した適切な見直しを行っている。そのためコロナ後も年金財政の持続可能性は確保されているというのが政府の公式見解だが、諸君らも日本に永住するならここは国を信用する

しかない。04年の法改正では、物価・賃金の変化を反映する従来の改定に、高齢化に対応するため被保険者数の増減率と平均寿命の伸びを調整するマクロ経済スライドが加わった。実際には同方式は15年から発動され、コロナ後はマイナス１％前後に拡大していく見込みだ。

1-4　Think for yourself
　そこで自己学習！　もともと戦前は積立方式だった日本の公的年金が賦課方式になったのは何故か。また国はどうして「繰り下げ受給」を勧奨するのか。文献検索して口頭発表かレポートしてほしい。

現物給付の医療保険
　しかし年金をもらうのはずっと先の話。専らヘルスサービス分野に従事する諸君らが最も関係するのは何と言っても医療保険制度だろう。元来、同制度は、疾病、負傷、死亡、分娩に対して、保険者が保険給付を行う社会保険制度である。疾病や負傷による医療費の負担によって、国民が経済的困窮に陥ることを防止することを目的としている。医療保険の中心は"一物一価"の現物給付だ。どこで受診しても保険料を支払う側の被保険者は、同質の医療サービスを現物で受け取れるという仕組みだ。実態はともあれ、すべての人々が公的な医療保険に加入するので、これを「国民皆保険」という。

　現物給付なので窓口負担はないはずだが、いわゆるモラル・ハザード（倫理感の欠如）を排除するためか一部、現金を支払う。具体的には医療機関の窓口で保険証を提示することで、原則として、医療費の３割を自己負担する。しかし今の所、義務教育就学前の子どもは２割、高齢者のうち70歳から74歳までの者は２割、75歳以上の者は１割となっているが、一定の所得のあるお年寄りは３割だ。医療保険財政が逼迫しているので、コロナ後はやがて一律３割になるかもしれない。
　その証拠に22年後半から年収200万円以上の後期高齢者の窓口負担が現行の１割から２割になる。これも「応能負担」の考え方を踏襲するものだ。日本医師会や病院団体の反対空しく菅義偉首相が公明党の山口那津男代表との与党党首会談で決め、自らが議長を務める全世代型社会保障検討会議の最終報告に盛り込んだ（20年12月）。焦点は全体の93％を占める１割対象者のどの程度を２割にするかだった。菅首相は単身世帯

で年金収入170万円以上（現役並みを除くと対象者は後期高齢者の31％）を、山口代表は240万円以上（同13％）を主張したが、党首会談では間をとって200万円以上（同23％）で政治決着した。都合370万人がその対象となり、現役世代の負担軽減と公費など全体の抑制効果は1930億円と試算しているが、捕らぬ狸の皮算用か。窓口負担引上げによる受診抑制はどの位見込んでいるのだろうか。経済学では通常、需要の価格弾力性（値段を1％上げたら、どのくらい消費を差し控えるかを示す指標）が論点になるが、今回の試算はおそらく窓口負担率を引上げても75歳以上の受診行動は変わらないという前提を置いているのではないか。

　ただし、乳幼児や子どもについては少子化対策として独自に自己負担割合を軽減している地方自治体は今後も継続するだろう。このほか出産の際の出産育児一時金など、現金給付の仕組みもある。

　とは言え、高額な医療サービスを受けた場合はかなりの負担だ。家計における医療費負担が過重なものとならないよう、月ごとの自己負担額が一定の限度を超えた場合は、その超過分については医療費が還付される制度がある。これが「高額療養費制度」だ。例えば70歳以上の一般的な所得（年収で約156万〜370万円）の場合、1か月の自己負担上限額はどんな病気でも5万7600円。この金額以上に支払う必要がない。ただ対象はあくまでも公的医療費で、差額ベッド代などの私費は別途かかる。公的医療保険の手厚さを知った上で、入院時に個室を選びたい人は民間医療保険で備えることも選択肢の1つだ。

　最近は、後述する介護保険でも一定額を超えると利用料が戻ってくる「高額介護サービス費」がある。さらに両者を合算した「高額医療・高額介護合算療養費制度」もある。これは同一世帯の同一医療保険制度加入者について医療・介護保険両サービスの合計自己負担の上限額が設けたもの。留意すべきは利用者の年齢や住民税非課税世帯の有無によってその金額が異なることだ。上限額や所得制限が毎年のようにコロコロ変わるので、あえて詳細は割愛するが、諸君らは賢い患者・家族になるように心掛けてほしい。

争点になる労災認定
　なお、業務上の傷病に対しては、先出の労災保険と公務員に対する補

償制度がある。傷病時の所得保障だが、以前は業務上、業務外を問わず健康保険で支払われていた。それが労働基準法の制度化にあわせて1947年に業務上傷病は労災保険へと移行した。補償内容は手厚く、療養のため仕事を休むと休業4日目から「休業（補償）給付」として、直前3か月間の1日当たり平均賃金の8割を受け取れる。「療養（補償）給付」では病院で治療した際の費用が全額免除となる。この他、事業主からの報酬や同一疾病での障害厚生年金等がある場合には一定の調整がなされる。しかし、給付水準が一般の医療・年金制度よりも相当手厚いため、「業務上」の認定が常に争点になる。実は業務上・外の認定は一見似たような事例でも結論が反対になることがある。そこで正解のないクイズ。

次の中で「業務上」に該当する例はどれか。
1）出張で宿泊中のホテルが火事になって死亡した。
2）仕事をめぐって現場でケンカになり、同僚に殴られたのが原因で死亡した。
3）会社が費用を負担して行われた社外の忘年会に参加していて事故に遭った。
4）隣にある別の会社の工場が爆発してけがをした。

　例えば4）は通常、自然災害や外部の原因であれば「業務外」とされるが、その職場に定型的に伴う危険であれば「業務上」とされる。事実、1995年の阪神・淡路大震災や2011年の東日本大震災では類似ケースが業務上の認定を受けている。このほか最近は過労死や仕事のストレスによる精神疾患などをめぐり訴訟に発展するケースも増えている。事実、労災の新規受給件数は18年度で68万6513件と5年前に比べ14％増えた。背景には60代以上の働くシニア世代のケガや、職場のストレスなどによる精神障害などの増加があるとみられている。心の病による労災申請・認定も19年度にそれぞれ2060件、509件と1983年度の統計開始以降、最多となった。

　20年5月にはコロナ感染で初の労災認定が決定した。都合39件の労災申請のうち、2件（1件は医療従事者）の給付を認めたという。続く6月にも新型コロナウイルスのクラスター（感染者集団）が発生した東京

都中野区の中野江古田病院に勤務し、自身も感染した女性看護師が労災認定を受けた。申請からわずか約3週間のスピード認定だ。弁護士と共に会見に臨んだ本人は発症後、検査まで9日、入院まで20日かかったことに「とてもつらい日々ですぐに受診できる体制を整えてほしい」と要望した。医療従事者の新型コロナ感染を巡り厚生労働省は、業務外で感染したことが明確な場合を除き、原則として労災認定するとの方針を示しているが、聞けば女性の母親も感染していたという。21年1月末時点で、「医療業」は新型コロナで1134人が労災認定を受け、うち2人が死亡している。近い将来、家族の補償の在り方も含めた社会的議論が求められる。

勤め人の雇用保険

また、同じ労働保険に失業保険がある。失業時の生活などを支える雇用保険だ。労災保険は会社が全額保険料を支払うのに対して雇用保険料は（月額数百円程度と安いが）本人の給料からも引かれる。わが国は合理的な理由がないと解雇できないことになっているが、勤めをやめたら、収入の途がない。しかし、世の中には勤務先が倒産することもあれば、就職した職場の上司や同僚とどうしても合わないことがある。そんなとき、失業して収入の途が絶えた勤め人に所得を保障してくれるのがこの制度だ。ポイントは、公務員を除く一般の勤め人しか適用がないということ。ただし、パート勤めの人も、所定労働時間が週20時間以上で、かつ引き続き31日以上雇用されることが見込まれれば、一般被保険者として雇用保険の適用を受ける。

また、65歳以上の人も17年からは新たに雇用される場合も適用となった。そのためか企業から休業手当を受け取る者は20年4月に600万人近くに膨らんだ。その後も高止まりしているが、自己都合か会社都合かで金額は大きく異なるので注意しよう。ちなみに休業者が減った分は失業者や労働市場から退出する人の増加につながっている。総務省によると、4月に休業していた人のうち5割は5月も休業を続けているほか、1.7％は完全失業者になった。また4.9％は仕事がなく、職探しもしない非労働力人口に移り変わった。

さらに短期雇用特例被保険者（いわゆる季節労働者や出稼ぎ労働者な

ど）や、日雇い労働被保険者も雇用保険に加入しているが、働き方の違いに応じて給付内容が違う。詳しくは今住んでいる公共職業安定所で聞くといいだろう。ハローワークという愛称で呼ばれて、雇用保険の給付手続きの他、職業紹介もしている。ちなみに諸君らも就職して6か月以上勤めていれば、原則最低90日分の求職者給付が受けられる。ネックは支給までに3か月かかること。欧米諸国のようにレイオフ（一時解雇）のない日本。

　そのためか日本の完全失業率（季節調整値）は低く、20年11月は2.9％であった。ただし、18年、19年と比べるとやや高め。実際、就業者は6707万人と前年同月比で55万人減った。減少は8か月連続。業種別では宿泊・飲食業が29万人、農業・林業が11万人、その他のサービス業が15万人それぞれ減ったという。中でも女性の非正規職員へのしわ寄せが大きい。一方、厚生労働省が発表した11月の有効求人倍率（季節調整値）は1.06倍で前月から0.02ポイント上昇した。失業率は社会の安定を測る重要な指標で時の政府は極力、その上昇を嫌う。しかし目下、早急に減らすべきは「隠れ休業者」を含めた潜在失業率だ。事実、失業はしていないが、自宅待機を余儀なくされながら勤め先から休業手当を得られない状態の人が相当数に上る。
　そうなると最後の頼みは貯蓄か。幸い、わが国には別途、財形貯蓄制度がある。同制度を有する事業所は約38％で、常用労働者100人以上の企業では半数以上だ。通常の貯蓄とほぼ同様に、①一般財形、②使い道を住宅取得や増改築といった住宅向けに限定した財形住宅、③60歳以降に年金として受け取る財形年金——の3種類。②と③は一定額までは利子が非課税になる。

　同様に公務員にも給料手引き共済預金や財形制度はあるが、クビになることがないので失業補償の対象外。一方、自営業やフリーランスはもともと失業保険に加入できないので開業予定の医師・歯科医師は要注意だ。備えとしては民間の医療保険や所得補償保険などが選択肢になる。例えば東京都歯科医師会はその約6割が18年8月現在で所得補償保険に加入しているという。しかし、その大半は100万円まで。また住民税は1年前の所得にかかるので、好況時から収入が大幅に減った経営者は気をつけなければならない。

ひょっとするとコロナ後は資金ショートで廃業した自営業者のうつ病や"首吊り自殺"が急増するかもしれない。ちなみに労災認定された自殺者（未遂を含む）は19年度で88人。諸君らも間違ってブラックな職場に入って過労死したり、自らで命を絶つことがないように！　ちなみに、警察庁の調べによると20年の累計自殺者（速報値）は2万919人で、対前年比750人（約3.7％）増だという。コロナ禍で、経済・生活問題が増えるだけでなく社会的な連帯感が希薄になっているのだろうか。そこでメンタルヘルス対策についてのクイズ。

Q1-3　メンタルヘルス対策や組織としての衛生管理体制に関する次の記述のうち、正しいものを1つ選べ。
a　労働者数が一定数以上になると、衛生管理者、産業医を選任する必要がある。
b　労働安全衛生法に定める衛生委員会でメンタルヘルス対策を審議するかは任意である。
c　事業場におけるメンタルヘルス対策には、派遣労働者は対象としなくてよい。
d　一般に精神障害は労災保険の支給対象とはならない。
e　メンタルヘルス不調により休業した労働者の職場復帰を事業者は支援してはならない。

1-5　Think for yourself
　正解は「　」。あまりに簡単なので次の2問も口頭発表かレポートしてほしい。
　1）年金・医療保険による保障があるにもかかわらず労災保険が別につくられた理由は？
　2）同じ勤め人を対象に現金給付を行う厚生年金と比べて雇用保険は何がどう異なるか？

16億人が失業！？
　驚くなかれ国際労働機関（ILO）によれば、新型コロナで16億人が生計を失う危機にさらされているという。全労働者のざっと半数だ。実際、景気が悪化したとき企業は雇用を維持するため労働者を休ませる。わが国では休業期間に応じて労働者に平均賃金の60％以上の休業手当が支払

われる。しかし事業主が雇用調整助成金を申請しなければ休業手当はない。そこで新型コロナ特例として、今度、対象事業主・労働者、助成率、経営状況、手続き、緊急対応期間などが以前より寛大になったが、1人1日当たりの助成額の上限は8330円。月額で17万円足らずと残りは事業主の持ち出しだった。そこで第2次補正予算では臨時的に8割引上げて1万5000円とされた。

　今回の特例では加入期間が6か月未満や被保険者でない人も対象。それにしても"性悪説"のわが国はガラパゴス行政の弊害が目立つ。事実、厚生労働省が所管する雇用調整助成金の申請数は20年6月11日時点で15.5万件に上ったが支給決定件数は8.7万件（56％）に止まった。"紙媒体"脱却の旗振り役の経済産業省の持続化給付金は、民間への事業"丸投げ"であまりにも杜撰だったが、厚生労働省の雇用調整助成金は、大量の書類の提出を求められる事務負担や、企業の支払い後に助成金を受け取る後払い方式にしたことが、厳しい資金繰りに直面する企業の申請を阻んだ。しかも20年末時点で、1.7兆円の財源不足で今は雇用保険の積立金からの借り入れで凌いでいるが、21年度にはそれも底をつく見通しだという。

　生活苦の大学生らに最大20万円を支払う先出の学生支援緊急給付金も然り。必要書類が多く、収入減を示す給与明細のほか、アパート賃貸契約書の写しなどの提出が求められる。賃貸契約書は親元から自立して暮らしていることを示すためだという。不正を防ぐために申請書類が増える構図が鮮明になっている。幸い、同給付金は学生がLINEを使って学校に申請できる仕組みもある。ただ、大学生の97％がLINEを使いこなすのに対し、LINEでの申請を受け付ける学校は全体の22.5％の約900だという。IT（情報技術）の浸透を生かしきれていない構図がここでも見える。銀行口座ともつながっていないマイナンバーカードの普及率も直近で20％弱と低調だ。小生も支障がないので未だにガラケーである。

措置から契約の介護保険
　次にサービスは代理受領なので現物給付されるが、制度上は同じ現金給付をベースとした介護保険がある。少し厄介なので基本的な6問。

Q1-4　介護保険制度で正しいのはどれか。1つ選べ。

a　保険者は国である。

b　20歳から被保険者となる。

c　申請には民生委員の証明が必要である。

d　主治医がサービス区分を判定する。

e　居宅療養管理指導を規定している。

Q1-5　介護保険で誤っているのはどれか1つ選べ。

a　給付の申請は家族ができる。

b　給付申請に基づいて基本調査を行う。

c　認定審査には主治医の意見書が必要である。

d　サービス計画は被保険者自身が作成できる。

e　サービス実施後は1年毎に内容を検討する。

Q1-6　介護保険制度で誤っているのはどれか。1つ選べ。

a　要介護認定は介護認定審査会が行う。

b　第1号被保険者は65歳以上である。

c　第2号被保険者は40歳以上である。

d　第2号被保険者の保険料は医療保険者が徴収する。

e　保険者は都道府県である。

Q1-7　介護保険で正しいのはどれか。2つ選べ。

a　地域保険と職域保険とがある。

b　被保険者は任意加入である。

c　被保険者は65歳以上である。

d　市町村を保険者とする。

e　社会保険の1つである。

Q1-8　介護保険制度で要介護認定の資料となるのはどれか。2つ選べ。

a　収入。

b　家族構成。

c　医療保険の種類。

d　かかりつけ医の意見。

e　心身の状況。

Q1-9　要介護度を判定するために用いられる評価項目はどれか。２つ選べ。

a　所得額。

b　居住地域。

c　同居者の有無。

d　麻痺の有無。

e　ADL（日常生活動作）。

ひっかけ問題ではないが前半３問の正解はすべて「　」。後半３問の正解もすべて「　」と「　」。

介護保険は2000年４月に導入された最も新しい社会保険制度だが、以前は特別養護老人ホームなどは措置制度によって給付されていた。同制度は、市町村が利用者の心身の状況や家族の状況、所得の状況などを調査して、特別養護老人ホームなどに入所させるかどうかを決定するというもの。入所させるとしたらどこのホームかも市町村が指定していた。

つまり、利用者が自分で施設を選ぶことはできなかったのだ。また、自己負担額は、利用者や家族の所得の状況によって異なる応能負担。介護保険が始まる直前の1999年度では全くの無料から月額24万円まであった。利用者はこの金額を市町村に納め、施設には、利用者負担も含め食費や介護などに必要な費用の全額が市町村から措置委託費として支払われていた。言わば箸の上げ下げまで当局に指導されており、事業者の経営努力の余地は皆無。これを変えようとしたのが介護保険制度創設の基本コンセプトだ。

なお、介護施設にはこのほか、第３章で詳述する老人保健施設や（将来的に廃止され、介護医療院等への転換が期待されている）介護療養型医療施設もある。介護保険ができる前は、医療保険の適用だったので患者が入所を直接に申し込むと、入所が必要かどうかの判断を当該施設の医師が行った。このため患者は一部負担金を施設に支払い、施設は残額を市町村に請求して支払いを受ける。まさに医療保険の"スキーム"だ。

介護保険も措置制度とは異なり、利用者とサービス事業者との「契約」をベースとする。と言っても保険者は市町村で、被保険者は65歳以上の第1号被保険者と40歳以上65歳未満の第2号被保険者に分かれる。第1号被保険者は所得段階別保険料で、原則として年金から天引き徴収される。これに対して第2号被保険者は、医療保険の保険者が医療保険の保険料にオンして徴収する。財源構成は、公費と保険料が1：1で、公費の内訳は国、都道府県、市町村。財源不足でひょっとすると20歳からの保険料徴収に変更するかもしれないが、今の所は40歳になったら加入し、所得水準に応じた保険料を拠出する。

　その対価として加齢によって介護が必要な状態（要介護状態）や初老期認知症になったとき、原則1割（一定以上の所得のある人は2割ないし3割）の利用者負担で、介護サービスを受けることができる。いわゆる"社会的入院"をなくして従来家族が行ってきた「介護の社会化」を目指すものだ。保険給付は要介護認定を受け、要支援または要介護と認定された場合に行われる。制度創設20年を経て給付内容は、①施設サービス、②居宅サービス、③地域密着型サービス、④居宅介護支援や予防支援——と多様だが、件数・金額ともに②が①を逆転した。

有名無実化した混合介護

　給付費は当初3.6兆円だったのが、19年度には11.7兆円で3倍以上伸びている。この間の65、75歳以上の人口の増加はそれぞれ約1.6、2倍なので真因は何か。25年度には15.3兆円、40年度には25.8兆円に膨らむとされる。にもかかわらず要介護度は依然として要支援1、2と要介護1〜5の7段階と気前がよい。途中、軽度者の訪問・通所介護は市町村「総合事業」にシフトし、特養は原則、要介護度3以上になったが、区分が上がるほど限度額が増える仕組み（現在は月額5万320〜36万2170円）は変わらない。不思議なのは介護保険の受給者1人当たりの平均費用は軽度な要介護1で月7万円強、最も重い要介護5で23万円余りとなっていること。つまり公的支給限度額も4割から7割程度しか使われていないのだ。年齢階層別要介護認定率も低下傾向が続き、20年4月末は過去2年間で最低水準になっている。さらに介護報酬は診療報酬と異なり、地域区分加算はあるものの何故か3年に一度改定され、複雑多岐となっている。例えば19年に新設された「介護職員等特定処遇改善加算」

も収入増より同加算を取得するための事務作業の煩雑さが指摘される。

　ただし、介護保険は医療保険と異なり"チャンポン"が認められているので限度額を超えた分（上乗せ）や、配食など介護保険のメニューにないサービスの利用（横出し）、すなわち「混合介護」については全額自腹となる。とは言え、この混合介護も都道府県や保険者によってまちまちだ。例えば、「ホームヘルパーの指名料」など到底認められず有名無実化している。中でも訪問看護やデイサービス・ショートステイ事業は基本的に無資格者も気軽に参入できることから一頃は"成長産業"ともてはやされたが、今は思ったより儲からないので人手不足の中、撤退・倒産するケースが散見される。本当に介護保険制度は持つのか。

　そこへ新型コロナの感染拡大が介護現場を襲った。自主的にサービスを休止する事業所も20年4月現在で900近くに及び危機的な状況を迎えている。施設内感染も多発し全体の死者数の14％は介護分野だ。コロナ後は"非接触"がニューノーマル（新常態）となるが「究極の対面型事業」介護サービスは利用者の生活様式を変えることは困難を極める。東京商工リサーチによれば20年の「老人福祉・介護事業」の休廃業・解散は455件となり、調査を始めた10年以降で過去最多を更新したという。今こそ感染症対策に長けた有資格者の医療関係者が指導するなど英知の結集が求められる。ちなみに西東京市で20年間、社会福祉活動を展開してきた社会福祉法人東京聖新会にとっても新型コロナは大きな転機となったという。コロナ前は入所施設を中心に、通所と訪問の事業や「地域の交流の場」「安心の場」を推進してきたが、感染症のリスクが拡がる中で、入所者との面会ができなくなり、地域の交流機会が制限され、自宅への訪問もままならなくなったからだ。つまり、これまでの習慣や発想では対応しきれない状況が起こったのだ。同法人のユニークな所は「リモートによる見守りシステム」や「予防薬内服」の提案など些細な出来事に対しての"小さな気づき"を具現化している点だ。産業界の英知を借りて従来からのスタンダードを徹底的に見直したという。いわば介護版レジリエンス（復元力）か。

　しかし、こうした社会福祉法人はまれだ。介護保険は従来の措置制度にはなかった介護支援専門員によるケアプランや介護認定審査会など面

倒な手続きも増えたため現場は完全に"制度ビジネス"に化している。給付も「介護保険優先原則」があるため、これまで医療保険で支給されていたリハビリが制限されるケースも散見される。例えば「医療保険と介護保険のリハビリテーションの併用」というキーワードでネット検索すると、一番不思議なのは"解釈"という言葉が散見されること。驚くなかれ、正解が1つではないのだ。ネット上でよく出てくる質問は次のようなもの。

① そもそも介護保険によるリハビリテーションが実施されている場合、医療保険による疾患別リハビリテーションは外来では算定できないのか？

② 介護保険による訪問・通所リハビリテーションを利用しなければ、診断日から180日間は疾患別リハビリテーションが算定できるのか？

③ 医療から介護保険へのリハビリテーションの移行と同様に併用を開始した翌々月まで疾患別リハの算定ができるのでは？

④ 別に病名をつけると180日間は算定できるのか？

⑤ パーキンソン病等難病患者のリハビリテーションは状態の改善が期待できるのであれば、これまでの実施状況や前月との比較、今後の計画と見込み期間を記載した毎月の実施計画書を作成すれば、180日以降も訪問・通所リハとの併用は可能？

いずれも"グレーゾーン"で専門家や保険者によって見解が分かれる。原則として20年度以降、急性期・回復期リハ＝医療保険、生活・維持期リハ＝介護保険という棲み分けとなったが未だ経過措置もあるので両制度の関係は複雑だ。その一方で要介護者に対する切れ目のないリハビリテーションの提供を目指して評価指標の議論は進む。ストラクチャー（リハ専門職の数など4項目）、プロセス（利用者など9項目）、アウトカム（ADLの変化度など5項目）の3つだ。同様に訪問看護ステーションも然り。おおよそ7対3のシェア割合で報酬体系を医療保険と介護保険双方にまたがっているが同じ24時間体制を整えていても前者は6400円なのに後者では574単位（単位は通常10円だが、地域区分毎に8級地）。料金に差が生じている。そこで少し難解なクイズ。次の文章のうち正しいものはどれか。

⑴　介護医療院の利用者が、緊急を要するため医療保険からの療養の給付を受けた場合は、当該医療保険の請求は「入院外」のレセプトを使用する。

⑵　手術後に使用するオムツは、「療養の給付と直接関係ないサービス等」とはいえないので、介護保険同様、患者から当該費用を徴収することはできない。

⑴が正しい。そもそも介護医療院は介護系居宅施設であって病院ではない。先の介護保険優先原則によって医療保険との併給は認められていないがリハビリと同様、「医療・介護保険の給付調整」がある。これに対して医療保険は介護保険と異なり現物給付なので、いわゆる混合診療は認められていないが、⑵は例外。「例外のないルールはない」というが、現場に行くと"医療と介護の有機的な連携"という美名のもと、両者は全く別物だということに悩むだろう。旧厚生省も一枚岩ではない。時に事務官は医系技官と対立する。

なお、介護保険は18年から漸次、収入に連動して保険料を増減する「総報酬割」を導入した。これまでは加入者の数で収める額を決めていたが、支払い能力のある人には今までより多めの負担を求めることになった。今回の見直しでは主に大企業で勤める中高所得者の負担を増やし、収入が少ない中小企業などで働く人は保険料を下げた。これも「応益」から「応能」負担という流れだ。取れる所から取るというのが国の方針だが、相応の対価がないのに中高所得者というだけで何故多くの保険料を支払わなければならないのか。

1-6　Think for yourself
そこでレポート！　現物給付の医療保険並びに各種措置制度と比べて新設の介護保険は何故過少利用に甘んじているのか。混合介護の現状と課題と併せて仮説を披露してほしい。

補足的な社会福祉・公的扶助・公衆衛生
児童福祉や障害者福祉などの社会福祉制度は依然として措置制度だ。障害者や母子家庭など社会生活を送る上での様々なハンディキャップを克服して、安心して社会生活を営めるよう、公的な支援を行う。悲しい

かな新型コロナの感染拡大による外出自粛などで虐待リスクが高まっているという。内閣府によれば、20年（11月まで）のDV（ドメスティック・バイオレンス）の相談件数は13万2355件に上り、過去最多となった。新型コロナとの因果関係は不明としているが、コロナ後の経済対策で虎の子の1人一律10万円の「特別定額給付金」はDVに苦しむ当事者に届いたのだろうか。

　これに対して、公的扶助制度は生活に困窮する人々に対して、最低限度の生活を保障し、自立を助けようとする生活保護の制度である。保護の種類には、生活、教育、住宅、医療扶助など都合8種類があり、それぞれ日常生活を送る上で必要となる食費や住居費、病気の治療費などを支給している。同制度は、人々の最低限度の生活を保障する最終手段だ。そのため本人の資産、能力などあらゆるものを活用し、また、親族の扶養や他の法律による扶助があればこれを優先する。それでもなお最低限度の生活が維持できない場合にはじめて保護を受けることができる。「補足性の原理」というが、支給に当たってはその人が本当に生活に活用できる所得や資産がないかを調査する。

　しかし、こうしたミーンズテストは、生活保護を受ける人にスティグマ（汚名）を与えやすい。現にその捕捉率は約2割と低い。そこでわが国では、戦後、公的扶助よりも一定の拠出を要件として普遍的な性格を持つ社会保険を中心としてきた。コロナ後はどれだけの人々が生活保護を申請するか予断を許さないが、基本は自立・自助の資本主義国家日本にあって同制度は「社会保障の最後の砦」だ。いわば社会保険の"防貧"に対して公的扶助制度は"救貧"だ。

　このほか公衆衛生制度は、感染症予防や予防接種など人々の健康を守るための病気の予防、積極的な健康づくりを公的に行う仕組みである。横浜港に停泊していたクルーズ船「ダイヤモンド・プリンセス」の乗客・乗員を対象に行った検疫もその1つ。感染国からの入港制限・禁止、広範で迅速な検査態勢、オーバーシュート（爆発的患者急増）による医療崩壊を未然に防ぐ診療体制などで世界的にユニークな日本は"ボトムアップ"の公衆衛生を展開した。

致死率が1.3％と“結果オーライ”の感もあるが、懸念材料は新型コロナウイルスの感染拡大で、「感染が怖い」「外出自粛をした」などを理由に、子どもの予防接種を延期した保護者が33％にも及ぶことだ。以前、シンポジウムでお世話になったNPO法人「VPDを知って、子どもを守ろうの会」の独自調査で明らかになった（VPD：Vaccine Preventable Diseasesの略で、ワクチンで防げる病気のこと）。さらに困ったことに新型コロナの重症化予防にも効果的と信じて乳幼児用のBCGワクチンを金に糸目をつけず買い占める“大人市場”もある。一方、国連児童基金（ユニセフ）は新型コロナウイルスの感染拡大で麻疹のワクチンを受けられない子供が37か国で1億人以上もいると警告する。麻疹はワクチンを2回接種していればほぼ確実に感染せず、人口の95％が1度接種していれば大流行も防げる。わが国は大丈夫かと思うが、世界保健機関（WHO）によるとワクチンが行き届いていない国は多く、18年には乳児や子供を中心に14万人が死亡したという。

1-7　Think for yourself

　そこで本章の最後のレポート！　新型コロナウイルス感染の疑いがある者にPCR検査を行った場合、「指定感染症」ということで保険診療でも陽性になるとかかる自己負担は公費扱いとなる。これに対して経過観察・治療後に陰性となると例え後遺症や合併症があっても自己負担が発生する。以上から社会保険と社会福祉・公的扶助・公衆衛生制度との関係を諸外国と比べて圧倒的に件数が少ないとされた（る）PCR検査と関連づけてまとめてほしい。

手厚い社会保障が裏目に？

　ここで終わると一方的な社会保障に関する授業になるので、続いて応用編として外国人労働者受入れを巡る日本の社会保障制度の秘話を紹介する。
　2019年4月から外国人労働者の受け入れ拡大を目指す改正出入国管理法がスタートした。争点は意外にも健康保険法の改正。そもそも1981年に外国人との差別を禁じた難民条約に批准したため、日本の社会保障制度は国籍要件を設けていない。そのため市町村が保険者となる国民健康保険と異なり、会社員が主たる対象の健康保険には国内居住要件がない。つまり、加入者本人に扶養される3親等内の親族（直系尊属、配偶者、

子、孫、兄弟姉妹）は海外にいながらにして、日本の保険で診療をうけることができるのだ。これを「海外療養費」という。一旦、自費で診療を受けた後にわが国の診療報酬料金表に従って一定の還付が受けられる。もちろん、来日すれば1〜3割負担で受診可能。高価な抗がん剤や一部の陽子線治療も先述の高額療養費制度の対象だ。所得によって自己負担限度額は異なるが、一定の金額を超えた分は払い戻される。

　さらに国内・外で出産した場合も出産育児一時金として42万円が支払われる。実は厚生年金の加入者が扶養する配偶者も「第三号被保険者」として保険料を負担せずに年金を受け取る。では4人まで"奥さん"を持てるイスラム教徒はその4倍か。以前、イラン・イラク戦争で羽振りのよい眼科医をJICAの研修生として受け入れたことがあるが、来日直後、秋葉原に直行したことを覚えている。聞けばテヘランに4人の奥さんがおり、お土産も平等に買わなければならないと訴えた。同氏は一時入国者だが、合法的滞在者であれば雇用・労災保険の他、児童福祉法や障害者総合支援法も適用されるという。日本国民のみを想定した手厚い社会保障制度が裏目に出たわけである。そこで厚労省は健保法等を改正し外国人の扶養家族への適用に国内居住要件を追加したが、当初はあまり乗り気ではなかった。国籍要件がないため日本人の扶養親族も同様に居住要件を満たす必要があるからだ。留学生や海外赴任に同行する家族など一時的に日本を離れている場合は例外とするがこれで万全か。

　実は自営業者や非正規従業員らが入るもう一方の国民健康保険も安穏とはしておられない。友人・兄弟姉妹間の保険証の使い回しや他者による「なりすまし」が横行しているからだ。外国人は受診時に顔写真入りの在留カードやマイナンバーを提示する他、資格更新時には国保保険料証明書を求めるとしているが、本当にそこまでしなければならなかったのか。コロナ後は特に疑心暗鬼が強くなったが、コロナ前はどうだったのか。

　厚労省が実施した「在留外国人の国保適用・給付に関する実態調査」によれば、17年9月末現在で国保に加入する外国人被保険者は99万人に達し、国保被保険者全体に占める割合は3.4％となったという。この9年で1.5倍も増えた。中でも20〜39歳の若年層が53.5％と最も多くなって

いる。これは政府が勧める外国人留学生の増加によるものではないか。国の予測通り５年間で外国人労働者の受け入れが最大34万人に拡大するとさらに増えるかもしれない。特定技能一号は５年経つと帰国するが、特定技能二号は母国の家族も帯同が許されるので永住につながる可能性もある。そのためか、国は結核に罹患した人の来日を防ぐため入国前に健康診断書の提出も義務づけた。

　しかし今の所、そんなに目くじら立てる必要もなさそうだ。直近の国保の医療費実績を調べたところ、外国人の総医療費は全体の１％にも満たない。外国人で留学実績がないにもかかわらず在留資格を不正取得し、日本の医療保険で高額な医療を受ける可能性が、関係者から指摘されていたが実態はそれ程でもないようだ。外国人の高額医療費該当件数も約７万件、高額療養費も79億円。全体に占める割合は何と0.82％。うち80万円超の高額医療は１万4138件だが、そのシェアも１％未満。被保険者に占める外国人の割合は、件数・金額ともに必ずしも高くない。
　さらに懸案の外国人の海外療養費の支給額も1.7億円。６年前の2.2億円に比べ大きく減少している。当局による療養費の適正化が功を奏したのではないか。

　さて、外国人が入って来なくなったコロナ後はどうなる、否、どうしようか。

「びっくりするような好プレーが勝ちに結びつくことは少ないです。確実にこなさないといけないプレーを確実にこなせるチームは強いと思います。」

イチロー（鈴木一郎。元プロ野球選手（外野手）。愛知県西春日井郡出身。1973生）

参考文献：
１）椋野美智子・田中耕太郎『はじめての社会保障（第17版）』、有斐閣アルマ、2020年
２）『厚生の指標増刊　保険と年金の動向』、厚生労働統計協会、2020／2021
３）『厚生の指標増刊　国民の福祉と介護の動向』、厚生労働統計協会、2020／2021

第2章　日本の医療経済の現状と課題

「友情はお金のようなもので、得るより持ち続ける方が大変だ。」

サムエル・バトラー（英国の小説家。『エレホン』『万人の道』など。1835～1902）

水と油

　一般に経済学では稀少な資源をできるだけ効率的に配分することを目指す。新型コロナのワクチンは緊急承認されたが、画期的な治療薬もない間は人命と経済活動とのバランスをいかに取るかがポイントだ。

　そこで最近注目を集める研究に生活の質（QOL）を加味した費用対効用分析がある。ニュージーランドイニシアチブというシンクタンクのブライス・ウィルキンソン上級フェローが行った"タブーの推計"によれば、感染が放置された場合、同国の保健省は死者数3万3600人と予測するが、この命を救うのに正当化される政府支出は国内総生産（GDP）の6.1％だという。仮に感染拡大が抑制されると死者数は1万2600人に対して政府支出はGDPの3.7％で済む。やはり感染拡大を完全に抑えてから経済活動を再開させた方が政府支出は少ないのか。

　通常、経済学者と医療者は「水と油」とされるが、あえて疫学者の範疇の感染症まで経済学的に踏み込んだ点が面白い。そうした点でユニークな推計と考えるが「人命は地球より重い」とする医療者の多くは"ナンセンス！"と叫ぶだろう。新型コロナも国情や政権運営によって全く「打ち手」が異なるが、これを壮大な"社会実験"といっても空しいだけか。

　それにしても日本は気前よく赤字国債を増発した。新型コロナの再来や変異種の出現で社会経済活動がストップするリスクも大きい。朗報は新型コロナウイルス感染症が世界経済に深刻な影響を与えるなか、経済学者らの分析が急速に進んでいること。全米経済研究所（NBER）のホームページには新型コロナ関連の研究論文が多数掲載されている。す

べて英語の論文だが、諸君らは果敢に挑戦してほしい。例えばロバート・バロー米ハーバード大教授らの研究によると、1918〜20年のスペイン風邪の流行で1人当たり実質GDPは6％程度押し下げられたという。しかし米連邦準備制度理事会（FRB）のセルジオ・コレイア氏らの分析によると、スペイン風邪流行時の米国では自宅待機など公衆衛生対策が強力に、かつ流行後早期に実施された都市ほど、その後の経済復興は顕著だったとしている。つまり結論は両立可能だということ。一定の期間、感染拡大を抑え込めばやがて景気刺激的に働くのだ。

　また、米サンフランシスコ連銀のオスカー・ジョルダ氏らは、14世紀の黒死病まで遡る。通常は市場が決定する自然利子率が過去の黒死病の大流行でどう反応したかを分析したところ、欧州では20年間で1.5ポイント程度低下したという。なぜ自然利子率が低下するかと言えば、FRBのルカ・グエリエリ氏らは「感染症による人命の損失で労働力が減少すると資本ストックが相対的に余剰になり、資本のリターンを反映する自然利子率が低下するからだ」としている。少し難解だが、産業連関の理論モデルを用いた研究結果である。

　事実、わが国も未だにマイナス金利だ。ちなみに高金利だった昭和最後の年である1988年には日本のGDPの世界シェアは16％。当時の日本はアジアで断トツ1位だった。ところが21世紀に入って、2018年には日本のシェアは6％まで落ち込む一方でアジアのシェアは23％に上昇した。これから5〜10年先、アジアのGDPは日本の10倍を超える規模になる。「21世紀はアジアの時代」だ。対照的にコロナ後の日本はジリ貧か。企業は多額の内部留保を抱えるが、人口減社会の日本には投資しない。家計の純金融資産も増える一方だが、消費にはつながらない。こうしたわが国の"埋没感"を弾き返すためには、皆で知恵を絞り出して一定の構造改革につなげていくことが重要だ。

国民医療費
　その時に有用なのが大所高所から眺める"鳥の目"。マクロの視点だ。通常、マクロ経済学は消費者物価指数（CPI）や国内総生産（GDP）といったデータを分析するが、医療経済学ではGDPが分母になることが多い。分子には国民医療費が来る。国民医療費とは、当該年度内の医療

機関などにおける傷病の治療に要する費用を推計したものだ。診療費・調剤費・入院時食事療養費・訪問看護療養費のほか、健康保険等で支給される移送費などを含む。例えば、花粉症やカゼで病医院にかかったときの費用は含まれるが、市販薬の購入費用は含まない。また、病医院の診察料や薬代のうち患者が窓口で払う費用も国民医療費の範囲である。なお、患者の一部負担は原則として全体の３割で、所得が少ない高齢者はさらに軽減される。残りは健康保険料や、国や自治体の補助で賄われている。

　その一方で保険給付の範囲を傷病の治療に限っているため、①正常な妊娠や分娩などに要する費用、②健康の維持・増進を目的とした健康診断・予防接種などに要する費用、③固定した身体障害者のために必要とする義眼や義肢などの費用は含まない。また、患者が負担する入院時室料差額分、歯科差額分などの費用も計上していない。なお、2000年４月から介護保険制度が施行されたことに伴い、従前、国民医療費の対象となっていたもののうち、介護保険の費用に移行したものがある。当然だが、当該費用は同年度以降、国民医療費に含まれていない。そこでクイズ。

Q2-1　国民医療費に含まれるのはどれか。１つ選べ。
　　a　咬合誘導
　　b　正常分娩
　　c　健康診断
　　d　予防接種
　　e　訪問診療

　正解は「　」。問題は国民医療費が推計を始めた1954年度以降増え続けていることである。同年度に2152億円だった推計額は増加の一途をたどり、特に国民皆保険達成の1961年度以降の増加は著しく、1974年度に１兆円を超え、1978年度には10兆円を超えた。その後は、毎年ほぼ１兆円ずつ増加している。しかし例外もある。１つは2000年度。介護保険制度の施行により前年度比5601億円減少した。続く02年度も薬価を除く診療報酬本体で初のマイナス改定で被用者の自己負担割合を増やすなどの制度改正も行ったので、国民医療費は1491億円減少。時の小泉純一郎首相による聖域なき構造改革たる"三方一両損"の結果だ。さらに薬価を

含む診療報酬本体のマイナス改定や被用者の自己負担割合を増やすなどの制度改正を行った06年度は、13億円減少の33兆1276億円と、前年度に比べほぼ横ばいであった。しかし、こうしたケースは稀で政府の医療費適正化政策も空しく、国民医療費は14年度に40兆を超えた。直近の18年度は43兆3949億円だ。

　コロナ後は患者減に悩む病医院が急増しているので短期的には再びダウンか。その証拠に21年度予算案で社会保障関係費の中の医療は前年度比1875億円（1.5％）減の12兆799億円となった。医療費が減少したのは16年ぶりだ。全国80の大学病院は対前年度比で20年度に約5000億円の減収が予想されている。最大の要因は医療業務内容を変更（新型コロナ対策で集中治療室確保のための手術件数制限など）したことに伴う"機会費用増"だ。経済学でいう「得べかりし収入」の減少だ。診療所や一般病院も含めるとその額は年間約2兆円になるという。

　これに対して867の病院（うち回答は286）が加盟する全国自治体病院協議会は500床以上の病院でも重症患者割合は10.6％だったという。陽性患者の受入れがあると平均して20年4月だけで対前年比8118万円の減収だとしている。だが常に補助金依存体質のせいかあまり危機感がない。第3章で詳述するが、もしかするとコロナ後は病院の淘汰が進みコンセプトが曖昧で不人気だった「地域医療連携推進法人」が公立病院を中心に普及するかもしれない。次いで20年6月に成立した改正社会福祉法は「社会福祉連携推進法人」の創設を目指す。

　ちなみに病院3団体によれば同感染症患者を受け入れた病院の20年4月の医業収入は前年同月比で12.4％減。院内感染等で一時的に病棟閉鎖した病院はマイナス14.3％になったという。皮肉にも「医業収入の減少」は医療費のマイナスを意味する。続く7月から9月にかけては対前年比で▲5.0％、▲4.9％、▲0.5％とマイナス幅が徐々に小さくなっていることから一見回復基調にあるが、新型コロナの第3波到来で予断を許さない。また、病院3団体の調査ではコロナ患者入院未受け入れ病院でも一時は▲7.7％の減収だったので今後の動向が注目される。

2-1 Think for yourself

それでは諸外国と比べて日本の医療費は高いか否か。また、医療費の国際比較を行う時の留意点は何か。"出羽の守（でわのかみ）"ではないが是非、自己学習して口頭発表かレポートにまとめてほしい。

3 種類の医療保険

ポイントは国民医療費の財源だが、まず健康保険料は広く企業と個人から集めている。しかし、これでは足りず国や地方も補助している。その裏付けは財務省や地方自治体が企業や個人から集めた税収だが、それだけでも賄いきれず、政府は国・地方債を発行している。両者を合わせた"借金"は優に1200兆円を超え、先進国で最悪の水準。すべてが増嵩する医療費のせいではないが、高齢者が増えていくため、コロナ対策で大型補正予算と組んだ国の借金はさらに膨らむ可能性が高い。最後の頼みはMMT（現代貨幣理論）か。「ハイパーインフレさえ起きなければどれだけ借金しても国はつぶれない」とする。

とりあえず政府は14年4月に消費税を5→8％に、19年10月には、さらに10％へ引上げたが、それでも足りない。そこで支払い能力のある人には今までより多めの負担を求めることになった。原則として40〜64歳のサラリーマンや自営業者などが保険料を納め、65歳以上も年金からの天引きなどで支払う。今回の見直しでは主に大企業に勤める高中所得者の負担を増やし、収入が少ない中小企業などで働く人は保険料を下げる。まさに「取れる所から取る」というのが国の方針だが、幸い、組合健保の多くは、本人の一部負担金還元と家族療養費の付加給付を行っている。やはり大企業は恵まれているが被保険者は全体の約3割しかいない。

ちなみにわが国の医療保険は被保険者によって次の3つに大別される。①事業者に使用される会社員、公務員、工場労働者等とその家族。②自営業者や農民等。開業医師・歯科医師も独自に「国保組合」を形成する。といっても国保は無職が過半数を占める。これも時代の流れか。そして③原則として75歳以上の後期高齢者。いわゆる old old だ。

まず①は被用者保険（職域保険）である。健康保険法に基づく制度として、全国健康保険協会が保険者である全国健康保険協会管掌健康保険

（協会けんぽ）と、各健康保険組合が保険者である組合管掌健康保険（組合健保）がある。前者は政府管掌健康保険として政府が運営していたが、08年から公法人である全国健康保険協会の運営に移された。後者は各健康保険組合に加え、船員保険、共済組合（国家公務員共済組合、地方公務員等共済組合、私立学校教職員共済組合）が運営主体である。組合の保険料は標準報酬月額といった月給に近いものに各組合が決議した一定の保険料率を乗じて原則給与天引きとなっている。

これに対して、②の国保は、市町村および国民健康保険組合が保険者である。その保険料の算出は少しややこしい。所得割額、資産割額、均等割額、平等割額の合計である保険料（時に国民健康保険税という）算定額から、保険料（税）軽減額・減免などによる金額や賦課限度額を超える額を差し引く。算定方法は各保険者に任されているので詳しくは"市町村民報"を参考にするとよい。極端に言えば、保険料は1724市町村（20年12月31日現在）ごとに異なる。

そして③の後期高齢者医療の保険者は都道府県単位の医療広域連合である。08年度に創設された後期高齢者医療制度の目玉は地域の医療費水準に見合った保険料を設定するため、都道府県単位を軸とした保険者の再編・統合が行われたこと。その結果、運営主体はすべての市町村が加入する後期高齢者医療広域連合となり、保険料の決定や医療の給付を行うことになった。財源は、紆余曲折を経て後期高齢者（75歳以上の者および65～74歳で一定の障害の状態にあり広域連合の認定を受けた者）の保険料が約10％、現役世代からの支援金が約４割、公費負担が約５割となっている。なお、後期高齢者医療の保険料は、診療報酬改定と併せて２年に１度改定される。保険料は世帯単位ではなく被保険者一人ひとりに課される。給付内容は、被用者保険や国民健康保険と同様だが、被保険者が受診した際の自己負担は、要した費用の１割（一定の所得者は２割と３割）である。ただし、自己負担については、先述の通り一定の上限額が設けられており、これは旧老人保健制度と変わりない。

この老人保健制度の立役者は何と言ってもＯ氏だろう。Ｏ氏は部下とのフランクな議論を好んだ。「為せば成る、為さねば成らぬ何事も、成らぬは人の為さぬなりけり」と好物の赤ワインを嗜んでいたことを昨

日のように覚えている。将来を嘱望されたキャリア厚生官僚だった。旧老人保健制度は色々と利害関係者から批判されつつも四半世紀もった。Ｏ氏は残念ながら90年代にがんで亡くなったが、老人保健制度はコスト以外は未だに不満の残る後期高齢者医療制度に引き継がれた。

　そこで後期高齢者医療制度に関するクイズ。

Q2-2　後期高齢者医療制度で正しいのはどれか。1つ選べ。
　　a　任意加入である。
　　b　運営主体は市町村である。
　　c　自己負担は原則3割である。
　　d　原則70歳以上を対象とする。
　　e　財源の一部を現役世代が支援する。

後期高齢者医療制度は持つか？

　正解は「　」。本章の解説を注意深く読めば簡単だろう。08年4月にスタートした後期高齢者医療制度。健保と国保に加えて75歳以上で線引きした第三の保険者が誕生した。存続を巡ってすったもんだの挙げ句、政権交代も起こった。10年以上が経過して同制度もついに定着したのか被保険者数が1700万人を突破した。滞納率も減り続けている。しかしこれほど政治に翻弄された制度も珍しい。政権を奪取した旧民主党は"マニュフェスト"通り、後期高齢者医療制度を廃止するとした。高齢者は現役世代と同じ保険に加入することで年齢で区分すると訴えたのだ。連合などが主張した、いわゆる「突き抜け方式」だが、この案とて完璧ではなかった。理由は負担増となる国保ら脆弱な保険者から相当の反対が予想されたからである。実は、自公政権時代から「75歳での線引きはおかしい」、「年金天引きするな」という批判はあった。そこで福田康夫内閣は「長寿医療制度」と名称変更した。

　それにしても、同じ年金天引きの介護保険がソフトランディングできたのに長寿医療制度はなぜ反感を買ったのか。理由は、介護保険は負担増に見合う新しい保険給付があったが、長寿医療制度はほとんど特典がなかったからだ。唯一の"目玉"とされた後期高齢者診療料600点（1点＝10円）も全く普及せず、10年度の診療報酬改定で廃止された。これは、75歳以上の患者が選んだ総合医が、外来、入院、在宅医療まで継続

してみるという"夢のような仕組み"であった。しかし、一か月6000円はかかりつけ医の定着にはあまりに安かった。同様に「終末期相談支援料（200点）」も「医師を延命治療中止に導き、カネを浮かすつもりか」との批判を呼び、わずか3か月で凍結された。これでは「保険あって、サービスなし」だ。そこで時の麻生太郎内閣は保険料軽減を柱とする対策をまとめ恒久化すると約束した。口座振替の対象者拡大などもあり、自治体は事務作業の増加と加入者への説明に追われたが、これで一件落着かと思われた。

　しかし、自民党総裁選中に制度の旗振り役だった舛添要一元厚労相（後に東京都知事）が、突如、制度の見直しを表明。市町村が運営する国民健康保険を都道府県単位の「県民健康保険」に再編し、長寿医療制度と国保の運営主体を一体化する私案を発表した。故塩川正十郎元財務相をトップとする検討会も発足させ、抜本改革を目指すことになった。小生も委員としてこの検討会に加わったが、議論は次第にトーンダウン。まるで日露戦争で最初に203高地を奪取したひ弱な日本軍とそっくりだ。ロシア軍の猛攻を受け、成す術もなかったという。当時も舛添氏の"スタンドプレー"ともみえる行動に、現行の枠組み維持が大勢の自民党の族議員が猛反発した。結局、制度の見直しは政府・与党が一体で行うこととなったが、先の舛添私案に加えて突如浮上したのが75歳ではなく65歳で線引きする案である。65歳だと年金支給が開始される上、原則、介護保険の給付も始まるからだ。しかしこの案とて評価は今一つ。一番のネックは、2.4兆円もの公費投入が追加的に必要になるという点だ。政治的に最も不人気な消費税率にして約1％。

　これに対して小生は後期高齢者医療制度と介護保険を統合するという持論を展開した。というのも後期高齢者になると、「要医療」と「要介護」の区別が相当難しくなるからだ。それを当局は残念ながらいわゆる「社会的入院」解消という幻想のもと、なるべく分断しようとしている。第1章で説明した介護保険優先原則だ。つまり施設・居宅・地域密着型サービスの介護保険を利用している場合は原則として医療保険との併用は認められていないのである。

　これで果たして国民本位の社会保障制度なのか。老人の終末期医療費

も批判される割には高くない。我々の分析では、肺がんや急性再発性心筋梗塞では逆に75歳以上の方が一人当たり入院医療費が低いことがわかった。本医療経済学分野が"勝手連"で立ち上げた「病院可視化ネットワーク」から得た知見だ。趣旨に賛同頂いた約100病院から回収した後述の DPC データを用いて分析した。つまり入院医療費だけの分析だが「後期高齢者だから終末期医療費が高い」という仮説も怪しいのだ。

　しかし、政治力学を重視する当局はそんな分析お構いなし。その後、自公民三党合意による社会保障・税の一体改革も頓挫し、"全世代型"にすり替わったが、これで後期高齢者医療制度は持つのだろうか。"現役世代からの仕送り"は前期高齢者納付金も含めて3兆円を超え、「もう限界！勘弁して」と被用者保険の健保らは訴えるが、当局は馬耳東風。19年10月から消費税率の引上げに伴い介護報酬も引き上げられた。一方、後期高齢者医療保険料の軽減特例はやがて廃止されることになっている。喧嘩両成敗か。新型コロナ対策同様、超党派、否、老若男女、さらには健・国保で今一度「協議の場」を設けてほしいものだ。

2-2　Think for yourself

　1983年に制定された旧老人保健制度が誕生した時代背景は何か。また、どうしてこの制度は廃止されたのだろうか。後期・前期高齢者医療制度の改善点と併せて自説を披露してほしい。

時代に逆行する請求事務

　このように日本では、すべての国民がいずれかの医療保険制度に加入することが義務付けられているが、保険診療の基本的仕組みは、次の通りである。特に開業志向の医師・歯科医師には覚えておいてほしい。

　①　被保険者は保険者に一定の保険料を支払う。
　②　保険者は被保険者に医療被保険者証を交付する。
　③　被保険者は、病気やけがをした場合、（病院・診療所等の）保険医療機関で療養の給付として診療サービスを受ける。
　④　被保険者は、診療サービスを受ける際、一部負担金を支払う。
　⑤　保険医療機関は、患者に使った医療費から一部負担金を除いた額やその内容をレセプトに記載して審査支払機関に請求する。
　⑥　審査支払機関は、医療機関からの請求を審査した上で、保険者

に請求する。

⑦　保険者は、審査支払機関に一定の請求金額を支払う。

⑧　審査支払機関は、保険医療機関に査定・返戻を行った後、診療報酬を支払う。

　なお、ここで言う審査とは、保険医療機関における個々の診療行為が、保険診療ルール（療養担当規則、診療報酬点数表、関連通知等）に適合しているかどうかを確認することをいう。同ルールは、多種多様な患者に適切な医療を提供するという性格上、診療する医師・歯科医師、さらに薬剤師に一定の裁量を認めている。ルールに適合しているか否かを機械的に判断できないものが多いからだ。そこで現行の審査では、最終的に自らの団体が選出した医師・歯科医師・薬剤師の専門家により医学的妥当性の判断が行われる体制が採られている。

　あわせて審査の公平性を担保するため、診療側、保険者側双方からの再審査請求が認められている。ちなみに現在、法律に位置付けられている審査機関は、社会保険診療報酬支払基金（以下、支払基金）と国民健康保険団体連合会（以下、国保連）の２つで、保険者はいずれかに審査を委託することができる。その一方で、保険者は自らで審査を行うこと（いわゆる「直接審査」）もできるが、その場合は、①対象となる保険医療機関等の同意、②公平な審査体制の確保、③個人情報保護の徹底、④紛争処理ルールの明確化——の４条件が必須だ。

　幸い、医療保険の審査支払業務は院内のカルテや看護記録同様、近年電子化が進んでいる。従来の紙レセプトでは、すべて目視でチェックしなければならなかったほか、レセプトを並び替えたり、抽出したりすることが難しく、審査の手法に制約があった。また、請求内容についての集計も難しく、統計処理や分析にも一定の限界があった。これに対して電子レセプトは、電子情報であるため、抽出や並べ替えが容易であり、審査に際しての人的な負担が軽減される。また、以前のレセプト情報との突き合わせなども比較的簡単にできるため、縦覧審査や統計処理・分析も容易である。ただ、現在は電子レセプトが主流だが、その中にも保険医療機関から審査支払機関まですべてオンラインでつながっているものもあれば、電子媒体によって送付されただけというものもある。そこ

で2016年6月の閣議決定を機に現在、「社会保険診療報酬支払基金に関する見直し」が進められている。しかし、期待した医学・薬学的判断を要するチェックルールを公開するも、「未だデータとして集計されたものはない」という。

　さらに20年度診療報酬改定の目玉とされる「地域医療体制確保加算（520点）」の中味を見ると暗澹たる気持ちになる。年間2000件以上の救急搬送を受けている救急病院に対する"ご褒美"だが、「取り組まなければならない基準」の中に、第4章で紹介する医師の勤怠情報がある。すなわち出・退勤時間の管理が入っているのだ。算定要件には他に「重症度指標や3日以内に最も人的・物的資源を投入した検査・画像診断等を診療報酬明細書の摘要欄に記載」という文言もある。医療従事者は皆忙しいのに一体全体誰が記載するのか。皮肉にも同改定が目指した医療者の働き方改革に逆行する。

　レセプトの「摘要欄に記載」という要件も多い。腎代替療法指導管理料では検査数値や認知機能検査における医療上の必要性の記載を求めているなど新規・変更あわせて59項目にも及ぶ。小生が19年6月末まで関与した規制改革推進会議。そのテーマの1つだった「社会保険診療報酬支払基金改革」の一環としてレセプトの様式を簡素化してアナログからデジタル化へと方向転換したはずなのに、厚労省で担当者間の引き継ぎはなかったのか。これでは時代は逆戻りだ。付け焼刃の政府の規制改革は常に掛け声倒れに終わっている。

　例えばピロリ菌の除菌薬は、検査で陽性が確認された患者に投与するとの考えを厚労省は示している。ところが検査したかどうか確認できない場合でも薬剤費の保険給付を認めた支払基金支部が17年に36あった。地域によって不適切な請求が素通りしている懸念がある。そこで支払基金はこれまで独自の審査基準を統一する作業を進めてきたが、未だ1万2000件残る。このため、ばらばらのシステムをクラウドに移すのに合わせ、21年9月を目途に一元化を目指す。人工知能（AI）を使い、人の目で審査するレセプトとそうでないものを自動的に選別する仕組みも導入。23年には全体の9割をコンピューターだけの審査とするとしているが、従前の"レインボー構想"同様、画餅化しないでほしいものだ。

レセプトを見たことのない諸君らには見当がつかないと思うが、百聞は一見に如かず。医療現場に行くと何とペーパーワークが多いことかと驚愕するだろう。コロナ後は医事課や人事課といった事務職からの書類の催促も予想される。無資格者の小生も卒後、千葉県の民間病院で2年半医事課に勤務したが、レセプトは当時手書きで、字の汚い自分を恥じた。それに加えて返戻・査定の抗弁に必須の「症状詳記」を忙しい医師に書いてもらうのは大変だった。退院時サマリーの記載も、オペ後必ずと言っていいくらい“酒宴”を開く外科医には重労働。大半の医師は期日を守らなかった。催促に病棟・医局を駆け回った日々が懐かしく思い出される。何事も下っ端の時の体験は貴重だが、レセプトの様式は残念ながら複雑になるばかりで今も“アナログ”だ。

2-3　Think for yourself
　デジタル時代の今日にあってどう改善すれば医療費の円滑な審査・支払が進むか。医療機関の水増し・不正請求など不祥事があった時に必ずマスコミからよく受ける質問だが、保険者と医療者の立場からそれぞれまとめてほしい。

最後の砦たる公費医療
　このほか忘れてならないのが社会保障の“最後の砦”たる公費医療である。そもそも同制度は、1946年の旧生活保護法の制定に始まる。これは貧困者に対する無差別平等の保護の原則をもつ近代的保障の形式をもち、1950年の現行の生活保護法へと発展していった。

　戦後、医療上の重圧になっていた結核に対し、健診の強化、病床数の増加が図られるとともに、1951年に結核予防法（ほぼ50年を経て07年度から感染症法に統合）が制定され、医療費に国庫負担制度が導入された。また、精神障害に対しては取り締まりの対象ではなく医療の対象としての考えに基づき1950年に精神衛生法（1995年から精神保健及び精神障害者福祉に関する法律）が制定された。さらに1957年には原子爆弾被爆者の医療等に関する法律（1995年から原子爆弾被爆者に対する援護に関する法律）、1977年には予防接種法と結核予防法の一部改正により予防接種被害の法的救済措置がそれぞれ設けられている。

これに対して、福祉関係では、児童福祉法が1948年、身体障害者福祉法が1950年、障害者自立支援法（2012年からは障害者総合支援法）が2006年に施行された。また、老人福祉法による老人医療費の無料化が1973年に施行されて公費医療制度は拡充されたが、1983年の老人保健法施行に伴い、老人医療費の無料化は廃止された。その後、先に述べたように後期高齢者医療制度が2008年度から施行されている。

　現在、公費医療制度には①法律によるものと②予算措置によるものとがあるが、この中で諸君らが主に関与するのが生活保護法に基づく医療扶助である。そもそも生活保護法による給付は、生活、教育、住宅、医療、介護、出産、生業、葬祭の８つがあるが、このうち医療は傷病などにより治療が必要な場合に給付されるもので、人員、予算規模を見ても大きなウエイトを占めている。なお、生活保護は、20年４月にコロナ禍で受給の申請件数が急増し、年間でも22万3622件と前年を若干上回った。ネックは、申請するとその申請者に扶養義務者がいないかどうかを確認するために親族等に連絡が行く「扶養照会」か。

2-4　Think for yourself
　一説によれば、「公的年金の現行制度を所与とし、国民の家族構成や就業パターンがあまり変化しないと想定した場合、所得が生活保護の基準額を下回る人の比率は、女性が09年の12％程度から60年頃には約25％、男性も６％程度から14％程度に上昇する」とされる。こうした中、５年に１度改定される生活保護制度の医療扶助がかかえる構造的問題は何か。精神医療のあり方も含めて、どうすれば問題解決するか。口頭発表かレポートしてほしい。

塀の中の医療費適正化
　同じ公費医療でも法務省所管の矯正医療は地味だ。少し異なる視点からコロナ後の応用問題として〝塀の中の医療経済学〟について考えることにしよう。

　コロナ禍に〝どさくさ定年延長〟で派手に炎上した同省の黒川弘務前検事長も賭けマージャンで辞職した（20年５月）。だが、こうしたギャンブルやタバコ、アルコール、ゲーム、スマホより麻薬・覚醒剤はもっ

と常習性が強い。奇跡の復活を遂げたタイガー・ウッズも17年の逮捕時に摂取していたのがオピオイド鎮痛薬だ。これはケシの実から生成される麻薬性鎮痛薬と同等の作用を示す合成鎮痛薬の総称だが、製薬団体の規制撤廃・緩和ロビーは強い。このような「ドラッグ」依存は、一度止めたとしても再発率が高い。

　ちなみに日本では覚醒剤で逮捕されると初回は執行猶予がつくが2回目以降は刑務所に行く。それでも「わかっているけれども止められない」という。事実、人気歌手、俳優、スポーツ選手、学生、エリート官僚、そして医師・歯科医師までが麻薬・覚醒剤の使用で再逮捕されるケースが続く。テレビ報道やSNSでも相変わらず「白い粉」を仰々しく描く映像が目立つ。しかし彼ら・彼女らを"罪人"とするだけでよいのか。本人自身も強度のストレスや複雑な人間関係を抱える中、むしろ薬物依存症を社会的テーマとして捉え、断罪より治療や支援を優先すべきではないか。「諸外国では医療用大麻は合法だ！」と訴える有名人もいる。

　とは言え、今の世相はこうした社会的弱者に手厳しい。「2017年犯罪白書」によれば、刑務所出所者の雇用に協力する事業主は前年比14社減の774社。減少は6年ぶりで、協力雇用主の全体に占める比率はわずか4.2％に止まった。被雇用者も8年ぶりに減少。出所者の就労先確保の難しさが浮き彫りになった。罪名別では、窃盗に次いで、覚醒剤取締法違反が続く。これに対して政府は12年に「再犯防止に向けた総合対策」を策定。10年後を目途に2年以内の再入所率を16％以下に抑えるとした。高齢者や同じ犯罪で入所を繰り返す受刑者への対応が目標達成のカギだが、最近は"娑婆の空気"が冷たいので、あえて犯罪を起こす老人も増えている。中でも70歳以上の女性入所者の増加が顕著で17年には20年前より12倍も伸びた。「終いのすみか」が矯正施設とはあまりに寂しい。
　そうした中、法務省から一本の研究報告が公表された。タイトルは「矯正医療関連経費の削減に向けた現状分析及び各種施策の検討」。法務省の担当者がまとめたものである。全国70カ所の刑務所を調査対象に、外部の有識者が行った行政事業レビューに対する「回答書」。

　そもそも受刑者への医療は、原則、矯正施設の中で行われる。ただし、施設で対応できない疾患や救急の場合には、外部医療機関で受診する。

矯正施設の医療費は、保険給付の対象とされており、拘禁を行う国の責務として公費となっている。つまりすべて税金で賄っているのだ。総額は、約60億円。約43兆円の国民医療費から見れば微々たるものだが、矯正医療の現場は今の「不寛容社会」を映し出す。特に最近は外部医療機関への委託診療費が大幅に増加し、過去10年間で８割増となっている。

　高齢化の進展等により、１件当たり治療費も高額化している。そのためか１人当たり病院移送・診療所委託経費が直近の７年間で６万円から９万1000円に跳ね上がった。実際、一般社会との年齢構成の違いを考慮しても、①結核、②Ｃ型ウイルス肝炎、③麻薬・覚醒剤等使用による精神及び行動の障害などの発生率が相対的に高い。なかでも高価な医薬品を使うウイルス肝炎は、この10年間で約７割も増えている。となると短期的な打ち手は高額な薬剤費の適正化だろうか。事実、各刑務所で使用する主要な医薬品10品目の調達状況を調査したところ、HIV、精神疾患、高血圧関連の薬が上位を占める。９割以上のＣ型肝炎に効くとされる１錠約５万円のハーボニーというクスリもお預けか。ネックは高額なことである。当初の８万円から値下げしたがそれでも割高だ。今後も厚生労働省は売れ筋のクスリや効果の乏しい高薬価品は値段を下げるとしているが、一番懸念されるのは社会的弱者に廉価な医薬品が強要される風潮かもしれない。そのためかコロナ禍は世界中で「受刑者にも平等に新型コロナ対策を施せ」と暴動が起こっている。わが国は幸いそういう事態にまで発展していないが、法務省も遅ればせながら刑務所施設における新型コロナウイルスの感染拡大防止に向けたガイドラインを策定した。

　しかし、究極の医療費適正化は何と言っても受刑者の意識改革である。例えば、ある刑務所で備蓄薬に関する規定を改正し、その意義を受刑者に周知徹底したところ、驚くなかれ、一定の経済効果が出たという。行動変容によって薬の使用量を適正化すると、医療費の節約が可能となる証左か。その一方で仮病・詐病も指摘されるが令和の天皇即位にちなんで55万人もの"玉虫色の政令恩赦"を断行した日本。コロナ後は若者を中心に「３密」など何のその。ギャンブル依存症になる患者や"新たな日常"で独り覚醒剤にふける市民の増加も予想される。ここは"性善説"に舵を切った方がむしろ安上がりではないか。

火の車の医療保険財政

　しかし世界に冠たる国民皆保険制度も、持続可能性が危うくなってきた。というのも、支柱たる医療保険財政が"火の車"だからである。たとえば、2016年度の協会けんぽの保険料率は全国平均で10.0％、国庫補助は保険給付費（埋葬料と出産育児一時金を除く）の16.4％とされている。その結果、協会けんぽの財政（医療分）は、補助金が減額されると一気に赤字化する恐れがある。

　これに対して、組合健保や各種共済組合は、被保険者の標準報酬月額（月給に近いもので保険料算定の基礎）が協会けんぽ被保険者よりも総じて高い。また１人当たり医療費も低いことから、協会けんぽよりは比較的財政状態は良いとされてきた。ところが08年度の高齢者医療制度のスタートに伴う大幅な負担増（支援金・納付金）等により、組合健保全体の経常収支は赤字となっている。目を引くのは「拠出金」のシェアの高さだ。拠出金とは高齢者医療制度の持続のために求められる一種の"仕送り"である。具体的には①75歳以上の後期高齢者医療制度への支援金、②65〜74歳の加入者が多い国民健康保険（国保）の財政を支える前期高齢者納付金——などだ。実は②は従前の老人保健制度の考え方を基本的に踏襲している。

　他方、財政基盤が脆弱な市町村国保はその運営の安定化対策として恒常的に保険料軽減や基金の創設などが行われてきた。というのも常に赤字基調の国保の保険財政は、保険料だけでは足りず多くを国庫負担（補助）金に依存してきたからである。各市町村による地域格差も大きいことから18年度より漸次都道府県単位に移行することになったが、12年前の後期高齢者医療制度創設時のような混乱だけは避けてほしいものだ。

　それではどうすれば医療費は適正化できるのだろうか。医療費の水準を考える場合、通常、１人当たり医療費を＜受診率×１件当たり受診日数×１日当たり医療費＞と３つの要素に分解して分析する。保険者や都道府県毎に大きな格差があるのは受診率や受診・在院日数が若人と老人とで大きく異なるからだ。医科と歯科とでも様相を異にする。一般に医療費の増高要因として診療報酬の改定に加えて人口の高齢化、診療

内容の変化や医療の技術革新などがあげられる。つまり加齢に伴い、がんや循環器系さらには脳血管疾患や肺炎が増加してくることはある意味で仕方のないことかもしれない。

2-5　Think for yourself

　そもそも医療費は何故増えるのか。「空いたベッドは埋められる」という医師誘発仮説（Supply Induces Demand）は正しいのか。文献検索した後、歯科医師のトレンドと対比させながら高齢化のみならず自然増とされる技術革新の観点から自説を述べてほしい。

診療報酬改定の限界

　そこで最近、注目されているのが"虫の目"たるミクロの視点だ。通常、ミクロ経済学では企業や消費者の行動パターン、さらには価格付けや市場への参入行動を分析するが、最近は実証データ分析が主流となってきた。詳しくは拙著『"見える化"医療経済学入門』（医歯薬出版株式会社）を併読頂きたい。微視的に患者・家族や病医院の行動を分析するも本来ならば需要と供給曲線の交点になるはずの診療報酬も万能ではない。公定化され歪みがひどいからだ。保険適用の対象となる給付範囲を定めるという"顔"も併せ持つ。

　通常、保険医療機関では、実施した医療行為ごとに、それぞれの項目に対応した点数を合計して、1点の単価を10円として掛け合わせた金額を算定する。例えば、被保険者が虫垂炎で入院した場合、保険医療機関は、行った治療に応じて初診料入院日数に応じた入院料、虫垂炎の手術代、検査料薬剤料等を算定し、その合計額から患者の一部負担金を差し引いた額を保険者から受け取ることになる。このように実際に行った個々の医療行為の報酬額を合算して保険医療機関に支払う方式を「出来高払い」と呼ぶ。

　最近はこれに対して、DPC（Diagnosis Procedure Combination）や"マルメ"といった「包括払い」がウエイトを増やしつつある。例えばDPCにおける総報酬額は、①診断群分類による包括評価に②手術や麻酔などの出来高評価と③入院時食事療養費の合計。うち、①は診断群分類ごとの1日当たり点数に医療機関別係数×入院日数×10円を乗じる。

言わば出来高払いと包括払いの折衷方式。ただし、医療機関別係数は、基礎係数に機能評価係数（ⅠとⅡ）を足したもの。国が一方的に決めるので一種の"総枠予算制"に近似してきたが、抜本的な医療費適正化には至っていない。また1998年から国立・社会保険10病院で５年間試行した１件当たり定額払いのDRG/PPS（Diagnosis Related Groups／Prospective Payment System＝診断群別包括支払い方式）と異なり、DPCは１日定額払い（PDPS＝Per Diem Payment System）であるため在院日数削減のインセンティブに欠ける。そこで国は診断群分類毎に期間Ⅰ、Ⅱ、Ⅲという形で一日単位の逓減制を設けたが、空床状況を見ながら阿吽の呼吸で在院日数を決定するという"変な現象"が起こっている。

換言すれば、クリニカルパスを利活用して臨床的に短くできるのに、病院経営の都合で在院日数の長さを調整しているのだ。要は、いかに実入院患者数を増やすかだ。実入院患者数は病床数 × 病床利用率 × 病床回転率（365÷平均在院日数）で決まる。これに入院単価を乗じると入院収益が求まる。病院はやはり「医業収益から原価を差し引いた利潤」ではなく収益（売上高）最大化モデルを志向するのだろうか。

今でも個人的にはDRG/PPSの方が「医療の標準化」になじむと考えているが、論争、否、政争に敗れてしまったので"後の祭り"だ。「敗戦の将語らず」とは言え、ゲームは白けた。機能評価係数Ⅱなどは年度末ギリギリに"お上"から知らされるだけで、どうしてこうなったのかという説明もない。従って病院経営者から具体的な打ち手がなかなか出てこない。一番困るのは「どうしたら入院収益が向上するか」という質問だ。

これに対して独国では04年にDRGに基づく支払方式が導入されたが、病院は価格引き上げに対してサービス供給を減らしたという（Salm M, et al: Do hospitals respond to decreasing prices by supplying more services? Health Economics 29(2): 209-222, 2020）。厳密に言うと2004年から2009年の１％の価格上昇が、入院患者数の0.14から0.2％の減少をもたらした。つまり入院では需要の価格弾力性は低いのだ。

関連して興味深いのは荒井正吾奈良県知事の提案だ。高齢者医療確保法（高確法）第13・14条に基づき、県内の医療機関の診療報酬１点単価

を収束までの時限的措置として11円に引上げるという。病院（11.08円）、一般診療所（11.50円）、歯科診療所（11.22円）、保険薬局（10.17円）と差を設けるなど、医療機関の類型に応じて補正することも示したが、保険者はもとより三師会からも反対意見が上がった。理由は患者の自己負担が上昇し、さらなる受診抑制を招くとの懸念だが、需要の価格弾力性は算出したのだろうか。果たして1点単価を10%上げたら患者の受診行動はどう変化するのか。まさにコロナ対応型「ダイナミックプライシング」の社会実装が可能だ。ランド研究所に先行例があるが、当時も総じて"非弾力的"という結論だった。

　しかし、特にコロナ禍で直撃を受けた医療界は時間帯や時期により大きな繁閑がある。通常、サービス業では混雑時には値上げし、閑散時は安くする。価格操作で利用を分散・平準化すれば3密を抑え感染リスクを軽減できる。1点単価で上手に料金設定すれば全体を通した施設の利用率は高まる。医業収益を増やすことも不可能ではない。これはコロナ禍で疲労困憊の職員を厚遇する原資にもなる。そもそも高確法が成立したのは都道府県の裁量を増やすためではなかったのか。

DRG による医療費適正化は？

　話を戻そう。確かに DRG に基づく支払いは、既存の出来高払いに代わって、世界中で入院医療費を抑制するために用いられるようになっている。しかし、評価結果には相当のバラツキがあり、DRG に基づく支払いの効果の体系的分析が求められている。そこで中国の Meng らは DRG に基づく支払いが在院日数、1入院当たり入院医療費、再入院率に与える影響を体系的に文献レビューした。いわゆるメタアナリシスだ。

　具体的には8つの電子データベースを用いて、6つの国と地域で行われていた（うちアメリカ7、台湾2、中国2）文献を抽出し比較した。詳細は「Meng Z, et al: The effects of DRGs-based payment compared with cost-based payment on inpatient healthcare utilization: A systematic review and meta-analysis. Health Policy 124(4): 359-367, 2020」に譲る。結果だけ紹介すると DRG に基づく支払いは、平均在院日数の減少をもたらしたが、その一方で再入院率は上昇したという。DRG に基づく包括払いの導入を考慮している政策担当者は、出来高払いと比べて（リセットのきく）再入院率増加に注意を払うべきと結ぶ。

日本でも20年度診療報酬改定で入院基本料等の加算や医学管理料の指定項目は再入院の場合、リセットできなくなったが、仮にわが国に20年前にDRG/PPSが導入されていたら医療界はどうなっていただろう。おそらく日帰り手術が増え、平均在院日数も相当短くなり、病院の再編・統合が進んでいたのではないか。しかしその一方で病院は"アリ地獄"のようにコスト削減に迫られ、ひょっとすると患者のたらい回しや過度の早期退院を助長したかもしれない。

有難いことにわが国でもDPCの付属データ様式1（患者個別の簡易診療情報）により患者の重症度補正が一定程度可能になった。そこで先出の「病院可視化ネットワーク」で回収したDPCデータを用いて虚血性心疾患（急性心筋梗塞と狭心症の2疾患）、がん（白血病や男女性器を除く食道、胃、腸、肝・胆・膵臓、肺といった固形がん）、脳血管障害（手術の適応になりやすいくも膜下出血に限定）に関する院内死亡確率を推計した所、病院ごとに相当バラツキがあることが判明した。ここで院内死亡確率とは今回の新型コロナウイルスの感染拡大で話題となった「超過死亡」と同じイメージだ。非流行時の死亡数をベースラインとして実際の死者数と比較するのと同様に様式1のデータを用いて一定のリスク調整を行った。ただし、DPCは手術の有無が分類の基準に含まれており、これをベースにサンプルを選択すると推定に一定のバイアスが生じるので、分析対象を疾病単位とした。

その一方で医療成果とコストに一定のトレード・オフの関係が見られた。やみくもに医療費を抑制することはかえって医療の質の低下をもたらす証左だ。しかしながら（EF統合ファイルを使った）DPC出来高金額と院内死亡確率の関係を見ると、右下がりの「反比例曲線」から半分の病院は外れていた。つまり、医療費をかけた割には質はそうでもない病院が存在するのだ。こうした"非効率な病院"を再編統合の対象とするかは1つの論点だが、当該病院の置かれた立地条件や存在意義も含めて慎重に検討すべきだろう。実際、ビッグならぬスモールデータだが手術偏重の病院や不適切な手技選択を行うケースも散見された。子細は第41回日本手術医学会総会（2019年9月）のシンポジウム「患者安全と質を可視化する」で語ったが会場の反応は今一つ。臨床医並びに診療情報管理士を含む事務職員は制度に翻弄され疲労困憊も著しい。

2-6　Think for yourself

　DRG/PPS と DPC/PDPS の異同を自己学習して、それぞれの得失をまとめてほしい。

ありうるかゼロ税率

　さらに現行の診療報酬は消費増税にまつわるわだかまりも著しい。例えば、2019年10月から消費税率が８％から10％になった。引き上げは当初、15年10月の予定だったが二度にわたり増税を先送りした。実は消費税率アップに伴い診療報酬改定も行われたので患者の窓口負担も増加する。例えば一般診療所の初診料は60円上がったので３割負担の患者だと18円のアップ。また、「課税取引」たる健診や自由診療の"便乗値上げ"も予想されたが、折からのデフレ基調にコロナショックでそれ所ではなかった。

　そもそも病医院の収入の約９割は社会保険診療。政策的配慮から医療費は原則「非課税」とされている。そのため医療機関は仕入れにかかった消費税を価格に転稼できず、控除対象外消費税、いわゆる「損税」が発生する。患者にとっては窺い知れないが設備投資の旺盛な大規模病院だとその金額は億単位にも達し医業経営に大きな影響を及ぼす。そこで国は消費増税の度に"公共料金"たる診療報酬を改定してきたという次第だ。これまでかれこれ４回の改定がなされた。

　だが、こうした改定にも医療界は満足していない。未だ補填が不十分だからである。実際、医療機関によって仕入れにかかる消費税はまちまちだ。打開策として病院団体らは「ゼロ税率による課税取引」を要望している。医療機関の仕入れにかかった消費税を他の製品やサービスと同様、一旦は課税扱いとしてその税率をゼロとするもの。患者の負担が生じないという点では非課税と同じだが、医療機関の仕入れにかかる消費税を控除できるという長所がある。諸君らにとっては「どうでもいいこと」かもしれないが、医療経営者にとっては死活問題だ。果たして医療費を課税扱いとすることに日本国民は納得するだろうか。

　ちなみに諸外国では医薬品等の仕入れについては軽減税率を採用するケースが散見される。わが国でも今回初めて食料品や新聞等に軽減税率

を採用されたので消費税率をさらにアップする際にはゼロ税率が再浮上するかもしれない。診療報酬改定による補填も綻びが目立つからだ。あろうことか前回の5→8％の消費税率アップに伴う改定で計算間違いが判明した。消費増税分の診療報酬がどれだけ補填されていたかを確認した折りだ。計算ミスは大量な業務で、疲れ切った厚生労働省の「常」だが、データ修正後も補填率には相当バラツキがある。たとえば病院や保険薬局はそれぞれ8割強と100％を下回り持ち出しが大きい。これに対して一般診療所は100％を優に超える。「損税」ならぬ「益税」が発生しているのだろうか。ただし、同じ病院でも大学病院と精神科病院とでは2倍もの差がある。

　そこで国は従来からの配点方式を見直した。結果的に一見するとほぼ公平になったが、これとて完璧ではない。理由は医療費削減を目指して導入された定額払い（マルメ）が増え、真の仕入れ原価が把握困難になったからである。同改定では入院料が引上げられた。具体的には急性期一般入院料1は59点（1点＝10円）、地域包括ケア病棟入院料2で62点のアップだ。ほかに緩和ケアやハイケアユニットもかなりの増点となった。これに対して回復期リハ入院料1では44点引上げたが、再編対象の療養病棟の入院料はほぼ据え置いた。消費増税分の補填といってもまさに"アメとムチの診療報酬改定"である。つまり現行の診療報酬は医療の値段表というよりむしろ「政策誘導プライス」と化してしまったのだ。国がやってほしいことには加算をつけ、けちる時は一項目に丸めるので訳がわからなくなった。

DPC にはお寒い改定
　同様に先出のDPCの日当点（一日当たりの診療単価）も基準となる入院料7の増点分50点は上がるはずだったが、DPC期間Ⅱまでを比較すると改定後もあまり変わらない。しかし、7病院と1診療所を有する三重県厚生連によれば、材料費率の高い脳神経・循環器・血液領域はむしろ大きく下がっており、急性期病院にとっては大きなマイナスだという。ただし期間Ⅲまでの日当点を比較すると、100.7％と若干増収となっている。19年10月の改定では、期間Ⅰを下げて、そこで浮いた財源を期間Ⅲにつけたのだろうか。だとすれば、これは平均在院日数の適正化を図ろうとする本来のDPCの考え方に逆行するものである。

現に厚生労働省もDPC点数表（直近で診断群分類4557項目、うち包括対象3990、支払分類数2260）をみると、入院期間ⅠからⅢまでのすべての期間における1日当たりの点数がアップしたのは、全区分の約62%だけだと認めている。ちなみに、Ⅰ、Ⅱはダウンしたが、Ⅲがアップしたのが約24%。入院期間Ⅰの点数がダウンし、Ⅱ、Ⅲの点数がアップしたのは約5%ですべての入院期間における1日当たり点数がダウンしているは約9%だ。

　他方、日当点に加算されるDPC係数は、消費増税分として基礎係数はすべて0.006上がったが、地域医療の評価や効率化へのインセンティブたる機能評価係数Ⅱは小幅な伸びだ。また、出来高診療報酬体系における「入院基本料の差額調整」や加算がメインの機能評価係数Ⅰの増加も点数に換算すると7点程度。個別点数差の9点（入院料1の増加分59点 − 入院料7の増加分50点）には届いていない。

　こうした現象は、小生が顧問を務める三重県厚生連だけではない。同じように基礎係数、機能評価係数Ⅱの合計を改定前後で比較すると、北海道大学附属病院、東京大学附属病院などの大学病院本院群や、特定病院群の虎の門病院、済生会熊本病院などでは逆にダウンしているという。この状況について、当時厚生労働省保険局医療課室長だった岡田就将（しゅうしょう）氏は、「入院基本料の引き上げなど、消費増税に係る対応は取っているが、薬価・材料価格引き下げの影響をより強く受けていることなどが考えられる」との見方を示している（19年9月5日のMEDIFAX）。つまり、改定診療報酬の財源が薬価・材料価格の引下げに依存しているので、そのマイナスのほうが消費税アップに伴う増点より大きいということだ。

　事実、先の三重県厚生連も薬価・診療材料費の引き下げによって、医薬品費は▲9941万円、診療材料費は▲5497万9000円減少したが、その一方で当該費用にかかる消費増税影響額は2億7424万4000円とこれを大きく上回るという。これに対して収入面は、室料差額や文書料などが3398万8000円増加したが、控除対象外消費税の補塡には到底及ばない。

　驚くなかれ、DPC特定病院群の済生会熊本病院（400床）では年間ベー

スで6000万円の収益増となる一方で、医薬品費、診療材料費などの材料費や委託費、保守費などの経費・管理費で２億5000万円のコスト増が見込まれると試算している。具体的には、非ホジキンリンパ腫、狭心症、免疫介在性・炎症性ニューロパチー、脳梗塞などでDPC点数がダウンしているほか、特に、診療材料を多用する循環器内科領域では、冠動脈ステント、ペースメーカー、PCIカテーテルなどの引き下げの影響が大きいとしている。

　さらに国立大学42病院も19年10〜12月では、収益増は18.4億円だったのに対して、費用増は29.9億円と11.5億円の赤字だ。確かに補填額は42.6億円と経費にかかった消費税42億円を上回ったが、投資経費は減価償却費を基に計算しているため、これまで先送りしてきた投資を行った病院は、大きなマイナス改定となった。ちなみに赤字は42病院中40と大半を占める。１大学病院当たりの費用超過は平均約2700万円で、マイナスの影響が最も大きかった大学病院では約7450万円の赤字（20年３月25日のMEDIFAX）。つまりDPC病院については、いわゆる"損税"が十分に補填されていないのだ。

　それではどうしたらよいのだろうか。仮に19年度薬価交渉で「医薬品値引率が前年と同率」なら、先出の三重県厚生連は医薬品の値引率をもう0.4ポイント引上げると収支はトントンになるという。やはり頼みは「薬価差益」か。敵失か独立行政法人地域医療機能推進機構（JCHO：ジェイコー）への医薬品卸４社の談合疑惑（2019年11月〜）で価格交渉が緩やかになり何とか急場を凌いだようだが、これで本当に急性期病院は新型コロナウイルスに対処できるのか。ちなみにJCHOは全国８ブロックに拠点を有する大手４社に実質的な参加が限られていた「全省庁統一資格」を改め「本部による入札」から「傘下病院ごとの個別入札」に切り替えるという。全57病院合わせて約8000品目規模になる見込みなので地場の卸には新たな参入のチャンスかもしれないが、薬価改定は毎年となり、21年４月も4300億円の引下げだ。

散見される政府の失敗

　他方、出来高払いの加算の歪みもひどい。その象徴がSNS（交流サイト）で炎上して凍結・廃止となった妊婦加算だ。政策当局の意図を直

接体現したもので一定の経済的動機付けを期待した。しかし、これは医療者側の論理。患者から見ると、この「割増し」にはなはだ無理がある。確かに産科の分娩取扱施設は年々減少し、地域によっては他の診療科の助けも必要になっている。だが、なぜ妊婦というだけでコンタクトレンズの処方にも割増料金を払わなければならないのか。加算と言ってもタダではなく患者にも一定の定率負担を課すだけに科学的根拠を示す必要があった。特に少子化対策が国是となっている今日、不妊治療の保険適用同様に妊婦に負担増を求めるのであれば慎重な配慮が求められる。

　幸か不幸かその後、「妊婦加算」は廃止され、「診療情報提供料（Ⅲ）150点」にくら替えしたが、厚生労働省の試算では妊婦の負担を公費、すなわち税金で賄うと10億円かかるという。しかし子は国の宝。費用対効用分析を行うまでもなくたいしたお金ではない。消費増税の名目だった子育て支援も含めた全世代型社会保障改革はどこへ行ったのか。こうした加算は約2000項目にも及ぶので、診療報酬点数表がもっと分厚くなる前に超党派でオープンな議論を今後、期待したい。

　なお、診療報酬の改定は、おおむね2年に1度行われている。通常、予算編成過程を通じて内閣が決定した改定率と社会保障審議会医療保険部会および医療部会において策定された改定の「基本方針」を踏まえて、中央社会保険医療協議会（中医協）がその配分を決定する。具体的な診療報酬点数の設定等に関して厚生労働大臣の諮問に対する答申を行うのだ。小泉内閣以降、トップダウンで改定率が決まることになった。

　その際、参考になるのが「医療経済実態調査」である。病医院や保険薬局の経営状況を調べるもので従前は単月調査だったが、最近は通年調査になり、経年比較が可能になった。直近の調査によれば公民問わず、医業収益がわずかに増加しても、それより費用の増加が大きく利益率（損益差額を医業収益で除した比率）が悪化する状況になっている。特に精神科病院や慢性期病院に比べて在院日数の短い一般病院の損益差額（医業の介護収益から医業の介護費用を差し引いた残額）が芳しくない。

　さすがに民間病院は何とか黒字基調か収支トントンをキープしているが、日赤、済生会、厚生連といった法人税が非課税の公的病院も一部は

赤字。国公立病院となると運営交付金や一般会計の繰入でどうにか帳尻を合わせているのが現状だ。19年度の地方公営企業の決算概要を見ると公立病院623の事業規模は4兆6309億円だが、総収支額は934億の赤字。病院事業以外の公営企業は総売上が約12兆円ですべて黒字というから援護射撃も空しく、いかに従前の診療報酬改定が"ピンボケ"だったことを示唆している。いわゆる「政府の失敗」だ。

　ひょっとするとコロナ後は感染拡大を恐れて患者減が急増して病医院の経営が危機的状況に陥るかもしれない。現に病院3団体は同感染症患者を受入れた病院の今4月の医業利益率はマイナス10.8%。一時的に病棟閉鎖した病院はもっと深刻で医業利益率▲14.4%に悪化した。中でも東京は他の道府県に比べてかなり厳しくコロナ患者入院未受入病院でも▲15.8%で、コロナ患者を受け入れると一挙に▲24.2%に悪化するとしている。さらに一時的病棟閉鎖病院では▲29.4%だ。続く5、6月も新型コロナ感染症受入病院の8割は赤字だった。ようやく7、8、9月になって医業利益率はそれぞれ▲1.4%、0.5%、▲2.0%と回復基調に転換したが、新型コロナの感染拡大で再び揺り戻しがあるかもしれない。

　同様に大学病院の経営状況もすさまじい。20年6月に実施した全136病院に対する調査（有効回答133病院）では、前年度比の医業収入は4月が▲10.1%、5月が▲16.1%となった。医業費用は4月がプラス0.2%、5月が▲4.2%で、医業利益率は4月が▲8.2%（前年度比▲11.2ポイント）、5月が▲5.8%（▲13.2ポイント）だった。対象を緊急事態宣言における特定警戒都道府県に絞ると、さらに厳しい状況となっている。留意すべきは、4月から10月の累計額を見ると、前年比で医業収入は約886億円もダウンしているのに対して、医業費用は約52億円の増となっていることである。この結果、医業収支は5.35ポイントも悪化した。

　中でも微々たる私学助成金しかない私立医科大学は深刻だ。同附属病院のうち本院29病院の4月と5月の経営実績（総額）は前年比で約300億円の減収、医業利益も約250億円減少した。分院54病院も医業収入は約159億円の減収で医業利益は約150億円減だった。特に医業収入では、入院診療収入が4月は▲15.2%、5月は▲20.4%と大幅に落ち込んでいる。これは病床利用率の逓減によるものだ。2月は82.5%、3月が

79.1％だったのが、 4 月に入って68.3％、 5 月は61.4％と落ち込みが止まらない。ちなみに病床利用率58％の東京女子医大は一時、"夏の賞与断念"と報じられた。私大の平均手術件数も 5 月は19年の1354件が20年は834件に。救急受け入れ件数も19年の1536件が916件と大幅に減少している。 8 月に入っても好転が見られず、一定の財政支援が求められる。

　これに対して、国は集中治療室相当の病床数を増やすために救急医療管理加算を 2 → 3 倍増しにする一方、中等症Ⅱ以上は 5 倍に引上げた。ポイントはその効果だが、最大で20万円の慰労金を（門前薬局を除く）医療従事者に支払った時と同様に限定的ではないか。というのも財源の大半は赤字国債で"カンフル注射"のようなものだからだ。確かに公共性の強い医療は市場原理に委ねると大きな歪みが生まれるとされる。しかし「市場の失敗」もさることながら政府も絶えず間違いを犯す。問題はその失敗を認めようともしないことだ。ましてや謝りもしない。この道40年で経た結論だ。次章では改正医療法の失敗を検証しよう。

2-7　Think for yourself
　それにしてもどうして民間病院は何とか黒字基調なのに公的病院の一部は赤字で国公立の大半は補助金等で赤字を埋めているのか。医業経営の視点からレポートしてほしい。

「失敗のない人間は成功もない。たゆまざる挑戦が成功につながる。」

　　　　　　　カール・ルイス（フレデリック・カールトン・ルイス。米国の男子元陸
　　　　　　　上競技選手。オリンピック金メダリスト。1961年生）

参考文献：
1 ）川渕孝一『"見える化"医療経済学入門』、医歯薬出版、2014年
2 ）川渕孝一「令和 2 年度診療報酬改定の医業経営に与える影響パート 1 〜中日友好病院の SARA 対策にみる「新型肺炎」克服へのヒント」、Monthly IHEP、（296） 1 - 8 、2020
3 ）川渕孝一「令和 2 年度診療報酬改定の医業経営に与える影響パート 2 〜医療界トップの評価は上々！ 但し、働き方改革には逆行？」、Monthly IHEP、（297） 1 - 8 、2020
4 ）川渕孝一「令和 2 年度診療報酬改定の医業経営に与える影響パート 3 〜令和元年10月改定は果たして"損税"を補填したのか？求められる新財源の確保！」、Monthly IHEP、（298） 1 - 8 、2020
5 ）川渕孝一『DRG/PPS の全貌と問題点』、じほう、1997年
6 ）川渕孝一『DRG/PPS 導入の条件と環境』、じほう、1998年
7 ）川渕孝一、有馬秀晃『医療改革の工程表〜DRG& ICD は急性期病院の常識』、医学書院、2001年

第3章　屋上屋を架す医療法改正は失敗の連続 !?

「勝ちに不思議の勝ちあり。負けに不思議の負けなし。」

松浦清山（松浦清山（1760〜1841）：肥前平戸藩主。元プロ野球選手・監督の故野村克也（1935〜2020）氏が頻繁に引用）

　医療法とは、仰々しいが医療界における「憲法」とされる。そこで医療法に関する基本的なクイズ。

Q3-1　医療法で開設が規定されている施設はどれか。1つ選べ。
　a　薬局
　b　歯科技工所
　c　訪問看護ステーション
　d　地域包括支援センター
　e　病院

　正解は消去法で「　」。1947年に公布された。医師法、歯科医師法が医療従事者のあり方を規定しているのに対し、医療法は人員基準や施設基準を法律上明記している。深く学習したい方は拙著『第六次医療法改正のポイントと対応戦略60』（日本医療企画）を参照頂きたい。

医療法の制定
　医療法の目的は「医療を提供する体制の確保を図り、もって国民の健康の保持に寄与する」である。主な特徴として、①ベッド数20床以上を病院、20床未満を診療所として、診療所には48時間以上の収容を認めないこと（後に第五次改正で一部削除）、②病院には構造設備基準、人員配置基準を定めたこと、③精神、結核、感染、一般、療養病床に加えて特定機能病院や地域医療支援病院など一定の機能に基づく医療機関の区分を行っていること、④助産師制度の創設——などが挙げられる。

　そもそもわが国では、1874年の「医制」以来自由開業医制をとってい

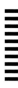

る。そのため管理者は医師・歯科医師に限定される。非営利性を原則として利益配当の禁止など若干の制約はあるものの、一般企業と同様に開設・経営の自由、資産や経常利益の私有が認められている。

　中でも戦前の自由診療時代は、圧倒的に供給不足で、民間医療機関の「地域独占」という状態だった。結果的に医療需要の大きい都市部に医療機関が集中し、市場条件の悪い農村や人口過疎地などは医療供給の対象から外されていった。そのため国公立医療機関の使命は不採算医療の受け皿になることだった。まさに民が主で官はこれに従うという“民活”の導入だ。1941年戦時体制の下、「国民医療法」の制定と同時に「日本医療団」（特別法人）が設立された。国民医療法のもと、はじめて病院と診療所の区分が明確化された。現行の医療法と違うのは、ベッド数10床以上を病院、それ未満を診療所とした点である。日本医療団は、医療機関の地域配置の不均衡を是正するためとして、公的資本により多数の医療機関を全国に開設したが、供給不足という問題は解消されなかった。1945年8月の敗戦当時の医療供給体制は、まさに壊滅的状態。病院数は645、病床数3万1766床で、戦前の最高水準時1941年と比べると、病院数はほぼ87％の激減ぶりだった。ちなみに今は2020年11月末現在で病院数は8237、病床数は151万227床と隔世の感がある。

　戦後、この国民医療法を解体し、1948年に新しく制定されたのが、今の「医療法」だ。1950年に新たに医療法人制度が創設されたが、これ以後1962年に導入された「公的病床数の規制」を除くと、目立った改正は行われなかった。いわばわが国の医療界は“自由放任主義”を謳歌した。

　ところが、1980年代に入ると事態は一変する。旧厚生省の医療費適正化政策を受けて医療提供体制を見直すという気運が高まったのだ。さらに、1980年に起こった富士見産婦人科病院事件（無資格の病院開設者が超音波などの最新ME機器を使ってデタラメな診療を行ったとされる事件）をきっかけに「医療の荒廃」に対して、世間の批判が起こる。こうした中、1985年、約40年ぶりに医療法が大きく改正されることになった。これが、第一次医療法改正だが、その後、都合8回医療法は改正される。しかし、どれも「失敗の連続」だ。以下、その歴史を見ていこう。

第一次医療法改正：駆け込み増床と地域医療計画策定

　まず第一次医療法改正（1985年）では、一定のガバナンスを保証すべく医療法人の運営の適正化を図る指導体制の整備が行われた。「一人医療法人制度」と称して医師・歯科医師1人でも法人格が取得できるようになった。だが、目玉は何と言っても「地域医療計画」の策定だ。従来からの公的病床の規制が民間病院にも適用され、必要病床数以上には増床が認められないようになった。つまり、医療施設の量的整備から質的整備への転換を目指したのだ。これにより明治時代から保証されてきた「自由開業医制」が制限された。特に、民間病院は、増床増収によって医療機能の充実を図ってきただけに、地域医療計画は私的病院の長期的発展にとって、大きな制約条件になった。

　だがその後、当局が想定していなかった「駆け込み増床」が起こる。ある試算によれば、この間に約20万の増床があったと言う。こうした駆け込み増床は、設備投資ブームを巻き起こしたのみならず看護師需要を誘発したため、病院は"看護師獲得競争"を余儀なくされた。まさに、国の失政が引き起こした「人災」だったといえる。実際、駆け込み増床の流れが止まり、病床数が減少に転じるのは1992年度からだ。

3-1　Think for yourself

　そこで自己学習！　これまで自由放任主義を採用してきたわが国の医療界に厚生労働省が病床規制を導入したことに賛成か反対か。諸外国の先行事例を紹介しながら自説をまとめてほしい。

第二次医療法改正：見直された特定機能病院の要件

　くしくも1992年には第二次医療法改正が行われた。改正の主なポイントは、①医療施設の体系化、②医療に関する適切な情報提供、③医療の目指すべき方向の明示、④業務委託の水準確保、⑤医療法人の附帯業務の規定——の5つに要約される。①では、病院に新しく2つの機能、すなわち「特定機能病院」と「療養型病床群」が加えられることになった。これによって、わが国の医療機関に「機能」というレッテルが初めて貼られる。

ここで、特定機能病院とは、高度な医療を提供する病院として厚生労働大臣に申請して承認を受けた病院のことを言う。最大の特徴は、真に高度な医療を必要とする患者を優先するために、他の病院・診療所から紹介患者を受け入れるという点だ。ポイントは、「紹介制」と「申請主義」の二点。まず紹介率については、30％を努力目標とすることが定められた。しかし、これによって、患者は長時間待たずに受診ができるようになったかといえば、そうはなっていない。初診時に一定の割増料（選定療養費）を支払いさえすれば紹介状がなくても大病院で診てもらえるからだ。一方、申請主義も当初はなぜか大学病院の本院と国立がんセンター、国立循環器病センターの82医療機関に限られていた。その後、地方独立行政法人大阪府立病院機構大阪国際がんセンターや静岡県立静岡がんセンター、さらに私立ではがん研究会有明病院や聖路加国際病院も仲間に加わり、20年12月１日現在で87病院ある。

　他方、療養型病床群（現在の医療療養病床）とは、長期療養患者の生活面にも配慮した体制をとっている病床の集合体のこと。療養型病床群は、「キュア」から「ケア」への転換という趣旨を具現化した病床だ。旧厚生省はこの制度を定着させるために、診療報酬上のサポートだけでなく、病床スペース拡大等の整備費として補助金も出した。これは当時のＴ健康政策局（今の医政局）長の尽力によるものだ。“セミのように鳴いて”逝った「医療費亡国論」で有名な元事務次官吉村仁同様、葬式は長蛇の列。しかし、遺憾にも第四次医療法改正では、療養型病床群の整備目標は、医療計画の記載事項から削除されることになる。

　次に、②の医療に関する適切な情報提供は、患者に適切な医療情報を提供するという目的から行われた。医療情報に関する広告の規制緩和は、1948年の医療法制定以来はじめてのことだった。具体的には、医療情報は院内掲示と院外広告の２つに大別される。院内掲示は、“しなければならない（Must）”もので、管理者の氏名、診察日、診療時間などの掲示が義務付けられた。これに対して、院外広告は“してもよい（May）”もので、予約制や往診の有無、病院の設備、看護体制の広告が可能になった。まさにマーケティング理論の「４つのＰ」の１つであるPromotion の規制緩和である。あとの３つのＰは是非、自己学習してほしい。

このほか、③の医療の目指すべき方向の明示に関しては、これまで明確にされてこなかった医療提供の理念が医療法第1条の2に規定された。また、④の業務委託の水準確保に関しては、患者に良質な医療を安定的・継続的・効率的に提供するという一定の枠を設けて、医療関連サービスの活用や発展を促すべきであるという考え方が示された。同時に一定基準を満たす委託業者に対し、旧厚労省が認定を行うことによって、質の確保が図られた。

　さらに⑤の医療法人の附帯業務の規定に関しては、「医療法人の業務範囲として、疾病予防のため有酸素運動、または温泉を利用させる施設の設置」が明示された。結果、医療法人の附帯業務としてアスレチッククラブやクアハウスなど健康増進施設の設置が認められた。

3-2　Think for yourself
　患者の大病院志向に歯止めをかけるために諸外国はどんな政策を導入しているか。また、それは日本になじむか。文献検索をして口頭発表かレポートしてほしい。

第三次医療法改正：要件が二転三転する地域医療支援病院
　続く第三次医療法改正（1997年）では、①療養型病床群制度の診療所への拡大、②地域医療支援病院の創設、③医療計画制度の充実、④医療法人の業務範囲の拡大——などが行われた。これは第二次医療法改正の流れを受けたもの。

　地域医療支援病院とは、原則として200床以上の病床を持つ病院で、地域医療を確保するため、①ネットワーク機能（紹介患者への医療提供、施設・設備の共同利用及びオープン化）、②救命救急機能、③臨床研修機能を有すること——などが承認要件とされている。まさに、広義の教育病院とも言える「コミュニティー・ホスピタル」の誕生だ。これをもって総合病院制度は廃止。地域医療支援病院の最大の特徴は、特定機能病院と同様、申請主義が採用されたことにある。しかし、実際には思ったほど手は挙がらなかった。原則、紹介率80％以上（承認当時は60％以上でも可）という要件が、大きな足かせとなった。また、診療報酬上の「うま味」がなかったことも、敗因の1つと考えられている。そ

のため、2004年7月に逆紹介率も含めて例外的に敷居を低くするという政策がとられたが、続く06年には再び要件が見直され、在宅医療の支援が追加された。一貫性のない医療政策だが、泣く子と地頭には勝てない。

　現にその後、紹介状のない患者が特定機能病院と一般病床200床以上の地域医療支援病院を外来受診する際は初診で5000円以上、再診で2500円以上の定額負担が義務付けられた（20年4月〜）。これは、さらに「「紹介患者への外来を基本とする医療機関」のうち一般病床200床以上の病院にも対象範囲を拡大する」ことが決まった。全世代型社会保障検討会議がまとめた最終報告書（20年12月15日）では、「保険給付の範囲から一定額（例：初診の場合、2000円程度）を控除し、それと同額以上の定額負担を追加的に求めるよう仕組みを拡充する」ともある。その結果、当該病院数は現行の666から688増加して最大1354病院になる。今回の新型コロナへの対応もそうだが、"商売お互い様"のような病診・病病連携では仕方ない。開業医の診断力の底上げと名実ともに国民が信頼する「総合（診療）医の育成」がなければどんなに小手先の経済誘導を行っても国民の行動変容は起きないだろう。

　一方、高齢化の進展や疾病構造の変化などわが国の医療を取り巻く環境が著しく変化していくなかで、療養型病床群（現在の医療療養病床）を診療所にまで拡大した。だが療養型病床群の目標値19万床には達せず、そこで目を付けられたのが、24万7000弱の病床を有する有床診療所というわけだ。従来、有床診療所については、「48時間規定」と呼ばれる収容時間の制限規定があったが、療養型診療所病床については、適用外とされた。しかし13年10月に北九州市で起こった火災死亡事故を契機に、25年6月までに有床診療所にもスプリンクラーの設置が義務付けられた。しかし、ただでさえ儲からない有床診療所は20年11月末現在で6370施設、8万6668床と急減しており、療養病床への転換も698施設、6961床しかない。総務省管轄の消防庁と厚生労働省はともにルーツは同じ旧内務省。「取締りのDNA」は同じでも情報共有はない。

　そのため、いわゆる"たらい回し"にあった救急車も患者を病医院に搬送すればそれで御仕舞い。メディカルコントロールはあるが予後どうなったかなど詳細に知る由もない。受入れ医療機関も、救命率を左右す

る照会回数、搬送の所要時間、目撃者の有無なども教えてもらえない。

　療養型病床群がお粗末なのはその後の迷走ぶりだ。2000年4月から先出の介護保険が導入されたが、いわゆる「社会的入院」に歯止めをかけることに主眼があった。そのため介護にかかる費用を医療から区別することにより、高騰する医療費を抑制しようとした。しかしながら、現実には、要医療と要介護の峻別は容易ではなく、療養型病床群については、医療保険型か介護保険型のいずれかを選択することになった。ところが後者の介護療養型医療施設はすったもんだの挙げ句、23年度に廃止される。18年越しの議論だ。当局としては一件落着か。21年度介護報酬改定でも基本報酬を減額した上で新たに移行計画未提出減算を設けた。だが、まだ現場はくすぶっている。事実、現状に止まる施設が12.2％もある。転換先「未定」も約3割に上る。残る6割も"居宅施設"たる介護医療院への転換を計画している一方で、移行の課題として「工事が必要」「施設経営の見直しが立たない」とする施設が多い。やはり先立つものはお金か。特にコロナ後は資金繰りが厳しいとされるが、診療報酬の概算払いや融資、補正予算等で何とか凌いだのか、帝国データバンク調べによると医療機関の倒産は20年度で27件（負債額71億5600万円）しかない。ちなみに、コロナ前の19年度の倒産件数は45件（負債額223億7100万円）だった。

　このほか、第三次改正においては、医療法人の業務範囲が拡大された。第二次改正で医療法人の附帯業務として、在宅介護支援センターの設置やケアハウス（軽費老人ホーム）の経営、さらには在宅福祉事業の実施が認められた。これにホームヘルプ事業、デイサービス事業、ショートステイ事業が追加された。なお、一定の利権を制限した特別医療法人にはさらに多くの収益事業が認められた。具体的には配食サービス、医薬品販売、患者搬送などの当該事業で得た医業外収益を医業経営に充てることが可能になった。やっと病医院経営も安定するかと思うも束の間、第五次医療法改正で後述する社会医療法人が創設されたことにより、特別医療法人は発展的解消を迎えることになる。

3-3　Think for yourself
　24年3月末で廃止される介護療養型医療施設だが、当局は介護医療

院への転換を期待したが、介護医療院は20年9月末で539の開設と芳しくない。もし諸君が厚生労働省の官僚なら、どんな青写真を描いたか。医療政策もよく「白地（白いキャンパス）に絵は描けない」とされるが"歴史にif（もし）"があるとして18年前に遡って実現可能な方策を立案し披露してほしい。

第四次医療法改正：目玉は病床区分の届出

次いで2000年に行われた第四次医療法改正（2001年施行）の目的は次の3つ。高齢化の進展に伴う疾病構造の変化の中で、良質な医療を効率的に提供する体制を確立するために、①入院医療を提供する体制の整備、②医療における情報提供の推進、③医療従事者の資質の向上。これに対応した主な改正ポイントは、①入院医療を提供する体制の整備（病床区分の見直し）、②医療における情報提供の推進（広告規制の緩和）、③医師・歯科医師の臨床研修の必修化——の3点だ。

諸外国と日本を比較した場合、一番目立つのは平均在院日数の長さである。その理由としては、①人口あたりの病床数が多い（過剰病床）、②医療におけるマンパワー不足、③急性期と慢性期の患者の混在——などが指摘されていた。また、医療の高度化・専門化も十分に進んでいない。その点に関しては今回の新型コロナ対策でも集中的な医療体制ができていないことが明らかになっている。自転車操業状態の病院が多いためだ。実は従来、医療法は主に建物やハードなどの物的部分の規定改正にとどまっていた。そこで第四次改正では患者の病態にふさわしい医療を提供するために、人的な部分にまで踏み込んだ。同時に、病床の混在という問題も解決するために、急性期と慢性期の病床区分を行い、これにあわせて新しい人員配置・構造設備基準が設けられることになった。

一番大変だったのは病床区分の「届出」。療養型病床群を含む「その他の病床」を有しているすべての病院の開設者は、「一般」又は「療養」のいずれかを選択し、都道府県に届け出を行わなければならなくなった（精神、結核、感染症病床を除く）。これまでの改正とは違い、「うちの病院は関係ない」というわけにはいかなくなったのだ。駆け込みで03年8月末の締切ぎりぎりに届け出るという医療機関も相次いだが、最終的には一般病床が約7割（約91.3万床）に対して、療養病床は約3割（約

34.8万床）となった。今は20年11月末現在で、一般病床88万7769床に対して療養病床は29万1672床と比率はあまり変わらないが、両病床数ともには随分減少した。ここは厚労省の病床削減政策に軍配が上がる。

こうした病床区分と合わせて同時に行われたのが、一般病床の看護師の配置基準の強化。以前は、入院患者4人に対して看護職員1人であった基準が、改正医療法により入院患者3人に対して看護職員1人となった。多くの医療機関が病床の届出に迷いが生じたのは、「一般病床＝急性期、療養病床＝慢性期」という風評が流れたからだ。今のコロナ禍と同様に特に「急性期病床＝60万床」という根拠のないデマやフェイク報道が病院の将来像をより不透明なものにした。

このほか第二次医療法改正に続いて患者が自ら医療機関を選択するための情報提供に関する規制緩和も行われた。その結果、診療記録や診療情報の提供に加え、財団法人日本医療機能評価機構の評価結果、薬事法（現医薬品医療機器法）に基づく治験に関する事項、クレジットカードの種類などの費用の支払方法や領収に関する事項、紹介可能な指定居宅サービス事業者、指定居宅介護支援事業者等の名称などが広告可能となった。

広告規制緩和そして副作用の大きい臨床研修必修化

あわせて医師法と歯科医師法も改正され臨床研修も必修化された。改正医師法と歯科医師法（第16条の3）では、「臨床研修を受けている医師・歯科医師は臨床研修に専念し、その資質の向上を図るように努めなければならない」と、研修への専念義務が設けられた。ここで留意すべきは、従来、臨床研修は義務ではなく、努力規定だったということだ。つまり「Must」ではなく、「May」だったが、それでも8割を超える医師が主に大学附属病院で臨床研修を受けていた。しかし、大半は専門診療科の勉強だけのストレート方式。結果的に医師や歯科医師は自分の専門分野以外の診療科について基礎的な知識や技能が欠けているとか、患者とのコミュニケーション能力に問題があるなどの批判・指摘が常にあった。いわゆるタコ壺状態にあったのだ。

必修化の具体的な内容は、①診療に従事しようとする医師・歯科医師

は、大学医学部・歯学部の付属病院又は厚生労働大臣の指定する医療施設において臨床研修を２年（歯科医師は１年）以上受けなければならない、②病院等の管理者は、臨床研修を終了した医師・歯科医師でなければならない－となっている。ただし、臨床研修の必修化に要する準備期間が医師と歯科医師では異なるため、施行時期は医師が04年４月から、歯科医師は06年４月からと別々に相成った。他方、医療法では、"臨床研修修了医師・歯科医師"という文言が条文に追加され、臨床研修修了医師以外は病院等の管理者になれないこととなった。

しかしこれも副作用が大きかった。皮肉にも研修医の大学離れを助長し、皆、都市部の人気病院に集中したのだ。くしくも同時期に国立大学の独立行政法人や先出のDPC/PDPSが本格導入されたので背に腹は変えられない大学附属病院は露骨に市中病院から派遣医師を引上げた。約60年前の学生運動では"奴隷のごとく"大学に牛耳られていた無給研修医制度に医学生が反対した。諸君らは全共闘とか安田講堂への機動隊乱入と言ってもわからないだろうが、日本の学生も熱く燃えた時代があった。皮肉にも時の闘士も"危険人物"とされ、多くが体制派の旧厚生省に「収容」された。大学医局への恨みからか、今度は競争原理を入れて臨床研修制度の浄化を図ろうとしたが、市場メカニズムで動く研修医は未だ野に放たれたままだ。現にフリーター医師が人材派遣会社と結託するケースが散見される。

さらに第四次改正では、病院の施設のうち、これまで設置が義務付けられてきたものの一部について、「必置規制の緩和」が行われた。具体的な必置施設としては、①各科専門の診察室、②手術室、③処置室、④臨床検査室、⑤エックス線装置、⑥調剤所、⑦消毒施設、⑧給食施設、⑨給水施設、⑩暖房施設、⑪洗濯施設、⑫汚物処理施設——があったが、外部委託の進展により、当該施設の院内設置を一律に義務付ける必要性は薄れてきた。そこで、同改正では、検査、消毒、洗濯などの必置施設に対して、外部委託を条件に一部規制緩和へ持っていく。

しかし、病院業務の外部委託はこの頃に始まったことではなく、既に昭和30年代に登場している。これらは医療関連サービスと呼ばれ、その市場規模は２兆円を超えているが、最近は人手不足で成長が伸び悩む業

種が多い。コロナ後は外注化よりむしろ内製化が進むのだろうか。例えば鹿児島共済会南風病院はエゴマ栽培など農業にも着手する。在宅勤務が一般化すると都会に住むこともない。かえって医療・介護が充実した田舎に移り住んだり、実家の両親の介護にあたる医療従事者も増えるだろう。そうなると人口に比して病床数の多い地方の病医院は必然的に地産地消の"健院"へのシフトを余儀なくされるかもしれない。

3-4　Think for yourself
　病医院の広告は厳しく制限されているが、その一方で広報活動はむしろ勧奨されているのは何故か。両者の異同に留意しながらその理由と広報活動に長けた医療機関の先行事例を「見える化」してほしい。

何も変わらない！盛り沢山の第五次医療法改正
　06年6月に成立した第五次医療法改正（厳密には「良質な医療を提供する体制の確立を図るための医療法等の一部を改正する法律」による改正）は盛り沢山だ。新たな高齢者医療制度の創設を含む「健康保険法等の一部を改正する法律案」とともに医療制度改革関連法案も第164通常国会で成立。法律の施行時期は、健康保険法関連が06年10月、医療法関連が07年1月、老人保健法（「高齢者の医療の確保に関する法律」に改名）が10年4月。まさにてんこ盛り。

　その中で同医療法改正では次の7つを目指している。①脳卒中やがん、小児救急など疾患ごとに医療連携体制を構築する「医療計画の見直し」や「医療機能の分化・連携」、②都道府県の医療対策協議会を制度化する「地域や診療科による医師不足問題への対応」、③医療法人の非営利性の強化、④公立病院が担ってきた分野を扱う新たな医療法人たる「社会医療法人制度の創設」、⑤住民への地域の医療情報の提供を行う「患者等への医療に関する情報提供の推進」、⑥医療安全支援センターを制度化する「医療安全の確保」、⑦行政処分を受けた医師などの再教育を義務化する「医療従事者の資質の向上」。

　①が本改正の目玉。ポイントは、1）住民や患者の視点に立ち、2）医療計画に数値目標を立て一定の評価を事後的に行う、3）都道府県が主体となって独自の計画を策定する——の3点。47都道府県の地域特性

を踏まえて、保健・医療・介護の有機的連携を図ることを目指したが、これもうまくいっていない。また②の医師不足問題への対応もできていない。

　その証拠に06年8月に奈良県の妊産婦が分娩のための入院していた大淀病院で意識不明となり、約20の病院から受診拒否された後、転院先の大阪府吹田市で亡くなった。また、人口当たり医師数が全国一少ない埼玉県で、2013年3月に25病院で36回も救急搬送を断られた久喜市の75歳男性が死亡するという惨事が起きた。この男性は済生会栗橋病院に通院していた患者だ。当然、同院にも救急隊から、計3回の打診があったという。しかし、直前に別の救急患者を受け入れており、いずれも診察が困難。当日の朝に空いていた2床の救急ベッドも、昼から深夜に運ばれた救急患者が入院となったため、満床状態だった。今回の新型コロナでも明らかになったように、特に埼玉県の医師不足は危機的状況だ。当時も県内の救急専門医数は約90人。その多くが多発外傷など重篤な患者を受け入れる3次救急医療機関や大学病院に勤務していた。一方、入院や手術に応じる県内の2次救急告示病院に勤める救急専門医は130施設中15施設にわずか28人だけ。一般医が救急患者に対処していた。実は埼玉県は、人口当たり看護師数も全国最下位だ。

　この状況は今も変わらず、越境して本学の医学部附属病院にやってくる埼玉ナンバーの救急車を多く見かける。新型コロナ対策でも同県はオーバーシュート寸前で入院できず自宅で頓死した"軽症患者"も2人現れた。いかんせんスタッフの少ない病院は「肺炎処置は困難」と断わざるをえず"救急車のたらい回し"も続く。何も解消されていないのだ。

医療法人制度改革も失敗？
　これに対して長年の懸案だった医療法人制度は、第五次医療法改正で先述の④公立病院が担ってきた分野を扱う新たな医療法人たる「社会医療法人制度の創設」で表面上大きく変わった。そもそも1950年に医療法で規定された医療法人は社団と財団に分けられる。社団は人の集まりで財団はお金が集まった組織。社団は定款により、財団は寄付行為によりそれぞれ設立されるが、医療界の大半は社団の医療法人。医療法人は、通常、都道府県により認可されるが、中には国税庁長官により承認され

る「租税特別措置法による特定医療法人」がある。

　以前は特別医療法人という公益性の強い法人もあったが発展的に解消され、代わりに先述のとおりの社会医療法人が設置された。しかし、大阪・北海道など民間病院が元気な所を除いてこれも増えていない。20年10月１日現在の認定数331法人。本来業務の法人税や固定資産税が非課税になるが、その要件として厳しい同族要件が明記されたからだ。同法人の構成メンバーについて、役員とその配偶者、三親等以内の親族、特殊な関係のある人物が役員の総数の３分の１を超えてはならないとするものだ。

　これは当時の規制改革・民間開放推進会議からの「株式会社立の病院経営の新規参入」に対する厚生労働省の一種の"返球"と言えるだろう。結果的に株式会社の病院経営が認められるのは、構造改革特区で自由診療を行った場合のみ。「公共性」と「公益性」の区別は難しいが、株式会社と医療法人の違いは利益の配当がなされるかどうかにある。「所有と経営の分離」を基本とする株式会社の投資家は当然のごとく利益配当を期待する。また、当該株式が上場されると、配当の他に、株の値上がり益（キャピタルゲイン）も手に入れることができる。

　わが国の保険薬局が急成長したのも、数多くの薬局チェーンが株式公開したからだ。現に業界大手の日本調剤の売上高は20年４月〜12月も増収増益。規制改革推進会議に日本医師会が提案した「敷地内薬局」の争奪戦も進む。このほか、20年12月のドラッグストアの「調剤医薬品」も前年同月比8.3％増となった（経産省商業動態統計速報）。このような薬局では、社会保険という仕組みで集めた公的なファンドが利益配分という形で社外流出されているわけだが、社会医療法人になると"病院債"の発行が認められる。従前の私募債である医療機関債とは異なり、担保付社債信託法で定める社債ではない。ただし、発行によって得られた収益金の使用はあくまで医業経営に限定され、収益事業には繰り入れることはできない。ポイントはこうした公募債が果たして流通するかだが、米国と異なり少額で、銀行借入の方が資金調達コストが低いため、全く普及していない。これも「政府の失敗」か。

なお、一般の医療法人には、本来業務に加えて附帯業務（在宅介護支援センターや訪問看護ステーション等）や付随業務（医療施設内の売店、一般駐車場の経営や患者用など）が認められている。これが、社会医療法人になると、救急医療、災害時における医療、へき地の医療、周産期医療、小児医療（小児救急医療を含む）など「公益性の高い医療」、いわゆる“不採算事業”を実施する代わりに、一定の収益業務を行うことができる。このほか第1種（知的、身体障害者、施設の設置・運営）と第2種（保育所や通所施設の設置・運営）の社会福祉事業もOKだ。関連して医療法人に加えて社会福祉法人の業務範囲に関するクイズ。

Q3-2　社会福祉法人並びに医療法人の経営に関する次の記述のうち、正しいものを1つ選べ。

　　a　社会福祉法人は、病院や診療所を開設することはできない。

　　b　社会福祉法人は、介護老人保健施設を開設することはできない。

　　c　医療法人は、障害福祉サービス事業を経営することはできない。

　　d　医療法人は、保育所を経営することはできない。

　　e　医療法人は、特別養護老人ホームを経営することはできない。

3-5　Think for yourself

　そこで宿題！　原則としてわが国では株式会社による病医院経営は認められていないが、諸外国では一般に容認されている。そうした中、日本でも門戸を開放してはどうかとの声が以前からあるが、諸君らは賛成か反対か。その得失も含めて口頭発表かレポートしてほしい。

ピンボケの第六次医療法改正

　クイズの正解は「　」。実は80のグループ病院を有する大規模社会福祉法人に済生会がある。是非、医療法人との異同もあわせて自主学習してほしい。

　続く第六次医療法改正（2014年）でも医療法人制度の見直しが行われた。しかし本音より建前を重視したためこれも“ピンボケ”。そもそも医療法人には、非営利性が求められており、剰余金の配当は禁止されている。（医療法第7条第5項）。従来、解散時における医療法人の残余財

産については、出資者に分配することは特に禁止されていなかった。そのため、経営に関与していない出資者などから不意に払い戻し請求を受けることで病医院の経営が圧迫されることがあった。実際、創業者である理事長が出資持分の大半を有している場合、その後継者が多額の相続税を支払うケースが出てきた。さらに出資者の出資割合に応じて持分を認める「持分あり医療法人」は、非営利性の確保に抵触するのではないかとの疑念も生じた。そうした中、先の第五次改正では、医療法人の非営利性を徹底する観点から、残余財産の帰属先を国又は地方公共団体等に限定し、出資者には分配できないことになった。つまり07年度以降の新設医療法人は原則としてすべて「持分なし医療法人」となったわけだ。

　ただし、この改正は、当分の間、既存の医療法人には適用しないこととされた。自主的な取組に委ねられたため、依然として約７割が"持分あり"だ。そこで、持分のない医療法人への移行を促すため厚生労働大臣の認定を受けた医療法人の相続税、贈与税を猶予・免除する制度を設けたが出資者が持分を単純に放棄した場合、他の出資者や医療法人に今度は贈与税の負担が発生する不都合が生じた。

　再び制度を見直し、17年10月から新たな認定医療法人制度をスタートさせたが、持分なし医療法人への移行は芳しくない。最も大きな障害は、出資持分を放棄する同意を全員から得ること。出資持分を放棄するだけでなく、その組織運営も、同族経営から脱する必要があるのだ。悲しいかな厚生官僚は実務を知らない。かえって同族でなければ理事会・社員総会を運営・維持できないような医療法人は、むしろ現状維持して出資金だけ放棄することが多い。その場合は医療法人で贈与税を負担するという選択肢を検討することになる。新認定医療法人も20年９月末で期限を迎えており、申請期間の延長が待たれているところである。

　通常、"二代目"には初代のような強烈なカリスマ性はないとされる。泥水を啜るような艱難の時期があったとしても、二代目はそんな創業者の辛酸をなめていない。「長者三代」「親苦子楽孫乞食」「売家と唐様で書く三代目」「親草履、子供は雪駄、孫はだし」──いずれも、創業者が苦労して築いた富を二代目・三代目と食い潰してしまう様を表したものだが、そうした企業が同族企業が多いのは戦後に始まった話ではない。

確かに、「子孫に余分な財産を残すことは怠惰を教えるようなもの（西郷隆盛）」「子孫への教育を施すことで十分（福沢諭吉）」といった先人の教えはあるが、日本の医療界は"血は水より濃し"という風潮が強い。しかし、自分の興した事業を子どもに継がせたいという気持ちは自然の情であり、自家保全的で利己的なものでは決してない。実際どの同族医療機関にも「創業の精神」がある。問題は創業者一族の重みと責任が時空を超えて後継者にのしかかることだ。組織が生き残り、従業員の雇用と生活を守っていくことは経営者の社会的責任でもあるので"のれん"を引き継ぐ医師・歯科医師はこの点に留意してほしい。

精神科病床も微減

　このほかにも第六次医療法改正のポイントはまだまだあるが、詳しくはユーチューブに放映された小生の15分間の毒舌動画や国会議事録を参照してほしい。国会の参考人招致はこれで2回目。「川渕孝一君！」という指名を受けて2014年5月7日に衆議院厚生労働委員会で意見陳述した。「こうした計画経済的な医療政策は必ずや失敗するだろう」と予言したが、その甲斐無く与党圧倒的多数で医療法改正法を含む19本からなる医療介護給付確保促進法が成立した。まずは病床を有する各医療機関が自らの担っている医療機能の現状と一定期間経過後の予定を高度急性期機能、急性期機能、回復期機能、慢性期機能という病棟単位で、都道府県に自己申告することになった。これを受けて各都道府県は「地域医療構想」を策定した。同構想は2次医療圏ごとに25年の必要病床数を推計して、これに基づいて目指すべき医療提供体制（在宅医療・地域包括ケアについては市町村毎）を定めようとするもの。

　ちなみに病床の種別は、①精神科病床、②感染症病床、③結核病床、④療養病床、⑤一般病床──の5つ。うち一般病床は、病院の全病床の6割弱を占めるものの、その機能が曖昧で多様な状態の患者を受け入れている実態があった。そこで本改定では各医療機関が自己申告した「病床機能報告制度」を受けて各都道府県が診療に関する学識経験者の団体その他の医療関係者、医療保険者等の関係者との「協議の場」を設けることになった。協議が不調に終わった時は、知事が、「病床数の削減を要請することができる」としている。

仮にこの要請に病院開設者が従わない場合は、知事は都道府県医療審議会の意見を聴いて、当該病院開設者に対し、勧告を行うことができる。さらに当該勧告もしくは上記の命令又は指示に従わない場合には、知事は、医療機関名の公表、各種補助金の交付対象や福祉医療機構の融資対象からの除外、地域医療支援病院・特定機能病院の不承認・承認の取り消しを行使できるという内容になっている。どこか今回の緊急事態宣言と似ていないか。各都道府県知事が事業者への休業補償もないまま自らの判断で恐る恐る要請を行った。拘束力の強弱がわかりにくいのでまだるっこい。21年の通常国会で成立（2月3日）した改正新型インフルエンザ等対策特別措置法は違反者に過料を科す。都道府県知事による事業者への休業要請や営業時間短縮要請の実効性をいかに担保するかなどが焦点だが、全事業主や利用客の行動変容は簡単ではない。

　事実、再三の休業要請にもかかわらず言うことを聞かないパチンコ屋の名前を公表したが逆効果だった。外出自粛を無視した "暇なお客" が集まった。中にはギャンブル依存症の人もいると聞く。こうした人達も一律10万円の特別定額給付金の対象だ。そこで提案だが、給付金を治療費に回してはどうか。孤独になると即、ギャンブルや飲酒に向かうので精神集団療法が有効とされるが、わが国の精神科病院は「入院療法」が中心。20年11月末現在で精神病床も32万4753床と前月比で168床しか減っていない。幸い、劣悪な療養環境だった精神病院の建替えのピークも過ぎたが、すこぶる入院単価が低いため多くは借金を抱えており、コロナ後も資金繰りが大変だ。まさにキャッシュ・イズ・キング（お金は王様）だ。

3-6　Think for yourself
　それにしても、どうして諸外国と比べて日本の精神病床数は格段に多く、その平均在院日数もすこぶる長いのか。一定の文献検索を行った後、精神医療の沿革も含めて仮説をまとめてほしい。

薄氷を踏む日本の医療システム
　一般病床はむしろ微増で20年11月末現在、前月比301床増の88万7769床。8割は「高度急性期」ないし「急性期」と自己申告している。しかし当局は、さらに超高齢・人口減社会を迎える日本にそんなに多くの急

性期病床はいらないという。必要なのは回復期と在宅医療等。いつの間にか慢性期病床という用語が消え、「在宅医療等」の中に慢性期機能も含まれるとされた。これが霞ヶ関文学だ。病床数にして（13年時点の比較で）25年までに15万6000床もの削減が至上命題。お上もいよいよ語気が荒くなってきたが、医療機関は動じない。

わが国の構造的問題は人口当たり病床数が諸外国と比べて突出して多いため、どんなに医師を増やしても一床当たりの医師数が薄まってしまうこと。そこで国は病院の統廃合を勧めるがこれも結果は芳しくない。19年9月26日には実名入りでリストラ対象の424病院（のちに約440病院に）を公表したのもその一環。9割が公立・公的病院だが、うち53病院は感染症指定医療機関。72病院は1人以上の新型コロナ感染症患者を受け入れた。驚くなかれ、日本には感染症病床は第一種指定医療機関（55か所）、第二種指定医療機関（351か所）を合わせても直近の19年4月で1861床しかない。1996年には結核病床とあわせて約4万床あったが、今はその7分の1。特にわが国の医療機関には国立、自治体立、医療法人・個人など27種類もの経営母体が存在し、給与体系や税制が全く異なる。"水と油の関係"で歴史的に競合してきた病医院も多く、急に「競争から協調」と言われても承服し難いのである。

さらに今回の新型コロナ対策で露呈したのは人口当たりの集中治療室（ICU）がすこぶる少ないことだ。厚生労働省によると高度治療室（HCU）を入れても人口10万人当たりで13.5床。英国の6.6よりも多いものの、米国の34.7床よりは少ない。英ロンドンでは集中治療の病床を2倍に増やす目標を掲げているほか、独国は人口10万人当たり29.2床だったが、すでに50床程度まで増やしたという。

災い転じて福の独国
しかし、その独国も災い転じて福となすだったようだ。同国在住の吉田恵子医療・介護制度調査員によれば、連邦政府や医療保険者側は、「供給が無駄な医療需要をつくる」と、長年、過剰病床数を批判し続けてきたという（東京都病院協会報No.277号）。これに対して、住民からの反対を恐れて、市町村と州政府は病院・病床削減に抵抗し続けた。

連邦制の独国では州政府が「医療計画」を作成し、病院数や立地、病床数、場合によっては診療科をも決定する。同計画は公立のみならず民間病院にも拘束力を持つ。"結果オーライ"となったもう1つの要因は多くのICU病床が使用できず空床だったこと。理由は看護師不足だ。1990年代後半から独国版DRG（診断群別包括支払い方式）を段階的に導入したところ、病院は利益率を維持するために看護職員数を減らしたという。この状況を打開すべく連邦政府は2019年から特定の診療科に看護職最低配置基準を導入し、20年にはこれをさらに拡大・厳格化した。不幸中の幸いで人員基準が厳しくなったため、全病床を稼働できない事態が起きていたのだ。その結果、20年4月22日時点のICU病床の平均稼働率は59％で、最も高いベルリンでも69％だったという。これもDRGの功罪か。ちなみに独国では新型コロナ感染症患者のために予定手術・治療を延期した場合の空床補償は1床当たり1日560ユーロ（約6万7000円）。追加的にICUを設置した場合は1床につき5万ユーロ（約600万円）助成される。

　日本もこれに"負けじ"と令和2年度第二次補正予算では「空床」に加え「休止病床」も補助対象にしたが、国債残高が優に1000兆円を超えたのでこんな大盤振舞でもあと何回続くのか。政府債務はGDP比で21年に259％、先進国で突出した高さになる。都道府県によっては第一次補正分さえなかなか入金がされない所も散見された。大学病院に政府の第一次補正分の緊急包括支援交付金の申請・支給状況（有効回答83病院、7月2週目時点）をヒアリングした所、自治体に問い合わせ中が17病院と20.5％も占め、第2次補正予算についてはほとんどの病院が自治体から「連絡なし」と回答した。「政策ラグ」ならぬ「振り込みラグ」か。そこで一般会計予算の予備費約1.2兆円を活用した医療機関への支援は国の直接給付に変更した。重点医療機関の病床確保料が、かかる費用に見合っていないという指摘を踏まえて、一定の条件をクリアすればICU病床の補助額が20年4月1日に遡って1人1日30万1000円が43万6000円に上がった。そしてついには、新型コロナ対応の病床を増やした病院には450万円を上乗せし、重症者向けの病床には1床当たり1950万円の補助金が付いた。ポイントは平時と有事のバランスをいかに取るかだ。

　同様に人工呼吸器も日本政府は当初、全国2万6000個もあり大丈夫と

したが、うち利用可能なのはその6割。9割超を輸入に頼るので「第2波」に備えて急遽、約千台を（後日、自身も罹患した）トランプ前米大統領に泣きついた。次いで救急・救命医療新型肺炎対策の最後の砦として、体外式膜型人工肺、通称ECMO（エクモ）が脚光を浴びたが、日本呼吸療法医学会によれば全国に約1400台あるが、一度に利用できるのは300人程度だという。日本は規模の小さい医療機器メーカーが多く増産しようとすると厳格な医薬品医療機器法が立ちはだかる。

　このほか大半を中国からの輸入に依存する医療用マスク、消毒液、フェイスシールド、防護服も不足した。緊急避難的に若干規制しても安全に主眼を置くわが国では米国のように「国防生産法」の発動などは期待できないので早急にサプライチェーンの変更は不可能だろう。ここはむしろ政府CIO（Chief Intelligence/Innovation/Information/Information System Officer）がリードして有事の際のヒト、モノそして患者動向を瞬時に把握できる医療情報共有システムを再構築してはどうか。20年6月から利用可能となった日本語版新型コロナウイルス接触確認アプリ「COCOA」は運用開始初日に不具合が発生し、5月末に導入された新型コロナウイルス感染者等情報把握・管理支援システム（HER-SYS）は現場の負荷になっている。

　幸か不幸か、地域医療介護総合確保基金が余っている都道府県も多い。頼みの診療報酬改定でも急性期病院の証とされる「総合入院体制加算」でも従前の要件が見直された。具体的には「医療機能の再編又は統合を行う場合に限り、小児科、産科又は産婦人科の標榜及び当該診療科に係る入院医療の提供を行っていなくても、施設基準を満たしているものと見做す」と変更された。

　というのもコロナ後は対面型産業のヘルスケア分野では人手不足が一番深刻だからである。ところが届け出の際に合意を得た会議の概要を書面にまとめ提出することが求められる。生産性の向上を目指す医療者の働き方改革に逆行しないようコロナ後はオンライン会議で十分かと思うが、同様に400床以上でも地域包括ケア病棟の保有を認めた。こうした規制緩和は先の424病院の再編・統合への援護射撃か。

労多くして益少なし！の医療提供体制の見直し

　いずれにしても1日20万件という掛け声空しくPCR検査態勢の不備

は救急医療にも悪影響を及ぼし、肺炎疑い患者も第三次救急たる救命救急センターで受け入れざるを得ない事態が生じた。具体的には4回以上照会し、搬送先が決まらなかった救急搬送困難事案が20年4月20～26日のたった1週間で1656件もあったという。片っ端から救急部門に搬送され、空床不足や急性心筋・脳梗塞の患者が後回しにされたり院内感染の元凶にもなった。12月に入っても14日から20日までの1週間で1769件と、20年最多だった8月中旬の2075件に迫る件数だった。

　ネックは高度な機器を適切に使える医師・看護師、そして臨床工学技士が少ないことだ。日看協が示した「感染症及び呼吸器系疾患に対応できる（専門看護師・認定看護師）の一覧」によると、①感染症看護専門看護師は78人、②感染管理認定看護師は2903人、③急性・重症患者看護専門看護師は280人、④救急看護認定看護師は1327人、⑤集中ケア認定看護師は1214人、⑥慢性呼吸器疾患看護認定看護師は324人――となっている。世界全体で約590万人の看護師が不足すると推計しているが、日本は本当に医師不足を補うだけのナースがいるのか。過去に感染したことを示す抗体保有率も東京は0.1％と諸外国に比べてすこぶる低い。新型コロナ再来もほぼ集団免疫なしで凌ぐ必要がある。

　しかし、病院の再編・統合に伴う医療費適正化効果は思ったより大きくない。全国的に病床数・医師数が極めて多い徳島県で10年前に検証したところ、一般病床約1800床削減しても医療費にして年間45億円しか浮かないことがわかった（図参照）。ちなみに、同県は全国的に見ても人口当たりの病床数が多く、平均在院日数も長めである。「供給が需要を誘引する」という仮説が正しいとすれば、同県にある約6500床のうち約1100床は実需に対して物理的に過剰と考えられる。さらに在院日数を短縮することで削減可能となる病床数は約650床あるとみられる。詳細は『BCG流病院経営戦略』（エルゼビア・ジャパン）のp.152～165に譲るが、経営コンサルティング会社のボストンコンサルティンググループとの共同成果だ。本分野の「病院可視化ネットワーク」で入手したDPCデータ等を使ってベンチマークした。徳島県では100床未満の病院が全体の約5割を占め、全国比でも小規模病院が多い部類に属する。この傾向は公立病院のみを取り出しても同様で、このような状況で経済合理性から医療提供体制の見直しを訴えても「労多くて益少なし」かもしれない。

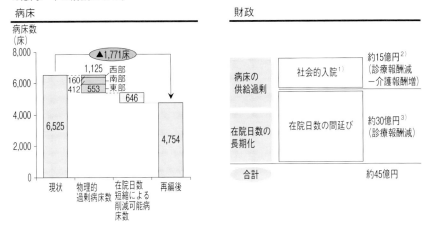

図　医療計画見直しによる削減インパクト

具体的に、徳島県を例に基本方針を当てはめると、一般病床約1800床削減で、財政負担約45億円／年の削減となる。

1）厚生労働省による「受け入れ条件が整えば退院可能」を定義とする
2）特定入院期間の診療報酬点数平均約2万円／日／人と介護給付「施設サービス」にかかる金額約9千円／日／人の差額を社会的入院患者数にかけて算出
3）特定入院期間の診療報酬点数平均約2万円／日／人に過剰入院患者数をかけて算出
Note：徳島県の既存病床数は徳島県保健福祉部医療政策課公表の数値（2008年7月1日）
Source：厚生労働省（「医療施設調査」、「患者調査」、「介護給付実態調査」）、徳島県「有床診療所の病床数の状況（2008年7月1日速報値）

路線変更なし？の地域医療構想推進

　当時も実名入りで病床利用率が低迷している公立病院を「見える化」したが、驚いたのは「これは一体全体誰が実行するのか」という徳島県職員の一声。まさに「言うは易く行うは難し」だ。コロナ後はこうした反省を踏まえて、「選択と集中」政策は見直されると思いきや、国は"是々非々"で軌道修正はないようだ。例えば先出の済生会グループの松原了理事（旧厚生省OB）は再検証に前向きだ。「地域医療構想における公立・公的医療機関等の具体的対応方針の再検証の対象となった20病院のうち、多くの病院で地域ニーズに沿った機能転換を再検証公表以前から実施済み」と言及している（20年3月2日のMEDIFAX）。

　おそらく、日本医師会の中川俊男会長が主張したように、医療計画に感染症対策を加えて5疾病6事業（がん、脳卒中、心筋梗塞等の心血管疾患、糖尿病、精神疾患、救急、災害、へき地、周産期、小児、そして

感染症対策？）に変更されるだけではないか。現に20年度診療報酬改定でも機能評価係数Ⅱの１つである地域医療係数に「新型コロナウイルス対策」が加わった。0.25ポイントの加算で病院の行動変容が期待できるかは未知数だが、当初、「37.5度以上の発熱と呼吸器症状」という業務マニュアルが踏襲された。そのためこの目安に該当しない人はたとえ医師が必要と判断しても保健所の段階ではねられ、PCR検査が受けられない事例が続出した。20年９月末の日本の検査能力は１日７万件だが、それでも政府目標の３分の１。米国の50万件や英国の30万件に到底及ばない。一時は人口100万人当たりで117人に止まり、ドライブスルー方式を導入した韓国の60分の１となっていた。

　保健所も1994年に地域保健法が施行され1992年の852から2020年には469か所に急減した。同時に人員も減らされ、新型コロナでは相談者の急増で保健所は「電話がつながらない」などパンク状態に陥った。保健所から都道府県への報告も未だにファックスが主流。そこで孫正義氏率いるソフトバンクグループは、見るに見かねて社会貢献事業として国立国際医療研究センター監修の下、自費診療の相場の10分の１程度で唾液を使ったPCR検査市場に参入。その動向が注目される。

3-7　Think for yourself

　地域医療構想と地域包括ケアシステムは日本になじむか。住所地の現状をネットで調べて医療計画における５疾病５事業（がん、脳卒中、心筋梗塞等の心血管疾患、糖尿病、精神疾患、救急、災害、へき地、周産期、小児）対策や新型コロナ「第４波」以後に向けての準備は万全かをまとめてほしい。

待ったなしの医師の偏在解消と働き方改革

　いずれにせよ、近い将来人口減社会を迎え人手不足が深刻なわが国は医師の偏在解消と働き方改革は待ったなしだ。事実、都道府県単位で「医師少数」とされる新潟や岩手の偏在指数は172.7人なのに対して、「医師多数」とされる東京都は332.8人と倍近い差がある。この差を2036年までに最小限に抑え込むのが国の目標だが、日本は医師数そのものが少ない。事実、わが国の医師数は人口千人当たりでみると2.43人。29カ国ある経済開発協力機構（OECD）加盟国のうちビリから４番目。医師の総数を見てもOECD加盟国平均約44万人に対し日本は約32万人と医師

不足は顕著だ。

　ネックは財源不足である。奈良県立医科大学法人企画部財務企画課の中西康裕主査の試算によれば、300床規模のモデル病院で時間外労働の上限を960時間に設定した場合、宿日直化に伴う必要医師増員数は5人で人件費は約6700万円の増額となる。同様の条件で大学病院をモデルとした場合、必要医師増員数は61人となり、約6億1000万円の人件費増額が見込まれた。これを2078の救急告示病院（うち大学病院は78）に外挿すると必要となる医師増員数は1.4万人で増額人件費は1775億円となるという（2018年度「医療経営に関する研究助成」事業による「医師・看護師等働き方改革」に関する調査研究報告のP.215〜228）。2020年度診療報酬改定で別途、勤務医の働き方改革に用意された財源が公費ベースで126億円なので、医療費全体に換算しても全然足りない。

　ちなみに厚生労働省が発表した18年度職業紹介事業報告書の集計結果（速報）によれば、医療者への紹介手数料の合計は約600億円。その内訳は医師が197億円で看護師は333億円、そして医療技術者は70億円だった。新たに職を求める新規求職申込件数（有料）の人数は、医師が同39.0%増の11万826件というから驚きだ。看護師も同4.3%増の67万8770件で医療技術者に至っては同337.1%増の25万8863件。さらには全日病調査によれば紹介会社の斡旋料は常勤医師1人当たり333万円と6年前より約130万円も増加しているという。静岡の土田博和医師が義憤を感じて映画「たまゆら」を自ら監督し、公開したのもこのためだ。常勤看護師も1人88万円と19万円も増加しているが、医療職の給与水準は財源不足で必ずしも高くない。そのためか20年度の診療報酬改定の最重点項目も医師の労働時間短縮に向けた「緊急的な取組み」の評価と医療従事者の働き方改革への対応に限定している。

　まず前者だが医政局が18年7月に通知した方針をベースとしている。結果として①労働時間管理、②36協定等の自己点検、③産業保健の仕組みの活用、④タスク・シフティングの推進、⑤女性医師等の支援、⑥勤務時間外に緊急でない患者の病状説明等を行わないことや複数主治医制など医療機関の状況に応じた取組み──を目指す。特例水準適用が見込まれる病院が策定する医師労働時間短縮計画にも、同じ項目が盛り込ま

れることだろう。その証拠に医師等の医療従事者の柔軟な働き方に対応する観点から、常勤配置に係る要件及び専従要件が見直された。具体的には、週3日以上かつ週24時間以上の勤務を行っている複数の非常勤職員を組み合わせた常勤換算でも配置可能としている項目について、週3日以上かつ週22時間以上の勤務を行っている複数の非常勤職員を組み合わせた常勤換算もOKとなった。

　あわせて緩和ケア診療や栄養サポートチーム、さらには感染防止対策や抗菌薬適正使用支援加算については今回の新型コロナ対策でも明らかになったように専門医の確保が難しいことから複数の非常勤職員を組み合わせた常勤換算でも配置可能となった。通常、月80時間（年間960時間）の残業は「過労死ライン」とされるが、病院勤務医の28％（大学病院勤務医は24％）はこれを超えている。疲弊した医師による診療は医療の安全性からも問題だが、病院勤務医の多くが複数の医療機関で働く中で当該労働時間が通算されると宿日直体制や救急医療が立ち行かなくなるのではないか。

　厚生労働省の調査によると、病院勤務医の約6割が勤務先以外の医療機関で働いている（兼業）。兼業先の数は、1か所が26％、2か所が16％、3か所が9％、4か所以上が7％。大学病院の勤務医に限ると、9割以上が他の医療機関でも働いており、兼業先の数は2か所までが過半を占める。

　また、1つの病院で年間の時間外・休日労働が960時間（月80時間）を超える勤務医は、病院全体で28％、大学病院で24％。大学病院の方が若干低いが、兼業先の時間外・休日労働時間を通算すると、大学病院ではさらに23％が月80時間を超え、年間960時間という時間外労働の上限水準（A水準）を満たせない医師が多くいることがわかる。当面は、B水準（上限年1860時間）ないし連携B水準（副業・兼業先と通算で上限年1860時間）か。

　こうした中で一番象徴的なのは20年度改定で評価が充実した医師事務作業補助体制加算だ。例えば、加算1（15対1）は970点。100床で病床利用率を85％とすると、患者の入院日数を勘案し月200万円、（6.7人で）年間2400万円になる。問題は同加算を取得しようとすると医師事務作業補助者の年収を358万円（2400万円÷6.7人）に抑えなければならないこ

と。民間病院なら何とか常勤採用になるかもしれないが、自治体病院では難しいだろう。

　事実、日本医師事務作業補助研究会が20年8月に発表した医師事務作業補助者の実態調査の結果によれば、同補助者の配置効果について、加算の届出ありの病院の96.9％が「医師の事務負担軽減」で「よくなった」と回答した。ただし、雇用形態は「正社員」が過半数。例えば、自治体病院では正職員が13％に過ぎず、契約社員・パートタイマー・派遣職員がその他を占める。一方、医療法人では78％が正社員。実施している業務で最も多いのは、「保険会社様式診断書」（82％）に次いで「病院様式診断書」（78％）と続く（複数回答）。また、医師事務作業補助者の経験年数は、「1年未満」と「10年以上」が多く、両極端に分かれるが、人件費分をすべて診療報酬で補うことはできず、実際、病院からは同補助者の配置に躊躇するとの不満も多い。同研究会の唐澤剛顧問（厚労省OB）は「何より医師事務作業補助者が医師の事務を代替すれば、医師の労働時間を減らすことができ、結果として、時間外労働賃金を減らすこともできる」と総括するがどうだろうか。

　とにもかくにも医師の働き方改革の成功の鍵は当事者が本来業務に集中することができる環境を整備することだが、最悪のシナリオは"医療崩壊"である。その定義は色々だが日本医師会の調査によれば医師を養成する大学病院など55の医療機関のうち、「労働時間通算に反対」は43.6％に及び、「どちらかといえば反対」も含めると約6割にも達する。まさに薄氷を踏む日本の医療システムだ。新型コロナウイルスの再発で病院の倒産が急増すれば結果的に病床削減という厚生労働省の夢は叶うかもしれない。穿った見方をすれば当局にとっては正直な所、千載一遇のチャンス。コロナ様々か。

第七次・第八次医療法改正もマイナーチェンジ!?

　その後、医療法は主に2回改正されている。まず第七次医療法改正（2015年9月公布）で2017年に創設された地域医療連携推進法人は20年10月末で全国に20法人となった。そもそも同法人が誕生したのは社会保障制度改革国民会議が医療法人制度・社会福祉法人制度の見直しについて一定の指針を示したからだ。具体的には「医療法人等の間の競合を避

け、地域における医療・介護サービスのネットワーク化を図るためには（中略）非営利性や公共性の堅持を前提としつつ、機能の分化・連携の推進に資するよう、例えばホールディングカンパニーの枠組みのような法人間の合併や権利の移転等を速やかに行うことができる道を開くための制度改正を検討する」としている。仮に複数の医療法人がグループ化すれば、病床や診療科の設定、医療機器の設置、人事、医療事務、仕入れ等を統合して行うことができる。医療資源の適正な配置・効率的な活用も期待できるとしたが、同法人に関するアンケート調査の結果を見ると、現実は程度の差こそあれ各種各様だ。

中でもユニークなのが「江津メディカルネットワーク」だ。人口2万3000人と減少が進む島根県江津市における済生会江津病院と市医師会などが19年に設立した。県知事認定の法人で、複数の病院や診療所を兼務する雇用契約も可能だ。例えば、親の診療所を手伝いつつ、病院では最新機器を使って検査や治療に専念できる。まさに商売お互い様。

小生も本学と東大との合併を04年に画策したが、少し早すぎたか。当時のS学長が3回も東大を受験したとは知らなかった。この"クーデター"は失敗に終わり、今は幽閉状態。あれから15年以上が経過し、20年4月には名古屋大学と岐阜大学が統合し、東海国立大学機構が誕生した。対照的に本学が位置する文京区は依然として隣の順天堂、日本医科大、そして東大が過当競争を続ける。21年10月には本学の医学部附属病院と歯学部附属病院が1つになるが、一体全体いつになったら"東京版アンブレラ方式"が完成するのか。

続く第八次医療法改正（2017年）では、従前はノーマークだった「ネットによる医療広告に対する規制強化」が実施されている。くしくも厚生労働省は20年7月に「医療情報の提供内容等のあり方に関する検討会」で医療機関の不適切なホームページ（HP）へのネットパトロール事業の状況を報告した。20年3月末時点で、「通報受付」により審査が実施されたHPは974サイト、「能動監視」により実施されたのは230サイト。医療機関に通知されたものの、改善が確認されていないのは143サイトだった。驚くなかれ、1つのホームページに平均約5か所もの違反が確認されている。このうち、約半数が「広告が可能とされていない事項」

を含む広告。中でも自由診療に関わる広告で違反が多い。なぜなら規制が厳しい医療広告の中で、ガイドラインで規定された「限定解除要件」を満たす基準が自由診療の方が厳しいからだ。具体的には、治療内容や費用、リスク、副作用などの情報をきちんと提供しなければならない。

　違反の種類をもう少し細かくみると、次いで多いのが「誇大広告」。3番目は、美容医療で見られるビフォー・アフター式の広告で、治療前後の比較写真で効果をよく見せるなどの違反。4番目は「比較優良広告」となっている。また、「その他」も色々だが、特に「美容」において、「キャンペーン」と銘打って費用で誘引する事例が目立つ。

　分野別に見ると美容、歯科、がんの順だ。ちなみに自由診療の典型例たる美容医療の違反割合をみると、「美容注射」が38％で最も多く、「発毛・AGA」、「アンチエイジング」、「リフトアップ」などが続く。歯科分野では小生も治療を受けた「インプラント」。混合診療は認められず全額自費なので相当の出費となるためか違反広告も全体の約半数を占める。以前インプラントの価格弾力性を調べたが、面白いことに患者は価格に大変センシティブなのに対して歯科医師は価格に無頓着だった。

　今回の新型コロナも然り。違反広告同様に世の中は当局の思い通りには動かない。何度も指導・勧告を受けたホストクラブやキャバクラなど"夜の街"も生活がかかっているのでなかなか営業自粛しない。医療法の改正は今後も続くと考えるが、ますます混迷をだろう。

「考えるのはたやすい。行動するのは難しい。だがこの世で最も難しいのは自分の考える通りに行動することである。」

　　　　　ヨハン・ゲーテ（ドイツの詩人・小説家・劇作家。『若きウェルテルの悩み』など。1749〜1832）

参考文献：
1）『厚生の指標増刊　国民衛生の動向』、厚生労働統計協会、2020／2021
2）川渕孝一『第六次医療法改正のポイントと対応戦略60』、日本医療企画、2014年
3）植草徹也ら編著『BCG流病院経営戦略：DPC時代の医療機関経営』、エルゼビアジャパン、2012年
4）川渕孝一「コロナ後の地域医療構想による病床のあり方と今後の医療政策の方向性」、病院羅針盤、11（172）4‐9、2020
5）川渕孝一「医療経済学から歯科医療を考える〜定量分析と今後の展開」、第20回公益財団法人日本顎顔面インプラント学会総会・学術大会抄録、pp156-166、東京、2016.12.4

第4章 待ったなしの 医療者の働き方改革

「日本代表でルールはシンプルで『時間厳守』と『5分前行動』。強いチームをつくる時には、こうした一見些細に思われるようなことが一番大切です。」

エディー・ジョーンズ（オーストラリア出身の元ラグビー選手、指導者。日本代表ヘッドコーチなど。1960年生）

焦点は勤務医の労働時間短縮

2021年2月2日に国会提出された次期医療法改正法案には、①2024年度から始まる医師の時間外労働の上限規制の実施に向けた医師の働き方改革への対応のほか、②医師養成課程の見直し、③地域医療構想の実現に向けた医療機関の再編支援、④新興感染症等の感染拡大時における医療提供体制の確保に関する事項の医療計画への位置付け、⑤外来医療の機能の明確化・連携、⑥持ち分の定めのない医療法人への移行計画認定制度の延長——などが含まれている。

この中で医療界の最大の懸念材料は何と言っても①だ。一般労働者に対する働き方改革は既に19年4月から実施された。しかし、医師の働き方改革は「失敗の連続」の改正医療法の比ではない問題だ。興味深いことにコロナ前から“地味な存在”の旧労働省がこの制度改革をリードする。幸か不幸かコロナとの共生を余儀なくされる「With コロナ」下で人々の生活様式・行動は変容した。新型コロナウイルスが変異したことからも当分の間、否、完全に元に戻ることはないだろう。となると従来のビジネスモデル・産業構造・社会構造も転換を迫られる。

コロナ後の社会変革のキーワードは、非対面、非接触、リモート、デジタルだ。にもかかわらず、わが国における教育や診療、行政などでのオンラインの活用は、世界と比べ大きく遅れている。人が参集し、対面で接触するような既存ビジネスは、これまでの常識や発想にとらわれない創意工夫が求められる。なぜなら、テレワークの普及で「出社ありき」という働き方の前提が崩れたからだ。生産性の観点からも労働時間に応

じた報酬型から、生み出した価値に応じた報酬型への移行が急務である。一般企業や病医院は従来からの評価制度や就業規則を見直すほか、日本政府にも働き方にふさわしい労働法制の改革が求められる。

　ポイントは現政権の言うスピード感だ。米中関係に代表される地政学リスクや企業のグローバルな競争環境は、これまで以上の速度で大きく変化している。日本は過去、リーマン・ショックや東日本大震災といった困難を乗り越えてきたが、危機で明らかになった構造的問題への警鐘は、事態の収束に伴ううやむやにされてきた。このままでは、わが国はさらに世界の潮流から置き去りにされる。国際社会で埋没し、存在感や国としての足場を失うのではないか。まさに今回のコロナ危機が、日本の社会・産業の構造改革を断行し、世界からの遅れを取り戻し、一気に巻き返すラストチャンスと考える。これまでのように、利害調整に多大な時間と労力を要してはならない。コロナ危機をチャンスへ転換するには病医院も組織や職種の枠を越え、一般企業や労働組合、アカデミア、マスメディア、民間非営利団体、学生などのステークホルダーとして集結し、知恵を出し合うことが極めて重要だ。

4-1　Think for yourself
　コロナ後は在宅勤務や遠隔医療など「疎の社会」を前提とした働き方の浸透、技術の進展に期待が高まる。実際20〜40歳代ではデジタル技術で企業や病医院の変革を促す「デジタルトランスフォーメーション（DX）」を望む声が強い。それでは何故、コロナ前は世界共通の現象として〝３密の集積（クラスター）〟が東京など都市部で形成されてきたのか。自説を披露してほしい。

医療界は猛反発！
　医療界の働き方改革も待ったなしだ。医師以外の歯科医師も含めた医療職に時間外労働の上限規制が導入された。〝経産族〟が動いたとされるが、残業は月45時間かつ、年間360時間までと労働者保護をうたう。さらに例外の上限も休日を労働時間に含めても最大で960時間。

　しかし、これに医療界は猛反発。理由は大学からのアルバイト医師で何とか持っている病医院が多いからだ。特に病院団体は、「これでは経

営が成り立たない」と訴えた。医師には応招義務が存在する。正当な事由がなければ（歯科医師と同じく）医師は診療を拒んではいけない（医師法第19条）。実際、時間外労働が年間960時間を超える医師は全体の40.5％。その２倍の1920時間以上は約１割を占める。驚くなかれ上限の３倍の2880時間を超える医師も約２％いた。確かにこの中には学会の準備など自己研鑽も含まれているが、救急医療や産科などの現場を見ると医師の労働条件は過酷である。そのためか厚生労働省によると18年末時点での医師全体に占める救急医の割合は1.2％しかない。コロナ禍でも薄氷を踏む日本の医療システムの脆弱さが露呈した。

　一方、当直明けも引き続き外来診療を行い、午後から手術室でメスを握る外科医は多い。これに出産・育児で離職しがちな女性医師問題が重なる。今は全学生に占める女性の割合がすこぶる増えて、少しでも男女平等に抵触すると警告の笛が鳴る。圧倒的に多数を占める看護職を筆頭に医療界は、言わば女性中心の職場。医療界は人件費率＝約50％と“労働集約型”の業種なので男性のみならず女性のマンパワーを無視できない。19年７月１日に出された「医師・看護師等の宿日直許可基準について」の通知がポイントか。

　それにしても最近は職員による内部告発か労働基準監督署（以下、労基署）の立ち入り調査で是正勧告を受ける病院が散見される。まともに時間外手当を支払うと億単位に上る病院もある。共同通信によれば高度医療を担う全国85の特定機能病院のうち、７割超の64病院で労働基準法違反があったという。年間９万台の救急車を受け入れる大阪府内の二次救急医療機関の何と４割は近隣の大学病院からのアルバイトが支える。そうした中で浮上したのが、医師の働き方改革だ。一般労働者より５年遅れて24年から適用される。繰り返すが、時間外労働の上限は休日労働を含めて年960時間、ただし、地域医療を確保する観点から経過措置で設けた特例水準は年1860時間とするものだ。当初は年1900〜2000時間としていたが、世論の批判を受けて若干短くなった。それでも過労死レベルの２倍だ。果たして24年に960時間という原則を達成できるのか。

　医師も人の子。組合関係者からは憲法違反との声も聞かれる。これで果たして医師の労働環境は改善されるのだろうか。医師個人の意識改革

や行動変容は難しい。しかし構造改革は待ったなし！コロナ後はこの基準を守れない医療機関は統廃合の対象となるのではないか。これぞ直球の三位一体改革だ。その証拠に特例水準の対象となる医療機関として年間救急車受入台数千台以上などの施設要件がついた。旧厚生省の最大の関心は、労働強化で勤務医に敬遠された病院が淘汰されるか否か。言わば屋上屋を架した改正医療法で達成できなかった構造改革を旧労働省の「医師の働き方改革」に便乗して達成しようとする構図だ。医師の働き方改革の推進に関する検討会の「中間とりまとめ」も了承された（20年12月22日）。両省は省庁再編で約20年前に統合したが未だに"縦割り行政"の弊害が目立つ。それが今回は偶然か珍しく双方の利害が一致した。

　患者及びその家族ができることは、タクシー代わりに救急車を呼ばないこと、むやみに時間外診療を受けないことぐらいか。当面は病医院にチーム医療やタスクシフト（職務権限の移譲）の推進、遠隔・オンライン診療等を含むICT、さらには人工知能（AI）やロボットの活用など、あらゆる方策を総動員するしかない。朗報は第3章で詳述したように20年度診療報酬改定で医師の指示を受けて事務作業などを補助するスタッフを置いた場合の加算が引上げられたこと。精神療養病棟などでも加算可能になった。看護師を補助するスタッフを置いたり、夜間の看護体制充実を図ったりした場合の点数も引上げられた。

4-2　Think for yourself
　そこで議題！　タクシー代わりに救急車を利用する患者及びその家族に対して、追加的に一定の料金（選定療養費）を徴収してはどうかという声があるが、諸君らは賛成か反対か。諸外国における「救急車の有料化」の実態も踏まえて広範なディベートを期待する。

半歩前進か保助看法の見直し
　看護師界にとって半歩前進はむしろ14年6月（第六次医療法改正と同時）に保健師助産師看護師法（以下、保助看法）が見直されたことかもしれない。保助看法第37条により、看護師は、医師・歯科医師の指示がある場合には、診療の補助として医行為を行うことができるとされている。しかし、実施に当たり高度な医学的判断や技術を要する医行為については、たとえ医師・歯科医師の指示があったとしても看護師は行い得

ないものと解されている。それは本来医師・歯科医師が自ら行うべきものであり、診療の補助の範囲を超えているからだ。

　それが改正保助看法では、特定行為すなわち「診療の補助であって、看護師が手順書により行う場合には、実践的な理解力、思考力及び判断力並びに高度かつ専門的な知識及び技能が特に必要なもの」として実施可能となった（15年10月から）。ただし、当該看護師は、厚生労働大臣が指定する研修機関において、一定の基準に適合する研修を受けなければならない。しかも同制度は、医師又は歯科医師の指示の下であれば今まで通り看護師が特定行為を行うことを制限するものでもない。これで果たして“日本版ナース・プラクティショナー”は誕生するのだろうか。論点は看護師の特定行為研修修了者の職務範囲をどこまで拡大するかである。タスク・シフティング／シェアリング（職務の共有）を推進する観点がポイントだ。例えばパッケージ化された特定行為研修には、「術中麻酔管理領域」がある。具体的には、一定の手順書に基づき、「薬剤投与量の調整」「人工呼吸器の設定調整」「中心静脈ラインの抜去」などが実施できる。実際、麻酔科医の不足が指摘される中、専門的な知識・技術を学んだ看護師が手術中の麻酔管理や、術前術後の患者ケアなどを担う取り組みが注目されている。「周麻酔期看護師」と呼ばれ、現在、聖路加国際病院（東京都中央区明石町）や横浜市立大学付属病院など複数の医療機関での導入が始まっている。

　しかし紆余曲折を経てようやく制度化された流れを見るとその道程がいかに険しいかがわかる。事実、特定行為研修の修了者は25年に10万人とする政府目標に対し制度開始から5年が経過した現在も2000人に満たないのが現状だ。

　そうした中、政府の規制改革推進会議は20年7月「規制改革推進に関する答申」を取りまとめた。医療・介護分野については、同会議の医療・介護ワーキング・グループが「持続可能な社会保障制度の基盤整備」と「健康づくり・高水準の医療サービスの創出」を大きな柱に掲げ、医療・介護関係職のタスクシフトを規制改革項目のトップバッターに挙げている。その中でも看護師の専門性のさらなる発揮に向けた取組は第一に掲げられ、「2024年度には医師の超勤時間の上限規制が適用されるこ

とを踏まえれば、それぞれ医療関係者がその能力や専門性を最大限に発揮できる環境を形成する必要がある」としている。また、具体的に実施すべき事項も「特定行為に係る看護師の研修制度」に関わる項目が8項目挙げられているが、いずれも"検討"課題。結局は省内で検討会を開いて数回議論して有識者に謝金を支払って終わりか。まさに恒例のシャンシャン!?

　残念ながらこれまでもそうだった。まず、厚生労働省は、09年8月に「チーム医療の推進に関する検討会」を設置し、10年3月に一定の報告書を取りまとめた。その中で看護師の役割の拡大に関しては次の2点を提言。
　　①　看護師の能力を最大限に発揮できるよう、「診療の補助」として安全に実施可能な行為の範囲を拡大する方向で明確化することが適当である。
　　②　一定の医学的教育・実務経験を前提に専門的な臨床実践能力を有する特定看護師（仮称）が、従来、一般的には「診療の補助」に含まれないものと理解されてきた一定の医行為を実施できる新たな枠組みを構築する必要がある。

　このほか、看護師以外の医療スタッフについても役割拡大が必要だとも明記された。しかし、10年5月に厚生労働省に設置された「チーム医療推進会議」は、随分、後退を余儀なくされている。同会議の下に設置された「チーム医療推進のための看護業務検討ワーキンググループ」も然り。理由は、医師法及び歯科医師法第17条で、「医師・歯科医師でなければ、医業・歯科医業をなしてはならない」とされているからだ。高度な医学的判断や技術を要する医行為・歯科医行為は、本来医師・歯科医師がそれぞれ行うべきもの。保健師助産師看護師法第5条及び第37条で看護師に認められている「診療の補助」の範囲を超えているとの批判が続出。また、特定看護師のような資格を法制化すると、同資格を有しない看護師は、これまで一般的に行ってきた行為ができなくなるといった懸念も示された。

　そこで、看護師の役割拡大は、特定の医行為を診療の補助行為として明確化し、研修を修了した看護師が、医師・歯科医師の包括的指示を受

けて特定の医行為を実施できるという形で行うこととなった。ただし、内容は次のような曖昧なもの——①診療の補助のうち、高度な専門知識及び技能等をもって行う必要のある行為（特定行為）を明確化する、②医師又は歯科医師の指示の下、プロトコール（手順書）に基づき、特定行為を行おうとする看護師について、厚生労働大臣が指定する研修機関における研修の受講を義務付ける。本当にこんな"玉虫色の決着"でよかったのか。

4-3　Think for yourself

　米国では医師と看護師との間にナース・プラクティショナーという職種があるが、これをわが国にも導入することに賛成か反対か。米国の医師助手（PA）や「手術室等で生命維持管理装置を使用して行う治療において、当該装置や輸液ポンプ・シリンジポンプに接続するために静脈路を確保し、それらに接続する行為」が法律改正で実施可能となる見込みの日本の臨床工学技士の職務範囲も含めて看護師の特定行為の区分をまとめてほしい。

改正看護師等人材確保促進法も施行

　保助看法の改正とあわせて、2014年6月に看護師等の人材確保の促進に関する法律も改正され、15年10月から施行されている。保健師、助産師、看護師及び准看護師（以下、看護師等）は、医療施設を離職した場合に、住所、氏名などを都道府県ナースセンターに届け出るよう努めなければならないこととなった。さらに都道府県ナースセンターの業務に、看護師等に対する就業促進に関する情報提供や相談援助が追加された。看護師不足を指摘する医療現場からの声は強く、さらに高齢化の進展により、看護師需要はますます増加するという背景がある。自公民三党合意による社会保障・税一体改革においては、25年には約200万人の看護職員が必要であると試算がなされている。今後10年間で約50万人の看護師等を確保していく旨の記載もあるが、旧民主党も解体され今となっては空しい限りだ。留意すべきは看護師等の資格を有しながら就業していない者（潜在看護師等）の数は約71万人という推計。看護職等は一旦就業を中断すると、医療技術の進歩に対する不安から、再就業が円滑に進まない傾向があるという。しかも医師や薬剤師のように届出が義務化されていない。看護師の届出はあくまで努力義務のため、実際に休業を届

け出ているのは13万人ほどに止まる。そこで、看護師等の人材確保の促進に関する法律に基づき、都道府県ごとに無料職業紹介事業等を実施する「都道府県ナースセンター」が設けられた。

しかしながら、12年度段階で都道府県ナースセンターを通じた求人数約17万人に対して、求職者数は約6万人で、実際に就職した数は約1万人。そのような惨状を見兼ねてか看護職員確保策として、ハローワークとの連携促進等のナースセンター全体の機能強化を図ることが決まった。あわせて、きめ細やかな復職支援を実施していくという。具体的な実行項目は次の3点だ。
　① 看護師等の資格保持者のうち、今後、離職する者に対し、連絡
　　先などの情報のナースセンターへの届出を義務化する。
　② 同センターが看護師等の資格保持者の情報を把握できるよう制
　　度的な対応を講ずる。
　③ 離職理由が解消した後にスムーズな復職が可能となるよう、離
　　職者における定期的な情報提供、離職者のニーズにあった適切な
　　復職研修などの支援を実施する。

一方、業務に従事している看護師等は、保助看法に基づいて、2年ごとに就業地の都道府県知事に氏名、住所等を届け出なければならないこととなっている。20年の新型コロナ対応には離職中のナース約2500人も医療現場にかけつけた。SNSの"医療関係者への応援メッセージ"にも次のような"リスペクト"が目立つ。
「看護師の母をご飯に誘ったら、『だめだよ、患者さんいるから』と断られてしまいました。そっか、密になるからか。がんばってね、お母さん」(東京都20代・女性　自営業)。「母の入院で付き添いさせていただきました。夜の病院は凄かった！　ナースコールとカートの行き交う嵐は戦場！　ある晩は、針を落としても響く静寂……。いつもありがとう」(静岡県50代・女性　会社員)。

看護職の中には医療用マスクや衛生材料が不足する中、本来使い捨てのものを再利用したり防護服の代わりにごみ袋やレインコートを使った兵(つわもの)もいたという。しかし、これをもって何とも"たくましい日本の看護師"と言うだけではすまされない。院内感染が報じられた

病院には市民の問い合わせが殺到し、看護職は精神的に追い詰められたとされる。特に離職期間が長い人は、高度に発達した医療機器などに不慣れで難儀する者もいるからだ。

　実際、新型コロナウイルスの感染拡大が長期化する中、最前線で医療現場で医療従事者の精神的ケアが重要になっている。患者の死や感染の不安など過酷な状況にさらされ、心身に不調をきたすケースがある。このほか流行が小康状態となると今度は「燃え尽き症候群」対策が不可欠だ。そこで20年4月に本学では臨床心理士がいる緩和ケア科や精神科など部門横断的な「メンタルヘルスケアチーム」を組織した。約20人のメンバーが中心となって掃除員らを含む全職員と面談し、1千件以上の相談に対応した。肝心の成果だが、5月末に看護職を中心とした864人に「メンタルヘルスに関する定期調査」を行った所、今4月と比較し「不安」を感じる方は減ったが、憂鬱感は変わっていないという。背景には新型コロナ対応の中で、ストレスを受ける時間が長くなっている可能性が考えられる。大切なのは「ストレスを受けている自分に気付くことだ」と本学の保健管理センター長はコメントする。

　これに対して日本看護協会の福井トシ子会長は、「国は（ナースの）離職中も知識や技術を維持・向上し、迅速に職場復帰できるよう資格管理を徹底すべきだ」と訴える（20年5月30日の日経新聞）。日本看護協会が20年9月に行った調査によると、新型コロナ患者を受け入れた病院の2割で看護師離職があった。新型コロナの感染拡大に伴う労働環境の変化や感染リスク、家族や周囲からの偏見・差別などが理由とされる。

4-4　Think for yourself
　訪問看護ステーションは常勤換算2.5人以上の看護師（NS）がいれば開設できるが、最近は看護師不足でむしろ理学療法士（PT）が主導権を取るケースや共同事業化が増えている。こうした流れに諸君らは賛成か反対か。望むらくはNSとPTで公開討論してほしい。

コ・メディカルスタッフも業務拡大!?
　このほか看護職以外の臨床検査技師や診療放射線技師といったコ・メディカルスタッフに関する法律も14年6月に変わっている（15年4月施

行）。コロナ後はより一層３密の対人型職種が敬遠されるのでやがて来る人口減社会ではなし崩し的にさらなる規制緩和が進むのではないか。その筆頭が救急救命士である。先述の規制改革推進会議の答申（20年7月）では救急現場における人手不足の解消並びに負担軽減に向けた対応策として、次の２点が打ち出された。

- ●救急救命士が医療機関内でも救急救命処置を実施できるよう、救急救命士法改正案の国会提出に向けて対応するとともに具体的な活動場所を明らかにする。
- ●拡大後の実施状況を踏まえつつ、必要なメディカル・コントロール体制の在り方を検討した上で救急救命士の活動場所をさらに拡大すること及び特定行為についても継続的に検討を行う。

　足枷の多い救急救命士は意外にも供給過剰とされるが、前者は法改正マターなので重い。

臨床検査技師の業務範囲の見直し

　コロナ禍で注目されるのが臨床検査技師。従前も血液を検体とする検査では、特に高い精度と迅速な処理が要求されるため、医師又は歯科医師の具体的な指示を受けて、診療の補助として採血を行うことができた。それが14年6月の改正では、新型コロナを予見してか臨床検査技師が実施するインフルエンザ検査の際の鼻腔拭い液による検体採取が可能となった。検体採取が検査の一貫して行うことにより、高い精度と迅速な処理が期待される。それにしても1日20万件の声も空しく、日本のPCR検査は時間がかかることで有名になったが、聞けば臨床検査技師の一部しかPCR検査に精通していないという。ちなみに臨床検査技師は全国に約8〜9万人いて、うち6万人超が日本臨床衛生検査技師会に所属する。同会では地域の病院検査部やPCRセンターなどで検体の採取や検査などの業務に当たる人を募り、150人から応募があったという。ついに第二次大戦時同様に"志願兵"が参集したわけだが、臨床検査技師法の改正で近く「採血に伴い静脈路を確保し、電解質輸液（ヘパリン加生理食塩水を含む）に接続する行為」が認められそうだ。

4-5　Think for yourself

　そこでコロナ禍の議題！　1人当たり数時間かかるPCR検査に代わり、短時間で容易に採取可能な唾液検査等に代替すれば臨床検査技

師の需給関係はどうなるか。「遅行指標」も交えて自説を述べてほしい。

診療放射線技師の業務範囲の見直し

　診療放射線技師も目が離せない。そもそも従前から医師又は歯科医師の指示の下に、放射線（エックス線等）を人体に対して照射（撮影を含む）する他、磁気共鳴画像診断装置（MRI）などを用いた検査を行うことができた。それが14年6月の法律改正では、チーム医療を推進するため、例えば造影剤の血管内投与などについても「診療の補助」として医師の指示を受けて行うことが可能になった。さらに病医院以外の場所において診療放射線技師が健康診断として胸部X線撮影を行う場合は、医師又は歯科医師の立会いは不要となった。

　さらに20年12月に「医師の働き方改革を進めるためのタスク・シフト／シェアの推進に関する検討会」がまとめた「議論の整理」によれば、診療放射線技師法・省令改正を経て、①造影剤を使用した検査やRI（核医学）検査のために静脈路を確保する行為、②RI検査医薬品を注入するための装置を接続し、当該装置を操作する行為、③RI検査医薬品の投与が終了した後に抜針及び止血する行為——の3つも認められる運びだ。ただし、どの行為も医師の具体的な指示の下で実施することになっており、また、程度の差こそあれ一定の研修が実施の要件ともなっている。少し業務範囲を拡大するだけでも大事（おおごと）だが、規制緩和のつもりがかえって規制強化になってしまったということのないよう祈るばかりだ。

　余談だが、わが国と同様に島国のインドネシアでは持ち運び便利な日本製X線装置の評判が良い。これに対して、国民皆保険がスタートしたばかりの同国ではハイテックな医療機器はとても手が出ない病院が多い。コロナ後は成長著しいインドネシア経済も21年ぶりにマイナス成長だ。今後は日本もインドネシアも医療機器の分散化に加えてオンライン画像診断が当たり前になるかもしれない。

4-6　Think for yourself

　日本とインドネシアはともに国民皆保険制度を達成しているが、医療供給面で大きな格差がある。次ページの表を参考に医療需要につい

Indonesia and Japan : Statistics on Healthcare Supply (Infrastructure and Personnel)

	Indonesia			Japan			vs. Indonesia	Average of Lower Middle Income Countries *	
	Number	Ratio	(Data year)	Number	Ratio	(Data year)		Number	((Number of countries)) with data in the year/years of ( )
Hospital Beds (/10000 population)	12	=1	(2015)	134	≒11	(2012)	<	20.8	((28)) (2011–2015)
Physicians (/1000 population)	0.4	=1	(2017)	2.4	≒6	(2016)	<	0.9	((39)) (2013–2017)
Dentists (/1000 population)	0.05	=1	(2015)	0.80	≒16	(2016)	<	0.13	((31)) (2014–2016)
Nursing & midwifery personnel (/1000 population)	2.0	=1	(2017)	11.5	≒6	(2016)	<	2.1	((40)) (2013–2017)
Medical devices (/1000000 population)									
MRI	0.3[a)]～0.4[b)]	=1	(2013～2014)	45.9	≒168	(2013)	<	0.6	((23)) (2013)
CT	1.0[a)]～1.6[b)]	=1	(2013～2014)	101.2	≒100	(2013)	<	1.9	((27)) (2013)
PET	0.02[a)]	=1	(2013)	4.4	≒219	(2013)	<	0.7	((3)) (2013)
Linear Accelerator	0.1	=1	(2013)	6.7	≒67	(2013)	<	0.2	((24)) (2013)
Telecobalt Unit	0.1	=1	(2013)	0.5	≒5	(2013)	<	0.3	((28)) (2013)
Radiotherapy units	0.2	=1	(2013)	7.2	≒36	(2013)	<	0.5	((31)) (2013)

Note＊: The World Bank classified 47 countries as the Lower Middle Income countries in 2017. When there were more than one data within specified years, latest data was used. Source & data year: a) The Republic of Indonesia Health System Review, 2013: b) Indonesia Gan Kagakuryohou Center Jishouchousa Jigyo Report (in Japanese), 2014: other) WHO Global Health Observatory

ても両国を単純比較する図表を作成してほしい。国際学会を意識して
医療供給の比較は英語版にしたが、医療需要の比較は日本語で結構！

歯科技工士国家試験の全国統一化

　他方、歯科分野においても動きがある。まず歯科技工士の試験が全国
統一化された。そもそも1982年の歯科技工士法の改正により、歯科技工
士免許は都道府県知事免許から厚生大臣免許（現在は厚生労働大臣免許）
になった。しかし、実技試験は当分の間、歯科技工士の養成施設の所在
地の都道府県知事が行うこととされた。

　しかし、近年、インプラントなどの精密な技術が必要とされる歯科技
工物の需要が増加している。地域によってはこのような高度な技術に係
る試験問題を作成できる試験委員を確保し、出題することが困難。その
ため歯科技工士国家試験については、都道府県間における試験問題や判
定による教育レベルの均一化を図ることによって国民の安全・安心な歯
科医療を提供する観点から、全国統一化が要望されてきた。そこで本改
正では、歯科技工士国家試験の実施主体を都道府県（知事）から国（厚
生労働大臣）に変更した。また、歯科技工士国家試験を指定試験機関に
おいて、歯科技工士の登録事務を指定登録機関において、それぞれ実施
できるとしている。「8020」達成者が5割を超え、一部「定員割れ」が
起きている歯科技工士学校だが、3Dプリンターが普及する中、老練な
日本の"匠の技"がいつまで通用するか、面白い時代がやってきた。

歯科衛生士の業務実施体制の見直し

　他方、引く手あまたの歯科衛生士も従前から歯科医師の直接の指導の
下で、付着物の除去やフッ化物の塗布などの予防措置ができた。しかし、
保健所及び市町村保健センターが実施する難病患者・障害者を対象とし
た歯科に関する事業や乳幼児健診では地域によっては立ち会える歯科医
師を確保することができず、事業の実施に支障が生じているとの指摘が
あった。そこで本改正では、歯科医師の指導の下、歯科医師との緊密な
連携を図った上で歯科衛生士がこれらの行為を行うことが認められた。
レポートが続くので次に簡単なクイズ。

Q4-1　歯科衛生士法で規定しているのはどれか。1つ選べ。

a　絶対的欠格事由

b　臨時応急の手当の禁止

c　業務記録の2年間の保存

d　都道府県知事への免許申請

e　業務上知り得た秘密の保持

　正解は「　」だが、それにしても歯科衛生士不足は深刻だ。不思議なのは厚生労働省が2年に1度発表している就業歯科衛生士数の調査では、その数は増加傾向にあること。にもかかわらず、現在、歯科衛生士数は1医療機関で約1.5人に留まっている。それもそのはずで免許登録者はこの18年間で約11万人も増えたのに対して、就業歯科衛生士数は同期間で約6万人しか増えていない。資格は有するが、実際に歯科医療機関で働いていない歯科衛生士が多いのだ。最大の原因は歯科における労働環境が年々、悪化の一途をたどっていることに起因する。ことに都市圏では歯科医院の患者獲得競争は年々激化している。とりわけ首都圏では1人でも多くの患者を確保しようと、平日の20時以降の夜間診療や、土日や祝日も診療している歯科医院が少なくない。診療時間が長くなれば、当然、そこで働く歯科衛生士の勤務の長時間化も避けられない。聞く所によると残業を除く常勤の歯科衛生士の労働時間は、看護師と比較して1か月当たり9時間も長いという（高田一毅著『クリニック人事労務読本』）。まさに歯科界の働き方改革も待ったなしである。

4-7　Think for yourself

　何故、歯科衛生士は供給不足なのに賃金水準が上昇しないのか。厚生労働省賃金構造基本統計調査のデータ等をベースに他の職種と時系列に比較しながら考察してほしい。

大学で教わらない労働法

　歯科医師や看護師等に続いて24年度施行の医師の働き方改革に向けてチーム医療やタスク・シフト／シェアの動きと息吹きを切望するが、実際に社会人として勤務すると、法律に疎い医療者は過酷な労働条件を余儀なくされることが多い。そこで労働法に関する常識クイズ。

Q4-2　次の文章で正しいものに○、誤っているものに×をつけなさい。

　　a　使用者が職員を採用するときに、賃金や労働条件を口頭で伝えなければならない。

　　b　時間外労働については就業規則で規定されていれば特に協定等を締結する必要はない。

　　c　解雇の事由を含む退職に関する事項は就業規則の相対的必要記載事項である。

　　d　休業が長期に及ぶ場合の対応等を就業規則に定めておかなければならない。

　　e　賃金とは労働の対償として使用者が職員に支払うすべてのもののことをいう。

　○は意外にも労働基準法第11条に規定される「　」だけ。これは社会福祉士国家試験を改題したもの。本学では歯科衛生士が社会福祉士の資格もとれるように門戸を開放した（24年度で廃止）が、正直なところ就業規則など実物を見なければわからないだろう。

　実際、とある歯科診療所ではスタッフの７割が突然辞めたが、当該院長は人事労務に関して全く素人だったという。特に歯科クリニックは小規模な所が多く、人事部門を整えることは困難。使用者は絶えず職員の内部告発に備える必要がある。というのも最近は職員のSNSへの投稿等を受けて労基署による"タレコミ"調査が増えているからである。通常の定期調査であれば「雇用契約書・就業規則が作成されているか」「給与の支払いや職員の健康診断は適切に行われているか」「違法な過重労働はないか」などに力点が置かれる。

　だが、内部通報に基づく調査だと、通報の中身の当否が重点的に調べられる。例えば「年次有給休暇の取得ができない」という通報では就業規則や出勤記録が調査対象となる。驚くなかれ、日本では正社員の約16％が年次有給休暇を１日も取得していないという。事実、内部通報による調査の結果、法令違反として是正勧告を受けたケースは15年で全体85％に及ぶという。定期調査による監督指導よりも16ポイントも高くなっている。

一般に労基署で事業場における是正・改善措置がなされると監督指導は終了するが、重大・悪質な事案については司法処分の対象となり、刑罰が科されることもある。人事トラブルを防ぐには何よりも法令遵守の労務管理が不可欠だ。おそらく大学では教わっていないと思うが、労働関係の代表的な法律として、労働基準法、労働組合法、労働関係調整法の３つがある。また増加する労働紛争への対応として、08年３月１日に施行された労働契約法がある。ほかに留意すべき労働関連法規は、男女雇用機会均等法、パートタイム労働法、育児介護休業法、最低賃金法……。そこで急増するセクハラ・パワハラに関するクイズ。

Q4-3 「男女雇用機会均等法」におけるセクシャルハラスメント及び「職場のパワーハラスメントの予防・解決に向けた提言」に関する次の記述のうち、正しいものを１つ選べ。

a　職場におけるセクハラは、事業所外の行為は対象とならない。

b　使用者がセクハラ防止対策を講ずべき対象の労働者に派遣労働者は含まれない。

c　セクハラの相談対応では、第三者からの意見聴取は禁じられている。

d　職場におけるパワハラは自発的に解決すべきものなので、使用者の関与は避けるべき。

e　職場におけるパワハラには、逆に部下から上司に対して行われるものも含まれる。

　正解は「　」。厚労省が16年に実施した「職場のパワーハラスメントに関する実態調査」によると、過去３年以内にパワハラを受けたことがあると回答した従業員は32.5％。12年の調査時点から7.2ポイントも増加した。職場におけるパワハラ対策は喫緊の課題だ。

　ちなみに職場におけるパワハラの定義は、「職場において行われる①優越的な関係を背景とした②業務上必要かつ相当な範囲を超えた言動により③労働者の就業環境を害する（身体的もしくは精神的苦痛を与える）もの」と長い。大企業は20年６月からパワハラ防止法が施行されたが、病医院を含む中小企業は22年度からである。先述のとおり、コロナ禍では院内感染が報じられた病医院に務めていたというだけで本人やその家

族がいやがらせ・いじめにあったという。これを"コロハラ"とでも呼ぼうか。喉元過ぎれば熱さ忘れる日本人。「自分ファースト」の風潮が強くなる中で一般市民が"リスペクトの印"として医師や看護職に拍手を送っているうちに、いつの間にか"立ち去り型 Dr・ナース"が今後急増するのではないか。「同情するなら金をくれ！」という風潮が強くなれば、医療者の利他性への信頼が崩れ、誰も社会保険料や税金を納めなくなるだろう。引いては国民皆保険制度の崩壊につながるかもしれない。

労働法 7 つのポイント

　しかし、医療者にも労働者として一定の権利がある。最低限押さえるべきは労働三法の基本知識。勤め人だけでなくこれから開業する医師・歯科医師のためにも以下、簡潔に見ていくことにしよう。

　ポイントは、①雇用契約、②服務規律、③労働時間・時間外設定、④有給休暇、⑤産休・育休、⑥就業規則・労使協定、⑦解雇——の 7 つ。ここからは一方的なインプット学習だ。

　まず、①の雇用契約だが、「一定の契約書を取り交わしていないから給与額を変更しても大丈夫」とする病医院が多いが、これは大きな間違い。確かに雇用契約は、原則として書面による明示（雇用契約書・労働条件通知書等）が義務となっている。しかし、採用時の口頭による提示であっても、使用者と労働者の両者がその内容に合意していれば労働契約は成立しているとされる。労働条件は有効となるのだ。

　次に②の服務規律は一定の誤解を払拭することだ。「1 分でも遅刻をした場合は30分相当の給与を減額する」「診療が終わったらタイムカードを打刻して、後片付けは打刻後に行うこと」などは完全にアウト！むしろ必要なのは一定のルールを無視した時の懲戒処分事由（減給、出勤停止、降格、懲戒解雇等）を作成することだ。さもなければ、労働者が無断欠勤をしようが、院内でタバコを吸おうが、合法的にペナルティを課すことは不可能。

　そして③の労働時間は「1 日 8 時間以内、1 週間40時間以内」が大原則。ここで留意すべきは労働時間＝診療時間ではなく、診療前の準備時

間や診療後の片付けの時間も労働時間となるということ。また一定の会議や研修も使用者の指揮命令下において行われる場合は労働時間となる。したがって法定労働時間を超えて働かせる場合には、いわゆる「残業」となり法定の割増賃金（時間外手当）を支給しなければならない。そこで最近は半日診療の日を設定したり、土日の診療時間が短い場合には「1か月単位の変形労働時間制」を採用するクリニックが散見される。例えば、月・火・木・金に9時間勤務して、土曜に4時間勤務をする場合、通常であれば1日8時間を超えた月・火・木・金の各1時間、計4時間分に対して時間外手当の支払いが必要となる。ただし、あらかじめ変形労働時間制を導入して、月・火・木・金の所定労働時間を9時間と定めておけば使用者は時間外手当を支給する必要はない。それでも所定の労働時間を超えた場合には時間外手当の支給が必要となる。「人件費をなるべく抑えたい」という使用者の気持ちはわかるが、時間外労働時間に対する支給の有無は、労基署にとって最大の関心事だ。そのせいか民法上の個別労働紛争相談件数は12年連続で120万件を超え、しかも逓増傾向にあり、揉め事も多様化している。

有休・産休・育休の争点

次に④の有給休暇（有休）だが常勤・非常勤に関係なく、勤続年数によって所定の付与日数が決まっている。有効期間は2年間だが、未消化分はすべて無効となる。ちなみに有休を事前に金銭で買い取ることは原則として禁止されている。だが、退職など有休が消滅する場合は例外だ。これに対して残日数に応じて金銭の支給をすることは、事前の買取とは異なるため、必ずしも禁止されていない。そのため例えば「退職時に引き継ぎをしっかりやってくれた」スタッフについては退職金に有休の未消化分を加算することも可能だ。留意すべきは19年度から（1年に10日以上の有休が付与されるスタッフについては）最低5日間の有休が義務付けられたこと。守らなければ罰則の対象となる。

同じ休みでも⑤の産休は、出産予定日前6週から出産日までの産前休業と、出産日の翌日から8週の産後休業を指す。前者は申請があれば休ませる必要があるが、後者は仮に職員に就労の意思があったとしても休業させなければならない（ただし、専門医が認めた場合は産後6週経過後からは就労可）。

直近で有名なのが産休中の歯科衛生士に対する東京地裁判決だ。17年12月22日に確定した、いわゆる「マタハラ事件」。育休取得の手続中に退職させられたとして、歯科衛生士の女性が勤務先の東京都内の歯科医院に対し、地位確認と約800万円の損害賠償を求めた。これを受けて裁判官は「育休取得などの権利を侵害した」と認め、従業員としての地位を確認し、慰謝料200万円を含む約700万円の支払いを命じた。同事件では、女性が15年9月から産休に入り、11月に出産。産休中から産休取得を申請しようとしたが手続きを拒まれ、翌年1月に退職願用紙が自宅に届いたという。その後、自己都合退職扱いとされた。同裁判官は「マタハラ根絶の社会的要請も高まっている」と指摘。最終的に「妊娠を理由とした降格で慰謝料100万円を認めた裁判例もあるが、本ケースでは違法性が強く200万円を要する」と判断した。男性の使用者は元々「産休を取るものは賞与を請求しないのが普通」との独自の見解を持っていたという。歯科衛生士の不足に悩む歯科医院の惨状が見てとれる。

新型コロナで介護休業特例

　これに対して同じ⑤の育休とは育児休暇の略称である。1歳に満たない子どもを育てる男女労働者は原則として、1年間、育休を取ることができる。ただし、例外的に、子どもの1歳到達日に保育園への入所希望が認められない場合は、6か月間の延長が可能。さらに1歳6か月到達時点で同様の事情がある場合は再度申請することにより2歳まで延長できる。

　2017年10月に改正された主たる内容だ。介護休業も3回までOKとなった。実際、介護する側が現役の場合、仕事との両立は"悩みの種"。現に「介護離職」する人は毎年約10万人にものぼり、社会問題となっている。そこで要介護状態の家族1人につき通算93日まで休業できる制度ができた。休業中の給料は支払われないが雇用保険の「介護休業給付金」として賃金の3分の2が支払われる。

　厚生労働省はさらに新型コロナウイルス感染症の影響で家族の介護が必要になった従業員を抱える中小企業を対象に、特例の助成金を設けた。従業員の家族が預けられている介護施設で感染者が出て、利用できなくなったケースを想定する。従業員に一定の有給休暇を与えると1人当た

り最大35万円支給。期限は21年3月末まで。休暇の取得日数が合計5日以上10日未満は20万円、10日以上は35万円支払うという。1中小事業者当たり5人まで申請可能だ。なお年次有給休暇や介護休業とは別に休暇を取得させるケースに限定する。20年4月1日に遡って適用。菅政権では不妊治療休暇も法制化される可能性がある。

　使用者にとっては"頭痛の種"かもしれないが、本格的な少子・高齢社会の到来で仕方ない。特にコロナ後は「人財」の配置を慎重に考えていく必要がある。

要は就業規則

　とは言え、親に子供を預けるという条件で採用したのに結局、まともに働けず、即、育休を申請されたら使用者としてはたまったものではない。そこで重要なのが⑥の就業規則。

　この中には、絶対的必要記載事項と相対的必要記載事項がある。前者は始業・終業時刻や賃金の規定など。後者は退職手当や賞与などだ。特に複数の病医院を開設している使用者は全職員に同一内容の就業規則が適用できるようにすべきである。なぜなら異なる労働条件を設定していると昇給、賞与、有休取得や長期休暇等の不一致が露見しやすいからである。もつれると労使間の訴訟に発展することもある。使用者の立場では先出の昇・降格や人事異動は労働者間のトラブル解消のため記載した方が得策か。他方、昇給・賞与の具体的な金額や休職期間中の待遇は確約できないので詳しい記載は避けた方がよいとされる。

　実際、中小規模の病医院等（法人単位でみて、①資本金の額・出資の総額が5千万円以下又は②常時使用する労働者の数が100人以下）には、2000年4月から、医師を除き、時間外労働の上限規制が適用された。具体的には先述の通り、時間外労働の上限である「月45時間以内かつ年間360時間」を超えて残業させた使用者には罰則が適用される。具体的には「6か月以下の懲役又は30万円以下の罰金」だが、最悪の場合は保険医療機関の指定取り消しも辞さないという。そこで開業志向の医師・歯科医師自衛のためのクイズ。

Q4-4　労働契約や就業規則に関する次の記述のうち、正しいものを1つ選べ。

　a　事業所規模に関係なく、使用者は就業規則を作成し、所轄の労基署に届出る義務がある。

　b　労働者に不利益な内容でも、労働者の過半数の合意をとれば就業規則は変更できる。

　c　就業規則で定める基準に達しない労働条件を定める場合は、労働契約が有効になる。

　d　時間外・休日労働は就業規則に規定しておくことで、使用者は労働者に命令が可能。

　e　使用者は就業規則を、労働者に対して周知する必要がある。

　どれも一見正しそうだが正解は「　」。それ以外はすべて×。根拠条文は、労働基準法第36条・81条、労働契約法第9条・89条。間違った諸君は参照してほしい。

　要は就業規則がメイン。労働条件等からなる都合14項目の労働契約では特別条項を定めておくことだ。例えばQ4-4の解答選択肢dに関連して、臨時的な特別の事情がある場合、年6回まで月45時間を超えて残業させることができる。しかし、この場合も法定労働時間を超えて残業させることのできる時間は、年間720時間以内。かつ、休日労働を含め月100時間未満、かつ、2〜6か月までの平均で、休日労働を含め月80時間以内でなければならない。「かつ」が2回も続くと、思考停止になるが、後者の解釈は曖昧なので要注意だ。例えば、何とか1か月の上限100時間未満をクリアしても、残りの期間の平均が80時間を超えてしまってはアウト。これに、休日労働が加わると、さらに複雑になる。いずれにせよ2〜6か月までの平均が、月80時間を超えるかどうかを予想するのは大変難しいので、ある月に長時間労働があったときは、残りの5か月間は時間外労働を抑えることが肝要である。

歯科界も人員整理？

　驚くのは東京都歯科医師会が18年度に行った調査結果だ。「診療時間中に来院患者の無い」、いわゆる "不完全就労時間帯" が「有り」と回答した歯科医院が約8割に及ぶ。さらに52.9%がこの時間帯が「増えた」

としている。一日平均来院患者が20.8人と前年比で▲0.5人。これは歯科医師が多い東京だけの現象なのか。歯科界の深刻さが垣間見れる。朗報は20年度診療報酬改定で歯科の技術料は慣例に従い医科の1.1倍で0.59％上がり、前回よりも0.09％も増えていること。政権交代後もこの比率は踏襲されている。

　しかし、ぬか喜びは禁物だ。実際、堀日本歯科医師会長も、「歯科衛生士の施設基準については、問題意識は共有できたものの、一部の見直しにとどまったこと」を今後の課題にしている。さらに留意すべきは初診料10点、再診料２点の引き上げである。厚生労働省が示した「外来（モデル）症例」では皮肉にもむしろ５点の減収となる。窓口負担は15円安くなり、患者にとっては有難いが、歯科医師は多少懐が寂しくなる。これも歯科界の働き方改革には逆行する。

　なお、こうした"逆転現象"は慢性頭痛のオンライン診療や慢性腎不全から透析への移行に関する「外来症例」でも見られる。中でもオンライン診療は対面診断より４割も診療報酬が低く平時下では普及は見込めないだろう。20年の菅内閣で返り咲いた唯一石破派の田村憲久厚生労働大臣はオンラインの恒久化に向けて「医療経営が成立する診療報酬」に見直すとしている。お手並み拝見だ。また収益性が高かった透析もシャント（透析の針を通すための血管）に関わる手術料が大幅に引下げられた。さらに使用する薬剤のエベレンゾ錠（HIF-PHD阻害薬）を院内処方すると利益が薄くなる一方で院外処方すると年間600万円減収になるという（TKC医業経営情報2020年５月号）。まさに実質はマイナス改定である。

　むしろここは約50項目にわたる既存歯科技術の評価の見直しに注目すべきではないか。現に先出の東京都歯科医師会が行った調査では、吸入鎮静機器（▲0.6％）、乾熱滅菌（▲1.1％）・煮沸（▲2.7％）装置は昨年度と比べてそれぞれ減少しているものの、消毒機器たるオートクレーブは0.5ポイント増加している。また、口腔内撮影装置や訪問歯科診療機器を有する医院もそれぞれ1.6％、1.0％と微増。訪問診療を行う診療所が増加傾向にあるのではないか。さらにCTを有する歯科医院は19.4％と３年連続で２ポイント以上も増加しており、５年前の7.9％と比較す

ると約２倍以上の比率になっている。歯科用 CT は発売当初、かなり高額で、保険診療の適応外であったが、現在では一部保険がきき、価格は近年下がってきている。今後も CT ＋パノラマ撮影ができる複合機の開発により省スペース化で需要の増加が期待される。おそらくコロナ後は「装置産業」と化した歯科界も二極分化して、“勝ち組” はより一層羽振りがよくなり、“負け組” は相当の人員整理を迫られるのではないか。

解雇

　実は日本の労働法で一番厄介なのが解雇である。すなわち使用者による一方的な労働契約の解除だ。使用者には労働者を解雇する権利はあるが、社会通念上相当と認められない解雇は権利の濫用として無効とされる。通常、遅くとも30日前に解雇予告を行う必要がある。予告しない場合は、平均賃金の最低30日分の手当を支払わなければならない。

　一般に解雇には次の３種類がある。まず第一は普通解雇。労働能力の欠如、勤務成績不良、協調性の欠如などの理由により労働契約が履行できないとされる場合である。同解雇要件は就業規則や労使協定によって周知されていることが必要で、次の５要件に該当しないことが求められる。裏返せば当該５要件に該当した解雇は、効力自体が認められない。
- 業務上災害（労災）により療養のため休業する期間とその後の30日間の解雇
- 産前産後休業期間（産前６週・産後８週）とその後の30日間の解雇
- 年次有給休暇を取得したことを理由とする解雇
- 育児休業、介護休業を申し出たこと、又は取得したことを理由とする解雇
- 公益通報（内部告発）をしたことを理由とする解雇

　第二は懲戒解雇。労働者がクリニックの規律違反などを犯した際に、懲戒処分として行われる解雇である。ただし、法令違反や就業規則等による具体的定めが存在しなければ、労働者に規律違反などの行為があったとしても、その労働者を懲戒解雇することはできない。なお、「解雇予告除外認定申請書」を所轄の労働基準監督署長に届け出て認定を受けていれば、30日前の予告又は30日分の解雇予告手当の支払いが免除され

る。典型例は、①窃盗や障害等の明らかな刑法違反があった場合、②他の事業場へ転職した場合、③2週間以上連絡が取れない状態が続いた場合——などである。

　そして第三は整理解雇。業績不振等の経営上の事由に基づく人員整理として行われる解雇である。医療機関を廃院する場合などがこれに該当するが、要件は大変厳しい。具体的に整理解雇が合法とされるためには次の4つすべてを満たす必要がある。

① 　人員整理の必要性：病医院の維持存続が危ういといった差し迫った必要性が認められる場合のほか、重大な経営危機のもとで人員整理の必要性が客観的に認められる。

② 　解雇回避努力義務の履行：役員報酬の減額、新規採用の抑制、希望退職者の募集、配置転換など整理解雇回避のための施策が実施されている。

③ 　被解雇者選定の合理性：被解雇者の人選基準が合理的かつ公平に行われている。

④ 　手続きの妥当性：労働者に事前説明・協議をし、納得を得るための手順を踏んでいる。

　コロナ後は病医院の廃業が増え、不幸にも整理解雇が急増するかもしれない。ところが先出の帝国データバンクの調べでは20年1月～5月までの病医院の倒産は10件（負債総額2560億円）しかなかった。申請を受け付ける裁判所が新型コロナ対策として業務を縮小したためだ。その証拠に5月の企業倒産件数も1964年6月以来の記録的な少なさである。これに対して無資格者でも参入可能な「老人福祉・介護事業」分野は若干様相が異なる。東京商工リサーチによれば、「老人福祉・介護事業」の20年の倒産は118件、休廃業・解散は455件となり、いずれも調査を始めた10年以降で過去最多を記録した。いずれも新型コロナの影響は見られるものの、休廃業・解散は人手不足や後継者難など「従来の要因で事業継続を断念した事業者が多かった」と同社は分析している。

　まさにコロナ前から淘汰が起こっていたわけだ。歯科界も然り。先出の東京都歯科医師会の調査によれば、将来の医院の承継について「考えていない」が38.1％とトップを占めたが、次いで「廃院」28.5％が続く。

驚くなかれ70〜74歳では「廃院」は42%と最も高くなっている。ひょっとすると今後は“老練な歯科医師”の引退を契機に歯科界の整理解雇も多発する可能性がある。これを世代交代のチャンスとみるポジティブな輩は何をやっても成功するだろう。20年10月号のハーバード・ビジネス・レビューには「思いやりのある解雇10の心得」が掲載されている。くしくも20年10月の実践ビジネス英語のテーマは「Vanishing Professions（消えゆく職業）」だ。タイピストや旅行代理店、さらにはレジ係や銀行の窓口係、そして地方の新聞記者が「絶滅危惧種リスト」の上位を占める。ヘルスケアはどうか。コロナ後は利他の心に訴えて少し割高の“アレッポ”の石鹸を売る行商人や出前診療所が流行するかもしれない。

退職

　解雇以外の事由による労働契約の解除、すなわち退職もある。主に次の３つに分類できる。

　まず自主退職（辞職）。労働者からの申し出による労働契約の解除だ。「職業選択の自由」から退職の自由も認められている。時に「自主退職の場合は３か月前の申し出が必要」といった定めを設けている病医院があるが、労働者に対する協力要請程度の拘束力しかない。従って、退職日の２週間前までに申し出があれば、民法の規定により退職は認めなければならない。使用者は大変だ。

　次に合意退職。使用者から労働者に対して退職を勧め、お互い合意のうえ退職すること。最終的な決断は労働者に委ねられるので解雇のように平均賃金30日分の事前予告手当の支払いを法的に強制されることはない。しかし現実的に労働者が退職を選択するだけのメリットがないと合意に至らないため、別途、金銭で解決することが多い。また、強引な退職勧奨は「解雇」とみなされることがあるので要注意だ。本人申出による場合もここに含まれる。

　３つ目は自然（自動）退職とでも言うもの。定年、契約期間満了、休職期間満了等の理由で自動的に退職となるものをいう。一見“円満退職”だが、任期制が導入されている本学でも係争に発展するケースが散見される。今でも「裁判になっても絶対に勝てる」と豪語していた本学の元Ｍ理事の発言が思い出される。最終的に大学側が金銭解決したようだが

「驕れる者久しからず」だ。去った３名の助教はその後どうされている だろう。

　しかし一般企業の間では、コロナ後は職務を明確に規定し最適な人材 を充てる「ジョブ型」雇用によって労働生産性を高め、優秀な人材を呼 び寄せられるとの期待は大きい。だが形だけ導入してもうまくいかない。 「ジョブ型」を機能させるには長年親しんだ労働慣行たる終身雇用・年 功序列賃金体系を前提とした「メンバーシップ型」を変える必要がある。 厚生労働省「賃金構造基本統計調査」によれば、一般労働者の平均勤続 年数は平成以降も伸びている。転職が増えたとはいえ、新卒で入社した 会社で働き続ける終身雇用は令和に入っても健在だ。特にわが国はテニ スの大阪なおみやゴルフの松山英樹のような個人戦よりバトンや襷（た すき）をつなぐ団体戦を得意とする。それだけに「角を矯めて牛を殺す」 ことがない雇用形態を切望する。

　実は日本でジョブ型雇用に注目が集まるのは今回が初めてではない。 2000年前後の景気後退、10年前後のグローバル化をきっかけに「成果主 義」がもてはやされた。ジョブ型導入を試みる企業や病医院が出たが、 日本型雇用の見直しにまで踏み込めず定着しなかった。

　遅ればせながら日本の国立大学も独法化して教員や病院職員の業績評 価に成果主義を導入したが、その結果は決して芳しいとは言えない。失 敗を恐れて手堅い仕事を選んだり、自己評価につながらない同僚の仕事 に手を貸さなかったりするなど、負の側面が顕在化したからだ。本学も ①教育、②研究、③診療、④管理、⑤社会貢献、⑥産学連携——の都合 ６部門の評価で毎年、給料や賞与を決定するが、無資格者の小生はどん なに頑張ってもいつも６段階評価の「３」。やはり今は神輿を担ぐふり をした方が得策なのだろうか。これでは元気が出ない。

ジョブ型は日本に馴染むか
　そもそも成果を問うには社員一人ひとりの職務が明確でなくてはなら ない。そういう点では名称・業務独占が著しい医療界は各職種の業務範 囲が明確だ。これに職能給制度を抱き合わせれば一般企業が先行する "一種のジョブ型"になる。ネックは転職を阻む税制かもしれない。正

社員として同じ職場に20年を超えて勤めれば、退職一時金をもらう際に税制上、優遇される。具体的には「退職所得控除額」は勤続1年当たり当初40万円で、20年を超えて勤めると年70万円に拡大する。これが転職すると1年目から40万円を積み上げる必要がある。

　仮に新卒で35年間勤め上げ退職金を約2000万円もらったとしよう。課される税額（所得税や住民税）は約48万円。これに対して新卒から15年間勤め400万円の退職金をもらった後に転職先で20年間勤めて約2000万円の退職金をもらったとすると税額は約137万円となる。退職金は同額だが、支払うべき税金は89万円も違う。小生もあと4年で65歳だが、こんなに多額の退職金は夢のまた夢。これまで最後の教授会で多くの名誉教授の挨拶を聞いてきたが、何故か退職金についてはどなたも触れなかった。有資格者なので次の勤め先が決まっているからだろうか。それともゴールデンパラシュートで"ホクホク"なのか。

　職員の出入りの激しい医療界では退職金への課税だけで転職の意欲が萎えるとは思えないが、大規模事業所の退職給付は未だに手厚い。経済産業省が19年に厚生労働省の調査などからまとめた労働市場に関するリポートによると、18年時点で退職一時金を含めた給付制度のある企業は8割弱。同調査では、18年時点で退職一時金制度のみがある企業が約55.2％、退職年金制度のみは7.6％、両制度の併用は15％。退職給付制度がない企業は22.2％に上った。特に企業の場合、経済格差は如実だ。従業員数1000人以上の大企業は17年時点で2681万円。これに対して50人以上、100人未満の中小企業だと17年で1298万円にとどまるという。2000万円を超える退職給付が受けられるのはやはり大手企業の社員が多い。"中小企業"たる医療界から見ると羨しい限りだ。

　事実、欧米のジョブ型では雇用契約に関する記載を盛り込めば、業績不振や能力不足による解雇ができる。これに対して日本の場合、先述の通り解雇要件を厳しく限定した判例法理が確立している。結論から先に言えば能力不足を理由に解雇は難しいので雇用流動性が低くシニアばかりで生産性が上がりにくい。そこでわが国は非正規社員を増やして人件費を圧縮したが、幸か不幸か2000年代後半には、いわゆる団塊世代も定年退職した。和を重んじる職場風土を壊してまで改革を断行する理由は

薄れたのだ。

　現に日本経団連はジョブローテーションで年功序列・終身雇用を前提に社員を育てる従来のメンバーシップ型に、ジョブ型を取り込んだ「複線型」が望ましいと主張する。だが、下手をすると二兎追うもの一兎も得ずだ。過去の二の舞になる可能性が高い。実際、ジョブ型には常に"失職懸念"が付きまとう。成果を出せなかったり担当業務がなくなったりしたらサヨウナラ──。解雇のハードルが低い米国ではよくある光景だ。ただドイツは労使協調が基本にあり、ドライに社員を解雇しない。だからこそ会社は職員の能力を最大限引き出す努力が欠かせない。解雇をちらつかせて社員に貢献を無理強いしても、得られる果実は少ない。

　ちなみに日本生産性本部の調査では、日本の時間当たりの労働生産性は1970年以降、主要先進7か国中で最下位の状況が続いていると報告する。しかし、これをヘルスケア分野に置き換えると分子の医療・介護費が分母の職員に比して少ないだけではないか。

　そうは言っても究極の「対面型事業」の医療・介護分野はコロナ後は3密を避けて人手不足なので生産性改善は必須である。年次主義を脱しポストにふさわしい人材を配置し、明るい成果主義の"新日本的経営"を模索するしかない。その場合は評価の透明化や管理者教育なども急務だ。コロナ禍を機に動き出した働き方改革は労働行政や医療界にも変化を迫る。医療過誤同様、自分に非があれば正直に認め相手に謝ることだ。Honesty is the best policy！

「かつて私は世界の名門クラブの練習を定期的に見学し、何かをとり入れようとしました。優れた手法を学ぶことは間違いではないと今でも思っています。ただ、世界の誰かがやっていることをそのまま真似してもそれ以上になれません。」

岡田武史（元サッカー選手、指導者。大阪市出身。1956年生）

参考文献：
1）川渕孝一『第六次医療法改正のポイントと対応戦略60』、日本医療企画、2014年
2）髙田一毅『クリニック人事労務読本』、幻冬舎、2018年

第5章　当たり外れのあるわが国の医療システム

「言われたことしか実行しない部下は役に立たないどころか、組織の命取りになる。こういうタイプの人間が増えればその組織は発展していく力を失っていく。」

ジーコ（ブラジル出身の元サッカー選手、指導者。鹿島アントラーズヘッドコーチ。1953年生）

　過つは人の性。医療事故も然り。医師法及び歯科医師法第21条は、異状死の届出義務を検案した医師・歯科医師に課している。同条は、犯罪調査に協力する趣旨に設けられた規定。この届出は犯罪発覚の端緒となる。そこでクイズ。

Q5-1　医療においてハインリッヒの法則に当てはまるのはどれか。
a　医療訴訟の頻度
b　外来患者の紹介率
c　医療費の増加率
d　入院期間の増加率
e　医療事故の頻度

　正解は「　」。同法則は労働災害の発生確率を分析し導き出したもので医療現場にも当てはめることが可能だ。1件の重大医療事故（死亡・重症）の裏には、針刺しなど29件の軽症事故が存在するという。さらに事故には至っていないが、診療録の取り違えに途中で気づくなど300のヒヤリ・ハットが潜む。医療事故の防止には、インシデントのみならずアクシデントを報告しやすい環境を整備し、組織全体でリスクマネジメント（安全管理）を継続的に行っていくことが重要とされる。

繰り返される医療事故
　事実、1999年1月の横浜市立大学附属病院における患者取違え事件にはこの法則があてはまる。それ以降、大きな医療過誤事件がしばしば報

道された。同年2月に発生した都立広尾病院事件では、看護師の点滴液取り違えによる死亡について警察へ遅滞なく届出を行わなかったため、院長が医師法第21条違反で立件された。そして2004年に最高裁判所は「事故がその死因等につき診療行為における業務上過失致死等の罪責に問われる恐れがある場合にも、医師法第21条の届出義務を負う」と判示して、被告を有罪とした。この前後から、医療界では、医療過誤が明らか、又は強く疑われる場合のみ「異状死」に該当するとしてその拡大解釈に反発する動きが出てくる。代わりに医療不信に対応する方途として第三者機関への医療事故届出制度が提案された。同第三者機関は、医療事故の事例集積や原因分析を通じ再発防止に資する観点から医療の透明性確保を求める被害者の立場からも提唱された。そこで（後日、会員任命拒否で話題となった）日本学術会議が一定の見解と提言をまとめた。

　そうした最中、06年2月に事件が起こる。福島県立大野病院で04年12月に帝王切開術を受けた女性が死亡したことに端を発する。何と今度は担当医師が業務上過失致死及び医師法第21条違反の罪で逮捕された。病院側は術前診断が極めて難しく、治療の難度が高いとされる癒着胎盤の剥離に伴う出血死であり、「異状死ではない」と判断し、医師法第21条に基づく警察への届出を行わなかった。同事件で医師の刑事責任が問われることに大きな衝撃を受けた医療界は一斉に批判。その主な内容は①難度の高い医療行為であるにもかかわらず、業務上過失致死とした判断は不当である、②医師法第21条における「異状死」が拡大解釈されている、③今後もこのような事件が続けば、萎縮医療などにより、医療を必要とする人々に良質な医療を提供できない状況になることが危惧される……と。なお、本ケースは08年9月、福島地裁の無罪判決が確定しているが、同時に、医療安全の向上や医療事故の再発防止を図るため、中立的第三者機関への医療事故届出制度の創設を要望する声もあわせて高まった。

5-1　Think for yourself
　福島県立大野病院の事件は日本の医療界に大きな波紋を広げたが、遺族の立場から見て担当医師の逮捕はどう考えるか。当時のSNS・報道等を調べて自説を述べてほしい。

惨憺たる結果!?の医療事故調査制度の報告数

　同判決を受け、厚生労働省は、07年4月に「診療行為に関連した死亡に係る死因究明等の在り方に関する検討会」を立ち上げる。08年4月には「医療の安全の確保に向けた医療事故による死亡の原因究明・再発防止等の在り方に関する試案―第三次試案―」を取りまとめた。続く同年6月に厚生労働省は、第三次試案の内容を踏まえ、法律案の大綱化をした場合の現段階におけるイメージとして「医療安全調査委員会設置法案大綱案」を公表。だが、この時は医療界の反対に遭って同大綱案は法案化されなかった。

　その後、紆余曲折を経て11年8月に設置された「医療の質の向上に資する無過失補償制度等のあり方に関する検討会」において一定の決着を見た。最終的に同検討部会は「医療事故に係る調査の仕組み等に関する基本的なあり方」を取りまとめた（13年5月29日）。その内容は、医療機関は、診療行為に関連した死亡事例が発生した場合、まずは遺族に十分な説明を行い、第三者機関に届け出るという"妥協の産物"だ。必要に応じて第三者機関に助言を求めつつ、速やかに院内調査を行い、当該結果を第三者機関に報告するとしている。また、院内調査の実施状況や結果に納得が得られなかった場合など、遺族又は医療機関から調査の申請があったものについては第三者機関が調査を行い、原則、警察への通報は行わないとある。そこで検死に関するクイズ。

Q5-2　犯罪性が疑われる死体に行われるのはどれか。1つ選べ。

　a　行政解剖
　b　系統解剖
　c　病理解剖
　d　承諾解剖
　e　司法解剖

　正解は「　」。医療法では「病院、診療所又は助産所の管理者は医療事故調査・支援センターに報告した上で、必要な院内調査を行い、その結果を同センターに報告するとともに、遺族に対して説明しなければならない」としている。医療事故、すなわち当該病医院に勤務する者が提

供した医療に起因し、又は起因すると疑われる死亡又は死産であって、当該管理者がその死亡又は死産を予期しなかった事例が発生した場合だ。どうにでも解釈できそうだが、諸君らはどう思うか。

　さらに病医院管理者は医療事故調査等支援団体（都道府県医師会、医療関係団体、大学病院、学術団体等）に対し、院内調査を行うために必要な支援を求めることとされている。06年8月に厚生労働省、総務省及び文部科学省の3省がまとめた「新医師確保総合対策」を具現化したものだ。医療事故に係る死因究明の在り方について、06年度内を目途に厚生労働省から試案を提示。07年度には先出の無過失補償制度等のあり方検討会を開催し、その議論を踏まえ必要な措置を講ずるとしたが、医療事故調査・支援センター制度の制度化に7年もの歳月を要した。しかし今の所、報告件数は惨憺たる結果だ。国は事故発生件数をベースに年間1300〜2000件と試算したが20年12月末現在で医療事故の発生報告は累計で1931件しかない。医療事故と言っても「死亡症例」だけを報告の対象としているせいだろうか。それとも他に原因があるのか。なお、16〜19年の4年間に医療機関から「調査対象に当たるか」と助言を依頼され、センター会議で「事故として報告を推奨する」と回答したのは計144件。このうち20年1月時点で一部検討中を含めて47件は未報告のままだ。「報告推奨」か意見が分かれた69件の6割は何と報告されていない。さらに遺族側に調査対象とするかの判断結果を知らせる仕組みもない。くしくも「医療情報の公開・開示を求める市民の会」（勝村久司代表世話人）は20年9月、センター制度創設5年を迎えるに当たり同制度の運用の改善や改革を求める要望書を厚生労働省に提出した。

5-2　Think for yourself
　そこで質問！　医療事故調査・支援センターへの報告件数が想定したより低調に推移しているのは何故か。産科医療補償制度の成否も含めて諸君らが考える仮説を披露してほしい。

船頭多くして船山に上る
　ちなみに医療法施行規則に基づく登録分析機関として04年10月からスタートした公益財団法人日本医療機能評価機構と一般社団法人日本医療安全調査機構がある。前者は、医療事故情報や事例を、収集・分析し提

供することにより、広く医療機関が医療安全対策に有用な情報を共有することを目的とする組織。主たる業務は、①医療事故情報収集・分析・提供事業と②ヒヤリ・ハット事例収集・分析・提供事業の2つ。特に①の事業については、国立高度医療専門センター、国立ハンセン病療養所、独立行政法人国立病院機構の病院、大学病院（本院）、特定機能病院に医療事故情報の報告を義務付けられており（医療法施行規則）、希望すれば他の医療機関も参加できる。

これに対して後者は、診療行為に関連した死亡について原因を究明し、適切な対応策を立て、それを医療関係者に周知することによって医療の質と安全性を高めていくことを目的とする組織。つまり、一定の評価結果を遺族及び医療機関に提供することによって医療の透明性の確保を図ることを目指すもので、厚生労働省の補助事業となっている。05年9月から開始され、当初は日本内科学会が実施していたが、10年4月からは日本医療安全調査機構で実施されている。まさに「船頭多くして船山に上る」がピッタリ。コロナ禍で官僚の"天下り先"も必要だが、そろそろ両者を一本化してはどうか。そこで人事管理のクイズ。

Q5-3　人事管理に関する次の記述のうち、適切なものを1つ選べ。

　a　ドラッカーが提唱した「目標による管理（MBO）」は、組織の業績向上を目的とする。

　b　360度評価は、評価者たる上司が志向、特技等を多面的に評価すること。

　c　評価者が陥りやすいエラーとして職員同士を対比し評価してしまう対比誤差がある。

　d　一定の考課者訓練を実施すれば評価の偏向は生じない。

　e　人材の評価基準は、個々の法人が求める人材像を旨とするのが定石である。

　正解はドラッカーを持ち出すまでもなく「　」。残念ながら日本医療機能評価機構の評価基準は構造（ストラクチャー）や過程（プロセス）中心で、成果（アウトカム）基準は少ない。小生も以前、サーベイヤー（調査員）を務めていたが認定病院の伸び悩みでリストラされた。事実、21年1月現在の認定病院数は2121と全病院の4分の1に甘んじている。

ただし、同機構は医療事故・情報収集事業も行っており、是非、諸君らもヒヤリ・ハット事例収集や医療安全情報は一読してほしい。

　共同通信によれば、北海道の旭川医科大附属病院で19年までの数年間、病理組織やコンピューター断層撮影（CT）の検査報告書の確認不足などで、がん患者ら男女８人の診断が遅れたことがわかったという。治療にも影響し、うち３人は既に死亡した。同院によると、数年前に患者１人の検査報告書の確認不足による診断遅れが判明。病院全体で調査したところ、この患者のほかに計７人の診断遅れが見つかった。院内のシステム上の問題が原因だという。既に患者３人が死亡し、５人は治療中。３人の死亡と診断遅れとの因果関係は明らかにしていない。それにしてもどうして発覚したのか。院内の公式なアクシデント報告制度が作動したのか。それとも職員の内部告発か。この手のミスが最近続出する。

　ちなみに公益通報者保護法は06年度から施行されている。同法の目的は法令違反行為を労働者が通報した場合、この者を解雇等の不利益な取扱いから保護するというもの。内部告発を契機として国民生活の安心や安全を損なう不祥事が明らかとなったことがその背景にある。事業者のコンプライアンス（法令遵守）経営の強化も兼ねている。個人の生命または身体の保護、消費者の利益の擁護、環境の保全、公正な競争の確保その他の国民の生命、身体、財産その他の利益の保護にかかわる法律すべてが対象となる。医療法や医師・歯科医師法の他に介護保険法、児童福祉法、社会福祉法、障害者総合支援法、老人福祉法も内包することから、医療者のみならず社会福祉施設従事者も関係する。

　なお、CT などに関連したミスを巡っては、千葉大学附属病院でも18年６月、患者９人の CT 画像診断でがんの所見を見落とした。うち腎がんの60代女性と、肺がんの70代男性が死亡したという。さらに19年５月には、同様のミスで60代男性が膵がんで死亡したと発表したが、同遺族が動いた成果か否かは定かでない。日本の病院は大丈夫か。

医療不信に満ちた突然のメール
　そんな矢先に、知人の経済キャリア官僚である内藤一彦氏から突然メールが来た。本人の了解を取って全文を掲載するが、さすがに固有名

詞は露骨すぎるので人物は仮名とし、病院や百貨店名はアルファベット表記に変更した。要は医療者の日常が一般人の非日常ということだ。

　「老母・芳江が腸骨骨折でA病院に入院しておりました。転院を控え、どこがいいのか悩んでおりました。しかし、B病院に転院3日で、ショック状態となり、小生の異動日（7月30日）に突然他界いたしました。手術に伴うリスクの予想範囲ですが、経済至上主義、地域連携、QOLなどの面でいろいろと考えさせられました。
　そして、ちょうど同時期に家内の恵子が、人間ドックで要検査となり、X病院に参りましたが、有無をいわさず卵巣がんの疑いで「全摘」となり、ここでも数字至上主義の病院エゴを感じております。病院側には、手術件数を増やすインセンティブがありますが、患者にどのような治療が必要なのか、丁寧に説明する気がないようです。大変、お恥かしいのですが、婦人科で親身になって診察してくれる病院の心当たりはございませんでしょうか。」

　後者の依頼については、とりあえず思い当たる婦人科医を何人か紹介したが、内藤氏の奥様は「野垂れ死にしてもよいからもう二度と医者にはかからない」という。聞けば、クリニックで卵巣ガンの疑いということで、かの有名なX病院に一般外来で行ったら、ちょっとした診察で「ガンではない感じだけれども筋腫が3センチと6センチあるので、要手術」と言われたそうだ。カーテンの陰で看護師から渡された資料には「全摘手術」としか書かれていなかったとしている。「代替案も示さないし、どうしたいのかも聞いてくれない非人間的な扱いに酷くショックを受けている」とメールで切々と訴えた。一方、内藤氏の母上は、転院3日後に亡くなられたわけだが、その経緯を詳細に示した資料が添付されていた。素人ながらよく調べられたものだ。

　どうしてこんなことになったのだろう。本書でこれまで述べた、①相当危うくなってきた社会保障、②日本の医療経済の現状と課題、③屋上屋を架す医療法改正の「失敗の連続」、そして④待ったなしの医療者の働き方改革――という視点から、本事例を今一度考えてみよう。ちなみに下線は内藤氏自らが何らかの意図をもって付したものだ。なお、CDトキシンの検査結果が頻繁に出てくるが、これは正式にはクロストリジ

ウム・ディフィシルと呼ばれる桿菌である。化学療法剤や抗生物質など
の投与中に腸炎を引き起こす菌として有名でMRSA（メチシリン耐性
黄色ブドウ球菌）と共に院内感染の原因菌とされる。内藤氏は明らかに
院内感染を疑っているようだ。今回の新型コロナでも日頃の感染対策や
防疫管理の有無が勝敗を分けたが、本ケースの真因は何か。

芳江さんの発症から A 病院→B 病院転院までの軌跡

○20XX 年 6 月 9 日　救急車でA病院へ

　9時頃、母・芳江が自宅で草むしりをしていて、後方に転倒し、コ
ンクリートブロックにて、腰を打つ。自力で立ち上がれない状態で、
四つん這いになっているところを通行人3人の介助で救急車で搬送開
始。

　9時27分：救急隊から、長男・一彦の携帯に連絡が入る。「A病院
に搬送中だが、先方は受け入れられるかどうか分からないと言ってお
り、ひとまず運んでみる。いつ頃来られますか。意識ははっきりして
いるが、立ち上がれない状態」。これに対して一彦は、状況確認の後、
「とにかく現地に向かいます」と回答。途中、救急隊から、「A病院
に搬送する」との連絡。救急部インターンから問診。一彦は「脳梗塞
で10年前に同院で治療を受け、継続診療中（血栓予防にワーファリン
投与）である」ことを伝える。転送の必要性がなくなり救急隊が帰隊。
レントゲン検査で骨折が判明。同意書取得の後、造影 CT 検査。

　12時頃？：失血の可能性があり、同意書取得後、血管造影・塞栓術
を実施。手術は成功し、救急部の病棟に搬送。左足牽引。ワーファリ
ン服用は当然中止。瀬戸整形外科長来室、芳江に向かって「なんてこ
とをやってくれたの」と第一声。一彦から「よろしくお願いします」
と申し上げただけで、先方からは特段の説明はなし。

○日付不明

　看護師から問診。骨折に至った状況、家族構成に加え、収入を確認
される。

　この間、入院当初はせん妄が見られ、食事にも介助が必要だったが、
一週間程で、自分で食事をとるようになり、一旦は安定に向かう。

○6月14日

　広岡医師から手術又は牽引治療の双方のメリットとリスクについて
丁寧な説明を受ける。①複雑骨折であること、②牽引治療の場合には

失血リスクが残ること、③３か月の牽引期間に認知症の大幅進行が予想されること、④歩行回復が必ずしも保証されない点に加え、広岡医師の「私の母でも手術させる」との発言を受け、手術を決断。その後、麻酔科と相談、検査することとなる。(部長分を含め「ご本代」20万円を手交。)

「私の母でも……」――「杜子春」ではないが、親孝行の子ほど悩む一言だ！　情報の非対称性！

○６月21日
　麻酔科から説明。(「ご本代」10万円を手交。いったん受領後、返したいとのお話があったが、「個人ではなく皆様で、例えば歓送会等にご用立ていただいては」との申出に、お受けいただく。)
○６月22日
　手術実施、無事終了。整形外科に所管替え、6C病棟に収容。

　ここで一息。聞き慣れない言葉に「手交（しゅこう）」がある。要は"現ナマの手渡し"。河井前法相夫妻は公選法違反（買収）の罪で起訴されたが、医療界における謝礼の実態はいかがだろう。くしくも認定NPO法人「ささえあい医療人権センターCOML（コムル）」は同会員（会員数1295人）に対して謝礼金などに関するアンケート調査を実施したが、集計・分析は我々が担当した。回収率は12.3％と低かったが、第２章で紹介した国民医療費に含まれない Informal Payment（領収書の発行が不必要で表に出てこない医療費）について、調査した意義は大きいと考える。
　意外にも謝礼金額の最頻値は３万円と安く、以下５万円（20.6％）、10万円（17.4％）、１万円（14.3％）の順になった。なお、金銭で謝礼を行った63人中、７人は複数回答。内藤氏の例にも見られるように１回の入院で複数の医師に謝礼を行っているものと推察される。また「金銭と品物」両方と回答したケースでは、医師には「金銭」、ナースには「品物」という傾向が強かった。品物は圧倒的に「お菓子」が多い。しかし平均値となると４万4683円で女性（４万689円）より、男性の金額（５万3250円）のほうが高かった。厚労省の患者調査を基に謝礼総額をラフに推計すると年間3322億円に達する。池上直己慶応大名誉教授が機械的に推計

した年間2698億円（『日本の医療』（中公新書））や4000億円（『医療問題』（日経文庫））に近似するので、一定の信憑性があると判断される。

　では、こうした"ヤミの診療報酬"が当時の国民医療費の約１％を占める事実をどう考えればよいのか。今回の新型コロナにおける上限20万円の慰労金もさることながら医療者への感謝の印としては「１％のチップは安い」のではないか。中には「謝礼の恩恵に預かっているのは、一部の大学病院の先生のみで自分ら開業医には全く関係ない」という声もある。事実、同推計結果が2004年１月29日付日経新聞の社会面で取り上げられたことで、日本医師会から大変なお叱りを受けた。旧２チャンネルでも「教授やめろ！」とのバッシングの嵐。

5-3　Think for yourself

　そこで自主研究！　どうして大半の病医院は「日本の文化」たる謝礼を禁じているのか。その一方で欧米諸国と異なりわが国の非営利組織に寄付金が集まらないのは何故か。

　ついでに関連して寄付税制に関するクイズを一問。

Q5-4　日本の寄附税制等に関する次の記述のうち、正しいものを１つ選べ。

　a　欧米諸国と比較すると、日本の寄附金総額の対 GDP 比はむしろ高い。

　b　欧米諸国と比較すると、法人よりも個人からの寄附が多い。

　c　寄附金を一定額受けている認定特定非営利活動法人は収益事業も非課税である。

　d　認定特定非営利活動法人を除く NPO 法人への個人寄附は、所得控除の対象である。

　e　社会福祉法人に対して寄附を行った個人は、所得控除を受けることができる。

　特定非営利活動法人（NPO 法人）と言っても認定がつくか否かで税制メリットは大きく異なる。迷ったかもしれないが、正解は「　」。

　またケースに戻ろう。再びお金の話だ。本当に病院は名実ともに非営利組織なのだろうか。

○ 6 月24日

　看護師の二行メモが室内に貼ってあり、つなぎ（15,000円）及び上履きを買うよう指示。しかし院内売店にはつなぎはなく、再度尋ねても「どこで売っているか分からない。介護用品店かデパートにあるだろう」との回答。急遽、D 百貨店に行くが、同店では扱っておらず途方に暮れる。妻・恵子に電話にてネット検索を依頼し、急遽 E 百貨店に行き購入。（その後、数度要請があり、結局 5 着購入。）

わが国でも、病院でも売店との連携が必要ではないか。

○ 6 月25日

　地域連携室ソーシャルワーカー福田氏と面談。介護申請を薦められ、市の高齢者総合相談センターに相談。福田氏から、認知症の状況について質問があり、当方として、「できれば今回の入院中に認知症の診察を受けさせたいのだが」と依頼。広岡医師との連絡方法について尋ねると、「自分が伝える」と発言。（しかしその後、福田氏に確認したが、「伝えました」というだけで結局、広岡医師の診察はなかった）。

　この間、術後に体力低下と会話減少が認められたが、食事は自分でとっていた。他方、下痢は継続。パッド、おむつが急激に減る日も生じ、看護師の 2 ～ 3 行の購入指示メモに従い適宜補充。下痢が悪化し、看護師から高吸収パッド購入を指示される。何故か（便秘薬の）酸化マグネシウムは継続投与されていた。

○ 6 月29日

　つなぎ購入。

○ 7 月 1 日（術後10日）

　市の介護調査に立会い。（認知症を有する父・邦治の介護申請も薦められる。）

○ 日付不明

　車いすに20分程度座らせる訓練が始まる。面会時に偶然、車いす訓練の状態を見たが、母は、足が痛いと泣き続け、車いすを叩いていたが、看護師は付近におらず、放置されたまま。「痛みも治る過程だから」と母を励ますしかなかった。別用にて入室してきた看護師が、芳江の姿を見て、ふと笑いを漏らす。

○日付不明

　ワーカーの福田氏から転院先のB病院のリハビリテーション科の伊藤先生の問診を受けるよう指示される。

○7月4日

　つなぎ購入。

○7月6日

　伊藤先生と面談。転院日について、「A病院からの書面には、いつものように転院日に関する記載がないので、先方としては何時でもよいということだろうから、来週14日に転院を受入れます。地域連携室に相談に行って下さい。」との指示をいただく。A病院に出向き、ワーカーの福田氏から転送業者の紹介を受け、「車いす」での搬送を予約。（市の高齢者総合相談センターに父の介護申請。）

5-4　Think for yourself

　医療保険ではリハビリテーションを開始後、7日以内（遅くも14日以内）に「実施計画書」を実績指数としてADL項目を測定（排尿コントロールなどのBarthel Index又は機能的自立度評価法のFIMを活用）した上で作成することが求められている。ところが2006〜16年に実績指数が導入される前のFIM得点は16前後とあまり変動していなかったが、18年度に突如として23.2に上がっている。同様に退棟時FIM得点もこれまで88〜90を推移していたが18年度に90〜92に上がっている。これに対して入棟時FIMは73〜74の横ばい状態が続いていたが実績指数導入後は逆に70以下に下がった。何故か。一方、介護保険のリハビリテーション加算Ⅳの算定率は1％台と低調だ。一連の流れについて諸君らの仮説を披露してほしい。

　ケースを続ける。

　この頃、軟便の下痢が止まらず、看護師の対応に冷淡なものを感じる。高齢で脳梗塞の後遺症で言語が不自由でかつ下痢が続く患者の対応をいただくことに申し訳なさを感じ続ける。他方で、下痢症状があるのに、酸化マグネシウム投与が続いていたことに疑問を感じる。貧血のため一回、輸血を行う。

○ 7 月 7 日

　感染症用ごみ箱が突然置かれ、疑問に思う。軟便安心パットの購入指示が出る。尿パックの内容物が濃緑褐色状になり心配する。この点について医師等から何ら説明なし。

○ 7 月11日（術後20日）

　突然、禁飲食。点滴開始。

○ 7 月12日？

　見舞いの帰途、エレベーターホールにて上がってきた広岡医師と偶然遭遇。その場の立ち話で、 2 日後に予定されていた転院が延期になったと告げられる。「CD トキシン繁殖により下痢が止まらない」との説明。未報告だが、ひとまず移送業者の予約をキャンセル。

　このようにボタンの掛け違いがずっと続いたのは悲劇だ。

○ 7 月13日

　突然の転院キャンセルについて、立ち話の他に A 病院から何ら正式連絡がないため、当方からワーカーの福田氏に B 病院側への連絡の要否を確認。不要との回答を得る。

○ 7 月15日

　禁食の制限解除になり、水分補給が許される。

○日付不明

　広岡医師から、「CD トキシン検査で陰性となった。なお、予約済みの歯科検診があり、歯がぐらぐらするので、抜いてよいか」との確認があり、同意。

　おそらく A 病院に勤務する歯科医師が対応したと考えるので、ここで小クイズ。

Q5-5　当該歯科医師の診療録の保存義務者は誰にあるか。
　　a　事務長
　　b　勤務歯科医師
　　c　開設者
　　d　安全管理者
　　e　病院管理者

正解は「　」。ちなみに診療録は5年間保存しなければならない。

○7月21日（術後30日）
ワーカーの福田氏から、唐突に26日転院を告げられる。<u>医師等からの説明なし。</u>

○7月22日
<u>移送方法について、何も指示がなく、</u>芳江の病状から車いすで移送可能なのか一彦から念のため確認すると、病棟に確認後、「車いすも可能だが、ストレッチャーが望ましい」との回答を得る。移送業者に予約。

この頃、芳江の食事量がめっきり少なくなり、一彦が介助できた日でも1／5～1／4程度しか食べず。介助できない日は、そのまま下膳されていた模様で、極力夕食時に間に合うよう、早退・部分年休で面会に駆けつけるようにする。会話も低調で、寝ていることが多くなる。

○7月23日
13時59分：<u>看護師の森さんから電話にて転院に関する丁寧な確認。</u>（前日21時すぎにも着信記録有）

○7月25日
点滴終了。この状態での転院に懸念が生じるが、<u>医師等からの説明はなし。</u>

○7月26日　B病院に転院
（症状が悪化したため、転院日を約2週間延期して）B病院に転院。<u>看護師の森さん、池田さん、内田さん、大石さんが丁寧に見送ってくださる。</u>「リハビリ頑張って」「芳江さんがいなくなるのは、涙が出そう。頑張って」との励ましをいただく。<u>特に森さんはエレベータホールでドアが閉まるまで見送って下さる。</u>

○7月27日
市から介護認定結果通知（要介護4）。

5-5　Think for yourself
A病院では、つなぎや上履き、さらには高吸収パットやとろみ剤などを決まったように患者の家族に買わせているが、このようなことは第1章で紹介した、いわゆる「混合診療」に該当しないのか。

○7月28日

　B病院の看護師渡辺さんからのA4版1ページにわたる非常に丁寧な状況説明と作業指示書（「なかなかお会いできないのでメモにしました……」）により、とろみ剤やジュースを購入。しかし、高吸収パッドは院内売店になく、再度、A病院売店まで急遽赴く。2パック購入し、B病院まで届ける。体力低下が進み、会話もほとんどなし。面会終了時の20時30分時点で、目を開けたまま、反応なし。（中略）

○7月29日

　14時頃、B病院の伊藤先生からご連絡。「朝からチアノーゼが足から広がり、ショック状態。原因不明。呼吸困難でICUに収容した。来院してほしい」と各種同意書に署名。

　18時10分：伊藤先生から、「緊急輸血する」。

　18時50分：同院の太田副院長から、「外科に担当を移し、当院としてできることはする。だが厳しい」。

　外科の沢田先生から逐次丁寧なご説明。敗血症ショックでの多臓器不全の可能性を告げられる。内科、腎内科の先生方に次々にご対応いただく。内視鏡検査を実施。

　21時30分：（内毒素たるエンドトキシン除去のため）血液透析を2時間実施。

　24時00分：血圧上昇が見られ、一彦はいったん職場の残務整理に戻り、帰宅。

○7月30日

　5時51分：B病院から「再度来院されたし」とのご連絡を頂く。御担当の沢田先生から、急性腎不全、肝機能大幅低下などの状況について詳細データに基づき極めて丁寧にご説明いただく。その後、太田副院長からも状況確認と「最後までしっかりやる」とのお言葉をご直々に頂く。

　しかし芳江の状況は悪化する一方。昇圧剤等を使うも、血圧は回復せず、自発呼吸も次第に弱まる。連続透析実施を断念。（知り合いか、或いは大学の医局が同じなのか）A病院の広岡医師にB病院のある先生が経過連絡。電話での「なぜ負け戦を送りつけるのか」との抗議をICU内にて偶然耳にする。太田副院長とも3度ほどICU付近にてお目にかかる。

　14時過ぎ：妻が来院。見舞いの後、帰宅させる。

17時過ぎ：徐脈警報が多発し、その後、アレスト警報も５回程生じる。手をマッサージし続け、都度アレストから回復。

　17時27分：瞳孔拡大、心停止確認後、呼吸装置を外し、死亡確認。検便からは、CDトキシン陽性。剖検のご要請に対し、家族と相談の上、お受けする。丁寧な術後処理と死化粧をして頂く。

　19時過ぎ：霊安室にて、伊藤先生、沢田先生、そして太田副院長から丁寧なお悔やみを頂く。

○ 7月31日

　葬儀社との打ち合わせ後、再度、A病院救急部に菓子折を持参して御礼に出向くが、（当方からは転院後３日で死亡という事実に何ら苦情も告げないにもかかわらず）極めて冷淡な対応。入院中お世話になった整形外科病棟に立ち寄る気力も失せ、そのまま帰宅。

　それにしても後味の悪いエンディングだ。最期は副院長先生からもお悔やみを頂いたのが少しもの救いか。そこでマネジメントに関するクイズ。

Q5-6　サービスマネジメント論に関する次の記述のうち、正しいものを１つ選べ。

　a　サービス利用者のニーズに応えるためにはマニュアル化や統率のとれた組織化が一番である。

　b　サービスは、提供して得られる成果が重要でプロセスはあまり重視する必要はない。

　c　サービスは、特定の場所・職員によって提供されるので質の事前予測は容易である。

　d　サービス提供は、失敗予防体制が重要で失敗が起きる可能性を前提とした取組みは不要である。

　e　サービス提供のプロセスには利用者も参加するため質はその態度や行動に左右される。

　正解は「　」。サービスマネジメント論を持ち出すこともない。おそらく「プロセスの見える化」を試みた内藤氏は実費で芳江さんのカルテをコピーしてもらったと想像する。こんな詳細な記憶は看護記録の賜物か。遺族側にも一定の誤解があるかと思われるが、訴訟に発展しなかっ

ただけ不幸中の幸いという所か。当時は医療事故調査・支援センターは
なかったが、存在していたなら内藤氏はどうしただろう。

　実際、私も若い頃この病院に入院したことがあるが、泌尿器科のM
医師から言われた「あなたは一生子供が授からないかもしれない」とい
う言葉は絶対忘れない。当時はドクター・ハラスメントという言葉も
なかったが、M医師による手術のおかげでその後、2人の息子を授かっ
た。

　しかし一番驚いたのは手術に際し、A病院では「看護師が足りない
ので自分で剃毛してくれ」と言われたことだ。看護師からもらった石鹸
を使って自分で何とかやったが、血だらけになった。ところが、本事例
を読んだ複数の医師からは、意外にも「こうしたケースはよくあること。
A病院もよくやった」という声が多かった。中には、「そもそも医療費
が安いのが問題。もっと国民がお金を出せば、多くの医師・看護師が採
用でき、医療・看護の質は向上する」という反論もくる。
　これに対して、「こんなひどい病院はリストラの対象とすべきだ」と
する院長もいる。実は新型コロナ対策でもA病院は先駆的な働きをし
ているが、自分は出来ることなら、この病院に二度と入院、否、二度と
救急車で運ばれたくない。しかし、当たり外れを作り出してしまうのが
日本の医療システム。運が良ければ助かるが、不運にも突如あの世に近
くケースも多々ある。ひょっとするとA病院は伝統的に組織（文化）
が旧帝国陸軍のように硬直化しているのかもしれない。そこで組織論に
関するクイズ。

Q5-7　組織に関する次の記述で正しいものには○を、誤っているも
のには×を記入しなさい。
　a　専門職と非専門職では職域が異なるため組織におけるコンフリ
　　クトは発生しない。
　b　組織文化を変えることなど到底不可能である。
　c　組織理念は自然に伝わっていくことが理想でトップは直接説明
　　を避けたほうがよい。
　d　組織文化を形成する近接性には考え方や見方を共有する対面的
　　な関係が効果的である。

e　組織文化が強力であることで、組織の画一化という逆機能を発生させることがある。

　正解は、○が「　」、×が「　」。それでは次のクイズはどうか。

Q5-8　組織に関する次の記述で正しいものには○を、誤っているものには×を記入しなさい。

　　a　組織の改革期に登場する抵抗勢力は運営の妨げになるので早めに切り捨てる。
　　b　非公式組織は公式組織と常に敵対的な関係である。
　　c　組織の改革案は、混乱回避のためロワーマネジメント（下層部）には伝えない方がよい。
　　d　組織が硬直化すると、新しいニーズなどへの柔軟な対応が困難になる。
　　e　組織改革の必要性を認識するためには、的確な現状認識が必要となる。

　正解は、○が「　」、×が「　」。

　A病院の事例でも明らかなように病院はロワーマネジメントの、すなわち下っ端のガンバリが大切だ。自分も経験したが、腐った組織に向かっていつも「ノー」を言い続ける職員は簡単に切り捨てられる。その証拠にA病院の研修医も造影剤のウログラフィンを誤投与し女性を死亡させたとして禁錮1年、執行猶予3年の判決が確定したという。亡くなった患者と御遺族の方々のことを思うと心が痛む。一方、業務上過失致死容疑で書類送検され、執行猶予付きの禁固刑を言い渡された研修医の気持ちを考えると、他人事とは思えず居た堪れなくなる。日本屈指の臨床研修指定病院で起きた医療事故。当時も約460人の医師が働き、ざっと68億円の運営交付金を受け取っていたという。わが国で最も恵まれた病院の1つだが、不思議なことに後日、院長や担当部長が責任追及されたという話は全く聞かない。造影剤を誤投与した研修医1人だけが刑事罰に問われた。医療事故を起こしたのは研修医なのだから、責任はすべて当人が取りなさいということだろうか。そこで再び組織論に関するクイズ。これも社会福祉士国家試験を改題したものだ。

Q5-9　組織構造や環境に関する次の記述のうち、正しいものを1つ選べ。

a　コンティンジェンシーアプローチはあらゆる環境に適する最善の組織化である。

b　外部環境が不確実であるほど、組織は中央集権化され機械的な管理システムとなる。

c　有機的な管理システムでは、仕事が専門分化され、垂直方向の情報伝達が多くなる。

d　組織にとって、環境不確実性の低い状況とは、外部環境が複雑で不安定な場合をいう。

e　官僚制は、専門化と分業、権限の階層構造等の点で組織を有効に機能させる利点がある。

意外にも正解は「　」。100年前のスペイン風邪で亡くなった社会学者のマックス・ウェーバーの考えた官僚制の最も純粋な形は、①仕事の専門化と分業化、②階層分化、③規則・ルールの一貫性、④脱センチメンタリズム、⑤専門的技能知識——の5点が特徴。しかし、現存する組織は、①セクショナリズム、②原則主義、③事なかれ主義、④員数主義——など弊害ばかりが目につく。

医療制度が悪いのか

やはり本事例も病院の組織文化のせいではなく、官僚が作った質向上のインセンティブのない医療・介護制度が悪いのか。しかし一言でサービスの質向上と言っても一筋縄では行かない。例えば、急性期一般入院料を算定するのに必須とされる「重症度、医療・看護必要度」の該当患者割合1つ取ってもいつも意見が対立する。支払側が厳格化を主張し、診療側は現状維持に固執するからだ。いつもの水掛け論だ。最終的には公益委員の裁定で決着するが、これに「患者5人に対して1人の看護師」の制度化を目指す日本看護協会が参戦すると益々混迷を極める。

そもそも「患者7人に対して1人の看護師」を最高基準にして病院の再編・統合を図ろうとしたのが、2006年度の診療報酬改定。いわゆる「7対1入院料」と呼ばれ、再度"看護師獲得競争"を助長した。増収のためには背に腹は変えられないと訪問看護のナースまで引っ剥がして

病棟につける病院もあったという。皮肉にも国是の地域包括ケアシステムの促進に急ブレーキをかける恰好になった。そこでクイズ。

Q5-10 「地域における医療及び介護の総合的な確保の促進に関する法律」に定義されている地域包括ケアシステムの構成要素に含まれないものはどれか。1つ選べ。
　a　医療
　b　介護
　c　生活支援
　d　住まい
　e　年金

　正解はもちろん「　」。地域包括ケアシステムとは、可能なかぎり住み慣れた地域で、自分らしい暮らしを人生の最期まで続けることができるよう、地域の包括的な支援・サービスを提供する体制のことである。高齢者の尊厳の保持と自立生活の支援が目的だ。構想はすばらしい。

　ちなみに先出の旧7対1の必須要件の「重症度、医療・介護必要度」もⅠとⅡの2つがある。必要度Ⅰを採用すると、測定は看護職員の手作業。これに対して必要度ⅡはDPCデータの二次利用。看護師の手間が省け、正確性も増すと考えるが、日本看護協会や病院団体はその代替可能性に疑義を示す。20年度診療報酬改定で芳江さんのような「認知症やせん妄状態の患者に対する医療措置」が別途、「認知症加算」に移行したのでその点はスリム化されたが、依然としてⅠとⅡの併存で"ダブルスタンダード"。400床以上の病院はⅡのみで選択の余地はないが、それ以外はどちらの判定方法を用いてもよいとする。是非、"金のたまご"の看護師には「直接ケア」に時間をさいてほしいものだ。コロナ後は人と人とのソーシャル・ディスタンス（社会的距離）が最低2メートル以上なのでとにもかくにも患者は院内感染を回避して入院しないことが肝要。これぞ国が目指す「究極の地域包括ケアシステム」だ。

　実は看護師不足が深刻化する中、病医院が人材紹介会社に支払う高額な手数料に頭を悩ませている。人材派遣業者によれば新型コロナの感染拡大を受け、看護師の時給は2割増しだという（20年5月10日の日経新

聞）。ちなみに日本看護協会の「2019年病院看護実態調査」によれば看護師の平均離職率は10.7％。既卒は新卒の7.8％より約10ポイントも高い。A病院のように中堅看護師の“バーンアウト”が著しいためか育児・介護休暇や病児保育等の支援体制を充実するも費用対効果が芳しくないケースが散見される。

5-6 Think for yourself

　看護師を増やす主たる原資である入院基本料は依然として“頭数基準”とされるが、本当にこれでよいのか。また、最近は患者の重症度や医療・看護必要度、さらにはADL（Action Daily Living＝日常生活動作）等を使って公平に医療費を分配しようとする試みがなされているが、その是非はいかがか。同必要度ⅠとⅡを比較して両者の得失を論じてほしい。

　望むらくは、諸君らには必要度ⅠとⅡについて看護実習等でリアルに学習してもらいたいものだ。今後も「重症度、医療・介護必要度」は二転三転することが予想されるので、本書ではこれ以上の説明は割愛するが、そこで小クイズ。

Q5-11　ADLの評価項目に該当しないものはどれか。

　a　食事
　b　移動
　c　更衣
　d　入浴
　e　外出

　正解は「　」。あわせて家事、電話、金銭管理、趣味、買物、薬の管理なども、Ⅰ（Instrumental）ADL、すなわち手段的日常生活動作を構成する。

ホームページ広告の虚と実

　むしろ内藤氏の事例で興味深いのはA病院のホームページ（HP）の内容だ。第3章で触れたが第八次医療法改正で広告の規制対象がネットにも拡大した。どうやらA病院の瀬戸医師は刑事罰が問われた先出の

後期研修医と異なり自称 "名医" のようだ。

　「脊椎外科、外傷手術全般、ナビゲーション使用による人工関節置換術も担当しています。脊椎手術は上位頸椎から骨盤まで前方でも後方でも、変性側彎の矯正、すべり症や外傷の固定、脊椎管狭窄症の除圧・形成、結核性脊椎炎など、一通り何でもやります。最近はナビゲーションシステムが導入されたので、難易度の高いインスツルメント手術も可能。長い救命救急センター勤務歴があり、四肢、骨盤、脊椎の外傷手術についてもご相談に乗ります」とある。

　これに対して芳江さんの執刀医の広岡医師は「わかりやすい説明と納得のいく診療を心がけています」と一行しか記述がない。おとなしい性格なのかそれとも "ヤブ医者" なのか。

　特に医療は、情報の非対称性が著しい。そこで医療法は医業広告の制限について定めている。厚生労働省からも医療広告ガイドラインが出されているが、HPではやはり「自己PRした方が勝ち」のようだ。19年10月に審査委員長を務めた全国病院広報研究大会も設立から四半世紀が経つが、参加メンバーは毎回ほとんど変わらない常連病院ばかり。いっそのこと「病院HP広告研究会」に改名してはどうか。関連して医療広告のクイズ。

Q5-12　医療法に基づき広告が可能なのはどれか。2つ選べ。
　　a　著名人の来院実績
　　b　歯周病科の標榜科名
　　c　医学雑誌で紹介された旨
　　d　専門医の取得の有無
　　e　予約による診療の実施の有無

　正解は「　」と「　」。それにしても何故、本音より建前を優先するわが国にあってキャリア官僚の内藤氏は御母堂のために "あらゆるコネ" を使わなかったのか。この件については次の点を追記しておく。
　①　A病院の院内死亡件数が1件減り、手術成功に1件カウントされた。地域連携のあり方について禍根を残した。その後、A

病院新棟のお披露目会が開かれる。

② 高齢の骨折患者が、術技経験の向上には役立ったが、抗生剤大量投与後の腸内細菌叢コントロール不全で予想されるリスク要因ではあるものの、本来の病因と無関係に死亡。

③ 老母・芳江の51日間の苦闘と小さな死が、日本の医療体制向上と一彦が行政マンとして取り組んだライフサイエンスの発展に役立つかどうかは、まったく不明。

④ 老父・邦治（92歳）がショックで告別式朝に家出。炎天下を2日間彷徨し、深夜G警察署に保護される。

5-7 Think for yourself

「何故を5回繰り返せ！ そうすれば原因でなく真因が見えてくる」。これは“カンバン方式”で有名なトヨタ自動車㈱の故大野耐一氏の格言である。欧米諸国の一部の病院はこのリーンマネジメントを模範にしているが、「芳江さんの事例」の真因（真の原因）は何か。また、どうすれば問題解決するか。最後は全員個々人で口頭・レポート発表してほしい。

すっきりしない読後感

以上、事例研究を通じて再度、第1〜4章を振り返ったが、諸君らの読後感はいかがか。医療界でも「経営戦略」という言葉が訳もなく持て囃されるが、「それでは一体全体誰と戦うのか」と尋ねると皆キョトンとする。悲しいかなBSC（バランス・スコアカード）やPPM（プロダクト・ポートフォリオ・マネジメント）、さらにはPDCA（plan-do-check-act cycle）といった横文字ばかりが先行する。

内藤氏の控え目すぎる態度にも問題あると感じるが、A病院の医師や看護師による患者とその家族への対応には、人員不足の問題以前に、患者尊重の欠如があるように思えてならない。しかし、コロナ後は「タッチレス（非接触）」が新常態になるので、建物は立派だが医療者間や患者・家族とのコミュニケーション力が乏しいA病院をそれだけで責めにくくなるのではないか。「それではいけない！」と小生もこれまで、一定の患者データの解析を通じて「医療の見える化」や医療と経営の質に関する病院ランキングなどを試みてきた。だが、病院相互間のデータ

が連結できないので、一連の医療行為が患者にとって適切だったかを判断することは困難を極める。そうした中、本事例は病病連携や情報共有という国の方針のもと、いわゆる急性期病院が陥りがちな最悪の転帰と思われたので、N＝1だが"反面教師"としてあえて紹介した次第である。実は内藤氏から次のような追伸メールが届いている。

　「亡母の件は、高齢・脳梗塞・手術という本当に綱渡りのプロセスでしたので、いくつか疑問は残りますが、病院への怒りや個人を非難しようという気持ちはございません。むしろA病院の若手医師や看護師の方々（特に森看護師）、さらには、転院先のB病院の太田副院長、伊藤先生、沢田先生といった日本の宝のような『人財』が、日本の医療の最前線を支えておられることを実感しました。（蛇足ですが、市消防署の救急隊も一昼夜勤務の間に、14回も出勤があるそうで、いつ行ってもご挨拶ができずにいます）」

寛容な内藤氏の人柄がよく出ているが本当にこれが本心なのか。文章は次のように締め括られている。

　「地域連携の制度や患者・家族とのコミュニケーションなどで、日本を代表するはずの『フラッグシップ』たるA病院が、模範となるのではなく、むしろエゴ丸出しの行動をとってしまうというのが、（外部委員の）数値評価などを含め、やはり『仕組み』の制度設計に問題があるような気がしております。その意味で、ともすると冷たい『制度』が少しでも血と心の通うものに改善され、日本の医療・医学が、技に偏らず、『医の原点』を大切にしてくださることに、母のケースが些かでもお役に立てるのでしたら、望外の喜びでございます。」

これは40年間、ヘルスケア分野に携わってきた小生に対する"アンチテーゼ"か。一時は「究極のサービス業」といわれた医療が、いつの間にか故宇沢弘文氏らによって"社会的共通資本"と称されるようになった。ひょっとすると、コロナ後は保険財政の悪化でやがて医療は配給制となり、「診てもらえるだけありがたいと思え」となるかもしれない。

事実、日本の財政悪化は先進国の中でも際立つ。経済協力開発機構

（OECD）が６月にまとめた試算では、19年度に1.6％だった加盟国全体のプライマリーバランス（PB）の赤字のGDP比は20年度に9.4％まで拡大する。PBとは基礎的財政収支とも呼ばれ、財政の健全性を示す指標の１つ。公共事業や社会保障といった政策経費を新規国債に頼らず税収などでどのくらい賄えているかを示す。

　PBの対GDP比赤字は米リーマン危機後からの景気回復局面でほぼ毎年縮小が続いてきたが、19年度は2.6％、20年度は12.8％に急拡大する見通しになった。コロナ対応の20年度は３度の補正を含め175兆円の予算を組んだ。21年度の当初予算も税収57兆円に対して歳出は106兆円だ。そのため黒字化の目標としていた25年度は対GDP比でマイナス1.1％（約７兆円の赤字）で、未だに赤字だ。諸君らにも超高齢社会を前にして今一度、「医療・看護の原点」を考えてほしい。

コロナ後は安楽死の議論が活発化!?

　いずれにしてもコロナ後は感染拡大を恐れて家族にも看取られず孤独に亡くなる人が増えるだろう。そうなると、徒に延命をしない尊厳死を求める声、いわゆる“安楽死”の議論も活発化するかもしれない。そもそも医師が薬を投与するなどして患者の死期を早める「積極的安楽死」は、日本では患者が希望しても嘱託殺人罪などに問われる。終末期ではなく回復の見込みのない患者が死を望むことがあるが、精神的・社会的援助が不足しているケースも多く、支援体制の整備が求められている。そこでわが国では、終末期の患者に対しては患者や家族の意思を踏まえ、延命治療をしないことは容認されている。

　厚生労働省も2018年３月に「人生の最終段階における医療・ケアの決定プロセスに関するガイドライン」を改訂。最終的に延命治療の不開始や中止を決める際は「医療・ケアチームによって、医学的妥当性と適切性を基に慎重に判断すべきである」として複数による判断を求めた。ただ終末期と言っても患者や家族の意思は家庭環境などが影響し、変化する。そのため同ガイドラインでは「精神的・社会的な援助も含めた総合的な医療・ケアが必要」と強調する。さらに「生命を短縮させる意図をもつ積極的安楽死は対象としない」と明記した。

　しかし従前の安楽死は患者に接してきた主治医が関わることが多かっ

た。そうした中、コロナ後になって驚くべき事件が発生した。"安楽死の出張サービス"だ。遠隔地の2人の医師がSNSを通じて患者と知り合って京都で実行したとされる。聞けば1人は厚生労働省OB。もう1人は本学の医学部に在籍したことのある者（退学して海外の医学部に進んだようだ）。最近、何故か本来は外国人向けの予備試験を受ける日本人医師が増えてきた。一方、本事件のALS（筋萎縮性側索硬化症）患者も終末期ではないとされるが、回復の見込みのない患者が死を望む権利はある。事実、蘭国や米国の一部では患者の安楽死を認めている。生死の分岐点は人工呼吸器を付けるか否か。死に直結するので一旦装着すると外せないが、約3割が付けるを選択。障害者総合支援法に基づく「重度訪問介護」があり、原則1割負担で約1万人が利用する。

　これに対して、日本医師会の「医師の職業倫理指針」（16年10月改訂）では、ALSを例示し、終末期ではない患者の延命治療の中止について「容認する意見がある一方、かなり強い反対意見もあり、国民的な議論が必要とされる」と認めていない。

　そのためか過去にも医師が殺人罪などで有罪になった例が散見される。例えば、1991年に東海大医学部付属病院の勤務医に対し、横浜地裁は95年に執行猶予付きの有罪判決を言い渡し、確定した。末期がん患者に心肺停止作用の効果がある塩化カリウムを注射して死亡させたとして殺人罪に問われた事例だ。同判決では、薬物投与で意図的に死を招く「積極的安楽死」が容認できる基準として①耐えがたい肉体的苦痛がある②死期が迫っている③苦痛除去・緩和の手段が他にない④本人の明確な意思表示がある——との4要件を示した。

　続く2002年に発覚した川崎協同病院の事件では、医師が患者の気管内チューブを抜いて筋弛緩剤を投与し死なせたとして殺人罪に問われ、有罪判決が確定した。
　一方、不起訴になったケースもある。00〜05年に郷里の富山県の射水市民病院で人工呼吸器を外された末期患者7人が死亡した事件だ。殺人容疑で書類送検された医師は、嫌疑不十分で不起訴処分となったが、事の発端は同院の看護部長の内部告発のようだ。本来なら安楽死についても公開討論してみたい所だが、誌面の都合上、ここは拙著『生と死の選

択〜延命治療は患者にとって幸せなのか』（経営書院）に譲ることにしよう。約四半世紀前に書いたので「早すぎた」のか全く売れなかった。これも徒労の1つだ。そこで脳死のクイズ。

Q5-13　法的な脳死判定基準に含まれるのはどれか。1つ選べ。
  a　心停止
  b　低体温
  c　下顎呼吸
  d　腱反射の消失
  e　平坦脳波

　正解は「　」。ちなみに日本では脳死判定は厳格な基準が定められている。この他に、①深昏睡、②瞳孔の散大と固定（瞳孔径が左右とも4mm以上）、③脳幹反射の消失（対光反射、角膜反射、毛様脊髄反射、眼球頭反射、前庭反射、咽頭反射、咳反射のすべての消失）④自発呼吸の停止（無呼吸テストで確認）、⑤6時間以上経過した後の同じ一連の検査――の都合6項目を必要な資格と知識をもち、臓器移植に無関係な2人以上の医師が行う。

　それにしても2020年は多くの人が亡くなった。元小学校の校長だった義父もその一人。前立腺がんの骨転移で最寄りの公立病院でリニアック（放射線治療装置）の治療を受けるも、脚のむくみによる激痛で通院が困難に。院長に頼んでベッドを確保してもらったが、医療・看護の質は今一つだったようだ。亡父の言う「いい医師の5か条」とは、①医療の基本に忠実であること、②治そうという熱意を持つ、③算術より仁術に生きる、④治療に向けて研鑽に励む、⑤患者に信頼される――である。これに対して「いい看護師の5か条」とは、①気遣い・心配ができる、②いかなる時も患者を念頭に置く、③可能な限り患者に寄り添う、④たとえ嫌なことがあっても患者に当たらない、⑤患者に尽くせなかったらすぐ辞める――と手厳しい。生前に書き殴った手記を再度読み返してみると、めったに弱音を吐かない戦前生まれの心の葛藤が伝わってくる。

　4月16日（木）
　10：30　息子・嫁・娘4人で病院到着。放射線医から治療プランを

聞く。（当初、通院治療の予定だったが、孝一より院長に挨拶してあるようで、対応の仕方が目に見えるように好転したと感じる。）

　11：30　次いで心臓血管外科部長に異常なむくみの原因を聞くが、検査結果を見る限りでは血栓・動脈瘤との因果関係は見当たらずの一点張り。（しかし、痛い！　データ主義による実直な Dr. ではあるが、もう少し診療面の配慮がほしい。"オーイ"パソコンばかり向かないでこちらの方も向いて診察してほしいとの声が頭をよぎる。）

　13：00　あいにく主治医は本日手が離せず、代理の医師から考えを聞く。（当初は通院だったが変更。入院して5回の放射を受けることに同意。その後はなるべく早く、治療をしない病院もしくは自宅療養となる。）

　13：30　話は思った通りに進展し、入院手続き完了。6人部屋窓側。（現在の体力では家庭での生活は限界だ。入院すれば息子・嫁・娘の負担も軽減でき、脚のむくみをとる治療も可能か？　幸い、入院費の殆どは互助会でまかなえる。）

　14：30　時節柄子供達は部屋には入れずあっけなく別れる。（差し入れでケイタイの充電器、日記帳、夕刊、マスクを息子に依頼したが、明日は休養させたい。）

　16：00　むしタオルで沐浴。心の疲れも除かれるような気がする。

　16：30　回診

　17：00　新聞に目を通す。新型コロナ増加の一途。

　17：50　初の院内食事。感謝の寸言を献立表の余白に。完食したが、問題の下痢止まらず難儀する。特に敏捷なる行動がとれない現状では。

　20：30　ベッドの高さやクッションの向き等を念入りに調整してベッドイン。しかし、ものの10分もしないうちに起き上がる。結局、上向き姿勢や痛さのせいか120％期待した第一夜も安眠できず。

「ヘッドコーチの重要な仕事とは、選手を信じることのできる環境を創造することです。」

ジェイミー・ジョセフ（ニュージーランド出身の元ラグビー選手、指導者。現ラグビー日本代表ヘッドコーチ。1969年生）

参考文献：
1）川渕孝一『第六次医療法改正のポイントと対応戦略60』、日本医療企画、2014年
2）川渕孝一『生と死の選択～延命治療は患者にとって幸せなのか』、経営書院、1997年

第6章　これまでの
徒労と挫折の政策提言

「選手生活の中で900本以上のシュートをミスした。300回近く試合に負けた。26回ウイニングショットを任され、失敗した。人生の中でも何度も繰り返し『私は失敗した』それが私が成功した理由だ。」

マイケル・ジョーダン（アメリカ合衆国出身の元NBAプロバスケットボール選手。1963年生）

　小生も「何故を5回繰り返して」根拠に基づく政策提言を行ってきたつもりだが、残念ながら徒労と挫折の連続だった。最たる失敗は、いわゆる混合診療の実態調査。よりによって日本医師会のシンクタンク（日本医師会総合政策研究機構。略称：日医総研）にいるときに行った（結果は「保険給付と保険外負担の現状と展望に関する報告書」に）。この報告書が発端となって混合診療の問題は規制改革や制度改正、さらには保険指導にも波及。今となっては記憶の彼方だろうが。

改めて混合診療の禁止を考える

　混合診療とは一連の診療行為の中で保険給付と保険外負担を混在させること。わが国の医療保険制度は現物給付が原則なので、両者のチャンポンは原則、認められない。全額自費かすべて保険か。残念ながら未だに二者択一の選択肢しかないのだ。例外は差額ベッドや予約料など以前、「特定療養費」と称していた13分野。

　見つかれば全額自費となる。病医院も最悪は保険医療機関指定取消しを食らう。これが泣く子も黙る「混合診療禁止規定」だ。ところが実際に調べてみると"グレーな部分"が散見される。勃起不全の糖尿病患者にバイアグラ、慢性関節リウマチの患者に、抗がん剤のメトトレキサートを投与（米国では認められている）している症例など。極めつけはがん治療の一環として飲尿療法、コーヒー浣腸、ビタミンCの大量用法、ゲルリン栄養療法などの代替医療。これに対してエビデンスが確認されれば保険適用になる。例えばICUで早期にリハビリを始めた重度の肺炎患者は、退院時の回復度が大きく、せん妄や人工呼吸器の装着期間が

短くなったという。その後、早期回復による医療費削減効果を示す報告も出てきた。09年、英医学誌「ランセット」に掲載された論文などをきっかけに注目を集めた。そこでエビデンスレベルに関する小クイズ。

Q6-1　エビデンスレベルが最も高いのはどれか。１つ選べ。
　　a　コホート研究
　　b　症例対照研究
　　c　オープンラベル試験
　　d　非ランダム化比較試験
　　e　システマティックレビュー

　疫学の研究方法に関する問いだが、正解は「　」。①メタアナリシスに次いでエビデンスが強い順に、②ランダム化比較試験、③前向き・後ろ向きコホート研究、④ケース・コントロール研究、⑤対象群を伴わない観察研究、⑥症例報告、⑦専門家・委員会の意見と続く。

　コーヒー浣腸に一定のエビデンスがあるかは知らないが、2001年に保険医の指定取り消し処分が下された佐野外科医院（甲府市）は突然、山梨地方社会保険事務局から「混合診療は違反」との通達を受けたという。同院長は電話口で「わらをもつかむ思いで全国からやってくる見放されたがん患者に診療費用の一部を保険請求して何が悪いんだ」と訴えた。

　実は混合診療禁止規定の法的根拠も怪しい。これまで歯科で２例、医科で１例の判例があるが、いずれも裁判官は「混合診療の禁止に法的根拠はない」としている。詳細は拙著『国民皆保険はまだ救える』（自由工房）のP.204〜214に譲るが、まともにこのルールに従うと病院の持ち出しになるので、大半は保険請求できない物品を院内の売店で購入させている。第５章の内藤氏の事例で出てくる、「つなぎ」「上履き」「軟便安心パット」「とろみ剤」の類もそうだ。しかし、これらの品々は大丈夫である。厚労省保険局から「療養の給付と直接関係ないサービス等の取扱い」という通知が出ており、限定列挙されているからだ。

　04年12月には当時の尾辻厚生労働大臣と村上誠一郎規制改革担当大臣の間で交わされた「いわゆる混合診療問題に関する基本的合意」で先出

の特定療養費制度が再整理されることとなり、06年の健康保険法改正で保険外併用療養費制度における「評価療養」と「選定療養」に区分された。将来的に保険の対象とする医薬品・医療機器など医療技術を評価するものが評価療養である。選定療養は、全く保険適用を想定していない医療サービスで、患者・家族が良し悪しを判断して受けるかどうか決めるもの。具体的には差額室料や予約・時間外診療など「快適性・利便性に係るもの」だ。ただし、200床以上の病院の未紹介患者の初・再診料や一定の制限回数を超える医療行為、さらには180日を超える入院や前歯部の材料差額など「医療機関や医療行為等の選択に係るもの」も加わり、大きく変質している。

後に「患者申出療養」も登場し屋上屋を架している。まさにこれが裁量行政。高価なPCR検査の保険適用が遅れたのもわが国では混合診療が禁止されているからではないか。高額で個別性の高い不妊治療はすべて保険で面倒をみるのか？ 当面は補助金拡大だが、22年度に答えが出る。

6-1 Think for yourself

いわゆる混合診療は日本では"禁止"とされているが、諸君らは賛成か反対か。小生が日医総研でまとめた先の徒労の報告書も参考に一定の根拠とあわせて自説を述べてほしい。

スイッチOTC薬で節税

このように医療は対人サービスだが、制度となると大半はパワー・ポリティックス（政治力学）で決まる。その代表例がセルフメディケーション税制。詳細は国税庁のホームページ等を参考にして頂きたいが、市販薬を年間1万2000円以上買うと世帯当たりの税負担（上限8万8000円）を軽くする制度である。医療機関に過度に頼らずに軽い症状を自ら治す"自主服薬（セルフメディケーション）"を後押しするものだ。換言すれば頻繁な受診を減らすことで医療費を抑制するが今の所、惨憺たる結果だ。

ネックは皮肉にも国民皆保険制度の存在。日本は有難いことに保険が効く処方薬が約1万4000品目もある。わざわざドラッグストアで全額自費の市販薬（OTC：Over The Counter Drug）を買うより医師に処方

してもらった方が安上がり。こういう患者が増えたためか"気前のいい"皆保険制度もおおよそ60年がたち、国民医療費は43兆円を超えた。今後の本格的な少子・高齢化で存続すら危うくなっている。さらにセルフメディケーションは多忙な勤務医の負担を軽くすることで、重症患者の診療に十分な時間を割けるようにする効果も見込んでいる。まさに政府の「医師の働き方改革」にも資する政策だ。

しかし諸君らはそもそもこんな制度自体知らないだろう。従来からの医療費控除（年間10万円を超えると200万円を上限に税優過遇）との選択制になっているのも混乱する要因の１つ。実は以前から、①医療機関で支払った患者の自己負担に加えて、②通院や入院に要した交通費、さらには、③薬局やドラッグストアで購入した一般用医薬品は所得税の控除対象である。ただし、年間10万円を超えないと税金の還付はない。そこで新制度では敷居を低くしたというわけだが、全くのPR不足。聞けば、大正12年に導入された生命保険料所得控除から92年ぶりの政策減税だというが御存じか。仮に世帯主の年収が約500万円の平均的なサラリーマン家族であれば年間３万円の市販薬を買うと（３万円－1.2万円）×平均実効税率20％で3600円の税金が戻ってくるという仕組みである。たかが3600円、されど3600円。

それにしてもこの新制度は手続きが面倒だ。これもネックの１つ。クリアすべき要件が多すぎる。まず、世帯主が▽特定健康診査（メタボ健診）▽予防接種▽定期健康診断（事業主健診）▽健康診査（医療保険者が行う人間ドック等）▽がん検診——のいずれかを受けることを前提にしている。これは"日本最大の学術団体"の日本医師会の主張を採り入れたもの。そこで特定健診に関するクイズ。

Q6-2　40〜74歳を対象とした特定健康診査の根拠法はどれか。１つ選べ。
a　健康増進法
b　介護保険法
c　健康保険法
d　国民健康保険法
e　高齢者の医療の確保に関する法律

言うまでもなく正解は「　」。ネタバレだが、特定健康診査とは08年度から高齢者医療確保法に基づき医療保険者にその実施を義務づけたもの。内容は、身体測定や血圧測定のほか血清脂質検査や血糖検査などメタボリックシンドロームに関する項目である。

　そして特定健康診査を実施した後に行われるのが特定保健指導である。診査結果から、生活習慣病の発症リスクが高く、生活習慣の改善による生活習慣病の予防効果が多く期待できる者に対して行われる。以前、特定保健指導による医療費適正化効果をトヨタ健康保険組合のデータを借用して計測したことがある。結果は初年度こそ1人当たり年間2310円医療費が浮くと推計されたが、3〜4年経つうちに統計的有意性はなくなった。これも徒労研究の1つ。詳しくは拙著『"見える化"医療経済学入門』（医歯薬出版）の第4章を参照頂きたいが、小生もテニスを始めて一時は減量に成功したが、やめたらリバウンドが激しかった。

　さらにセルフメディケーション税制のネックは対象品目が「スイッチOTC薬成分」に限られていること。かぜ薬に含まれるイブプロフェンや痛み止めのロキソニンのような医療用から一般用に切り替えた約1800品目だけだ。まさにこれも政治的"妥協の産物"。肝心のドラッグストアも面倒な作業が増えるだけなので、さりげなくスイッチOTC薬を示す※印をレシートに付すだけである。

人はお金で動くか？

　論点はこうした税制メリットによって果たして行動変容が生まれるかどうか。そこで我々は国に先んじて、一定のデータ分析を試みたがこれも徒労に終わった。詳細は『2040年の薬局〜見える風景が変わるか？』（薬事日報社）に譲るが、分析対象をかぜ、鼻炎症状、頸肩腰の痛み、胃痛・胃酸過多・胸やけ・もたれ・消化不良の4症状に限定したのは、これらの症状であればOTCで対応可能と考えたからである。公平を期すために4人の専門医の助言を受けて厳密に症状を定義。モニター調査会社の協力を得て約1800万世帯が確定申告するのではないかと推計したが、申告者は17、18年ともにわずか2万6000世帯。19年度も医療費控除の適用を受けた756万人のうちセルフメディケーション税制の適用者は3万人に止まった。従って約400億円の医療費が浮くという試算も取ら

ぬ狸の皮算用となった。その後、五十嵐中東大客員准教授は、OTCで都合3200億円の医療費が潜在的に削減可能と試算。一方、厚生労働省のスイッチOTC化に関する評価検討会議は21年2月、中間とりまとめを行い、消費者や学会・製薬企業の要望を受けて検討した39成分のうち11成分のみスイッチ可という判断を示した。

「健康寿命の延伸」を目指す政府の基本方針は間違っていない。むしろここで期待するのは保険薬局からの応援だ。なぜならその存在意義が今一つ曖昧だからである。どうしてこれまで病医院でもらえたクスリをわざわざ保険薬局まで取りにいかなければならないのか。

以前、日医総研で「日本の医薬分業は本当に患者のためになっているのか？」という論文を書いて物議を醸したが、今でも多くの国民は医薬分業に不便を感じる。開業薬剤師への技術料もオンされるため、患者の自己負担は増え、二度手間だ。さらに厚生労働省や日本薬剤師会（日薬）は、いわゆる「門前薬局」より「面分業」を勧奨しており、調剤基本料も"一物多価"となっている。つまり、同じ処方せんを持参しても「高い薬局」と「安い薬局」が存在するのだが、大半の患者は知る由もない。保険薬局の中には"健康サポート薬局"を標榜したり、自己採血で糖尿病を早期に見つける検体測定室を置く動きもあるが、少数だ。小生が関与する検体測定室連携協議会もジリ貧。今こそドラッグストアと仲良く"健康の水先案内人"に徹するべきである。諸君らも後学のためとりあえず1年間の医療費関係のレシートを集めてみてはどうだろうか。

6-2 Think for yourself

「予防に勝る良薬なし」と言われるが、検・健診や予防接種などに力を入れると果たして医療費は節約できるか。一定の文献検索を行ってその費用対効果を体系的に考察してほしい。

不適切入試もいろいろ

セルフメディケーションの成否はともあれ医師不足は深刻だ。新型コロナ対策でも終いには供給過剰とされる歯科医師にPCR検査の協力を求めた。しかし"削って埋める"歯科は専ら外科系なので協力者は少なく、医師不足解消には繋がらない。コロナ前も文部科学省は不適切事案の概要と公正な入試の指針を提示した。19年度に起こった一連の入試不

正問題で「不適切」とされたのは東京医科大など11校。同省が示した指針によると、合理的な理由がないのに特定の受験生を合格または不合格とすることは不適切となる。性別、年齢、現役・浪人の別、出身地域などで一律に取り扱いに差をつけることも禁止である。

　裏返せば合理的な理由があり募集要項に明記さえすれば、地域特別枠や指定推薦など別枠で入試に差をつけることができるのだ。小生が客員教授を務める国立大学法人神戸大学は過疎地域出身者への加点を行ったが、僻地に多くの医師を派遣しているので"免罪"か。

　残るは私学の動向。というのも不利益を受けた多くの女子は、医師になった後に出産・育児等で離職するのは周知の事実だからだ。そのためか負担の多い救急や外科は敬遠されることが多い。男女平等も大切だが、これでは地域医療は成り立たない。

　同様に"多浪生"も、留年することが多く医師国家試験の合格率が芳しくないとされる。本当にそんなエビデンスはあるのだろうか。中学浪人を経験した小生としては釈然としない。実は郷里の富山で県立高校の受験に失敗した。ならば私立に行けばいいと思うだろうが、いわゆる"御三家"に行かなければ一流国立大学の現役合格は望めない。多感な15歳の中学浪人。公立中学での成績も悪くなかったので、合格掲示板に自分の名前がない時はさすがにショックだった。布団をかぶって一生分泣いたことを覚えている。今でも雨漏りする予備校舎での入学式を思い出す。皆、中学校の時に着ていた学生服で出席。カラフルだったが卒業式でもないのに目に涙を浮かべていた。「捨てる神あれば拾う神あり！人間万事塞翁が馬」である。

　以前、日本で最難関の東京大学医学部で特別講義をしたことがあるが、一番驚いたのは現役合格者の多さ。負けよしみのつもりで「諸君らも早く挫折したらいいよ」と述べたのだが、その東京大学医学部附属病院で平成の明仁天皇の心臓バイパス手術を行ったのは"燃える闘魂"天野篤順天堂大学教授。名門県立埼玉高校を卒業するも大学入試は3浪して日本大学医学部に合格。正直、本学の歯学部生にも医学部入学を諦め切れず仮面浪人や中途退学する者が散見される。人生は一回限りなので諸君

らには後悔のない生涯を送ってほしいものだ。

　そうした中で異彩を放つのが岩手医科大の試みだ。同大の歯科医師免許を有する学生７人を医学部の３年次に学士編入させていたという。何も騒ぐことはない。米国のケンタッキー大学で実施されたモデルの日本版だ。米国の歯学部は４年制なので、４年制プラス１年制を付加して、「オーラル・フィジシャン（口腔専門医）」というプログラムを設けた。具体的には、糖尿病や心疾患、ガンなどの疾患を有するハイリスク患者の歯科医療をなしうる専門的な医師を養成するもの。ただし、このプログラムへの移行は高い学力が要求され、毎年わずかの学生しか入学を許可されていない。どうしてこうした私学の英知が、「その旨が募集要項になかった」というだけで文科省のお咎めを受けるのだろうか。約3100億円の私学助成金が投入されているとはいえ、私大には「建学の精神」がある。日本学術会議の会員候補任命拒否問題と同様、議論のすり替えには要注意だ。

倫理よりカネか？

　そもそも事の発端は、文部科学省の私大支援事業の見返りに同省前局長の子息を合格させた贈収賄事件。争点は入学に際し、どこまで私学の裁量を認めるかだ。なぜなら米国では卒業生の子息に便宜を図るのは当たり前だからだ。長男、長女がペンシルベニア大学に入学する前も父親のドナルド・トランプは140万ドル（約１億5000万円）の寄付を大学に約束していたとされる。娘婿のクシュナー氏もハーバード大学入学前に父親が250万ドルを寄付していた。最近発表された調査では、驚くなかれハーバード大の白人学生の43％が、同窓生・大学職員あるいは寄附者を親に持つか、自身がスポーツ推薦枠で入学していたという。

　今は時効だが、「もう少し本学に寄付したら合格になる」という手紙が小生にも名門ペンシルベニア大ウォートン校から届いた。トランプ前大統領の母校。残念ながらスポンサー企業が"ケチ"だったので入学許可書は出なかったが、仮にトランプの姪の暴露本にあるようにトランプが友人に金銭を払ってSAT（大学進学適性試験）の高得点で編入したなら替え玉受験だ。韓国の朴槿恵（パク・クネ）大統領も友人崔順実（チェ・スンシル）の娘の裏口入学をきっかけに韓国史上初めて弾刻罷

免された。「入る大学によって人生が決まる」とされる韓国。日本以上に競争社会だが、同国では子供の不正入学は発覚すると"一発退場"だ。

　驚愕するのは東京医科大が示した不正入試をめぐる第三者委員会の「最終報告書」である。国会議員の口利きや入学に関する寄付金の強要、さらには小論文の入試問題の漏洩など、これまで表面化していなかった"裏口入学"の疑惑が満載だ。やはり医療界も教育者の倫理感より資本の論理が勝るのか。後日、東京医科大が医学部入試で不正な得点操作を行っていた問題で、臼井正彦前理事長が東京国税局の税務調査を受け、18年までの5年間で計約1億円の申告漏れが発覚した。ないかと思うが、私学助成金の不足分を穴埋めしたとすれば美談だ。

　これに対して全国86の国立大学法人には都合1.1兆円もの公金が入っている。そこで社会実験として、歯科医と医師、両方の免許が取れるカリキュラム編成を本学で試す特区申請を行った。今から考えれば"若気の至り"だったが、案の定、関係省庁からはほぼ"白紙回答"。そこで第三次の構造改革特区（03年6月）では、麻酔科医が不足しているので、歯科麻酔医だけでもどうかと提案した。しかしこれも相手にされず消え去った。

　その後、東京のかの有名な病院で、研修中の歯科医から麻酔を受けた直後に心肺停止になる医療事故が起こる。研修に来ていた私大の歯科医が、腎臓病に伴う外科手術で患者に全身麻酔薬を投与。男性は直後に心肺停止となり、意識が戻らないまま2か月後の06年末に心筋梗塞で死亡した。容体が急変した際、指導医は立ち会っておらず、加えて歯科医が麻酔を実施することについて事前の同意も取っていなかったという。後に、この病院は歯科医の麻酔研修の際、指導医が恒常的に監督を怠るなど厚労省のガイドラインに違反していたことが判明。続けて同院は都の改善指導を受ける。

　これで万事休す。裏返せば水面下で歯科医が医科患者に全身麻酔をかけている証左ではないか。医者か歯医者かの区別さえつかない救急患者にとってはたまったものではない。20年度の医学部合格率は男女差1.1倍まで縮まったが、依然としてわが国は医師不足に加えて医師偏在が深

刻だ。今は歯科麻酔医も不足気味。ひょっとすると第二次大戦末期のようにどさくさで歯科医師にも "医業" が認められるかもしれない。ただし、その前に議論すべきは、医科歯科二元制を続けるか否かである。私立歯科大の最難関、東京歯科大学は20年11月6日、慶應義塾大学に対して歯学部の慶應義塾大学への統合および法人の合併を申し入れた（23年4月の実現に向け協議開始とのこと）。名を捨てブランドを取る戦略か。

6-3　Think for yourself

未曾有の超高齢社会を迎える日本にあって「医科歯科連携」という大題目は診療現場で実質的に進んでいるか。一定の根拠をつけてその是非を口頭発表かレポートしてほしい。

伸びぬ特定技能制度

歯科医といえば、以前、本医療経済学分野に国費留学生としてインドネシアからやってきた敬虔なイスラム教徒を思い出す。外交官の娘で出国直前に出産。ベビーシッターの同行を希望したが出入国在留管理庁は「前例がない」ということでビザを下さなかった。そこで奨学手当をもらうため2か月に一度、来日するも頭にスカーフを巻いていたのがあだになって街頭で "テロリスト" と揶揄されたという。帰国後再会して本人から初めて聞かされた。

確かに日本人にとってイスラム教徒は不可解な存在だ。以前、JICAの依頼を受けてサウジアラビアで「日本の高齢化とナースの現地化」というテーマで講演したことがあるが、驚いたのは大ホールに1人も女性がいなかったことだ。離れで聞いているという。同国ではトイレはもちろん銀行も病院も男女それぞれ出入り口は別。お酒も "御法度" で「きっと地下経済があるはず」と酒場を探し回ったが空しく終わった。通常、イスラムの世界では、人を①味方、②お客、③敵、④奴隷の4つに分けるが、④は出稼ぎにやってきた労働者。この中には韓国やフィリピンからの看護師や隣国ヨルダン出身のフライング・アテンダントも含む。そのサウジも新型コロナ感染者は21年1月14日現在36万4000人を超え、これまでに6300人が死亡した。従前から "オイルマネー" に頼る同国経済だが、聖地巡礼は重要な外貨獲得手段の1つ。国内総生産（GDP）の1.5％に相当する120億ドル（約1兆2600億円）に達するが、同国のサル

マーン皇太子主導の"脱炭素"の構造改革も思い通りにいかない。

　一方、スンニー派の盟主国サウジに対してシーア派のイランも日本に手厳しい。第１章で紹介したイランの眼科医は、広島の原爆ドームを見学して「原子爆弾などいとも簡単に作れる日本が何故、アメリカに一発お返ししないのか」と真顔で尋ねてきた。"目には目を。歯には歯を"。これがイスラムの掟だ。イランに帰国する最終日まで同氏は小生にイスラム教徒への改宗を訴えていたが、あの01年９月11日に自分はワシントンD.C行きのANA便に乗っていた。幸い、デトロイト空港に不時着陸したが、どの放送局も深夜は日本軍による真珠湾奇襲攻撃を流していた。彼らを"極端な輩"と叫ぶのは勝手だが、中国の寧夏も回教徒が大半を占める。縁あって同医科大学で客員教授を拝命したが、当時は尖閣諸島問題の真っ只中。同じ年に表敬訪問した旧満州の瀋陽医学院とは全く待遇が異なっていた。やり手の女学長は貧困世帯の多い東北部の遼寧省から日本語が堪能な多くの看護師を輩出せんと画策していた。

　このように中国には絶えず二面性があるが、残念ながら日本の新型コロナ対策では外国人労働者の雇止めや留学生に対する受入れ拒否が目立った。果たしてこんな国にコロナ後も外国人労働者や留学生はやってくるのだろうか。1993年から始まった技能実習生もコロナ禍で追い込まれた企業が合意退職を強要する悪質のケースが散見される。次いでスタートした特定技能制度もわが国の御都合主義で海外への技術移転を名目に３年間で「技能実習」が修了する（ただし、日本語と業種ごとの技能評価試験に合格すれば、最長５年間の在留が認められる）。

　それでも前政権は最初に決めた職種でしか働けない規則がある技能実習制度から介護や農業など14職種に限定した「特定技能制度」へのソフトランディングを目指した。だが、19年度は3987人と想定の４万7000人を大きく下回った。うち、92％は国内の技能実習生からの昇格。海外から新たに受験して入国した外国人は何と281人で全体の７％にすぎない。コスト負担と手続きの複雑さが介護事業所などにとって新たな重荷になっているようだが、急な入国停止・制限も現場にとっては痛手だ。

　実は飲食料品の製造業や農業、建設業など雇用確保に苦しむ分野は技

能実習生に頼ってきた。19年10月末現在、日本で働く外国人労働者約165万8000人のうち技能実習生は約38万4000人を占める。中でも愛知、岐阜、三重の３県で24万人と東京都（48万5000人）に次ぐ多さだ。地域と共生しながら産業の担い手になっている。ところが最低賃金並みの水準で事実上の労働に就くことも多く、待遇の悪さが問題視される。中でも留学生がアルバイトなどで働く「資格外活動」の雇用形態は不安定だ。日本学生支援機構によると、19年５月時点で日本で学ぶ留学生は31万人。７割以上がアルバイトに従事し、うち約半数が飲食業や宿泊業で働いていたが新型コロナの影響で大打撃を受けてそのあおりで解雇される留学生も少なくないという。

外国人労働者の受け入れ問題

　にもかかわらず、外国人労働者が来日するのはわが国の賃金水準が高いからだ。だが、労働市場も国際競争力を失いつつある。さすがに日本は新興国より高いが、経済協力開発機構（OECD）諸国の平均を下回る。日本貿易振興機構（ジェトロ）の19年度調査によると、製造業のワーカー（一般工職）の月額賃金は東京で2684ドルとニューヨークの3413ドルに及ばない。何もしなくてもアジアから働き手が集まってきた時代は終わったのだ。

　実際、アジアの外国人材は争奪戦の様相を呈している。18年にフィリピンから日本にやって来た労働者は約７万6000人と15年比で11％減った。これに対して同国からサウジアラビアに向かった労働者は約56万人。先出の“オイルマネー”の力だが、テレワークの普及で石油が担ってきた移動需要が構造的に低下すると命懸けの出稼ぎ労働者の行く先も変わってくるだろう。現にシンガポールは高技能の労働者の受け入れを進めており、所得税など税制面の優遇措置もある。一方、韓国も積極的な受け入れ策をとる。17年に就任した文在寅（ムン・ジェイン）大統領は最低賃金を２年間で３割近く引き上げるなどの取り組みを推進した。対照的に日本政府は最低賃金のこれ以上の上昇に慎重だ。中小企業の経営体力にも配慮してほぼ据え置いた。だとすれば働きがいのある職場をアピールしたり、地域コミュニティーが手厚い支援をしたりして人材を呼び込む努力が欠かせない。やはりここは第１章で紹介したように日本の手厚い社会保障制度で人材争奪戦に勝ち抜くしかないのか。

だが、コロナ後は感染への恐れから人との直接的な接触が少なくなり、相互連携しようとする気運が弱まるだろう。結果として人の移動が大きく制限されると、危機管理がお粗末なわが国にわざわざ来ようという出稼ぎ労働者はさらに減るかもしれない。そうなると外国人労働者にわが国の少子・高齢化の活路を求めるという従前のやり方は変更を迫られるだろう。やはり日本は日本人だけで問題解決しなければならないのか。ポイントは、外国人労働者を単なる"生産の要素"とするか、それとも家族を有する"生身の人間"として処遇するかだ。世界にはクルドやシリアなど戦争や圧政・迫害で逃れた難民が約8000万人いるが、その内、日本政府が認定したのは19年でたったの44人。そもそも日本の入管行政はかねて、国内外の強い批判を受けている。朗報は在留外国人が293万人（うち永住者は79万人）もいることか。わが国は「国際化」の真価が問われている。

6-4　Think for yourself

　コロナ後もこのまま日本が外国人労働者を積極的に受け入れることに賛成か反対か。国は予算をつけて人手不足産業への出向支援事業を始めているが、その是非も含めてまとめてほしい。

インドネシアのジョコ再選と皆保険制度の輸出

　中でも東南アジアではインドネシアの新型コロナの感染拡大が深刻だ。19年に行われたインドネシア大統領選も開票作業で300人を超える過労死が出たが、再選されたジョコ大統領は経済活動を優先して検査体制の整備で出遅れた。結果的にその副作用が響き日産も工場を閉め解雇が急増しているという。同じ ASEAN のベトナムやタイとは大違いだ。

　くしくも日本とインドネシアは18年に国交樹立60周年を迎えた。高度医療・医学フォーラムからの招請で、小生も初めてジャカルタを訪問した。参加者は両国の病院・企業関係者で要人や有識者が登壇して日本の医療機器・技術の輸出拡大を訴えた。というのも日本の医療機器は大幅な輸入超過にあるからだ。19年度における医療機器の輸入金額は2兆7229億円なのに対して輸出金額は1兆90億円。日本貿易振興機構によれば、世界の医療機器の市場規模は、米国が最大で、日本は世界の約1割に止まっているという。

そこで人口2.7億人のインドネシアへの販路を拡大しようというわけだが、皮肉にもこれでますます同国の貿易赤字が膨らむかもしれない。本当にインドネシアは輸入品に増税するだけで乗り切れるのか。コロナ後はデジタルサービス税を導入する。新型コロナウイルス対策に伴う巨額の財政支出の財源を捻出するシナリオだ。インドネシア政府は国家経済回復プログラムとして国内総生産（GDP）の4％超にあたる総額約695兆ルピア（約5兆円）の費用を充てる。具体的には米ネットフリックスなどがオンラインで提供する商品やサービスを利用した消費者に10％の付加価値税（VAT）を課すという。「本丸」の米IT（情報技術）大手への法人課税は米政府の反発が大きく簡単でないからだ。税収不足も深刻なため、当局はまずは取りやすいところから取るという姿勢である。日本政府と全く同じだ。為政者の考えることはどの国も変わりない。

　本来ならインドネシアからの出稼ぎ労働者を増やせば"商売お互い様"になると考えるが、コロナ後は人の流れが制限され、思い通りにいかない。当分は「PCR検査陰性」が入国の条件か。海や空、陸の国際物流は思いのほか割高になっている。とは言え、日本車のシェアは9割を超え、二輪車ではほぼ100％。ショッピングモールには「SOGO（そごう）やSEIBU（西武）」「イオン」があり、「ユニクロ」も人気がある。幸いコロナ後も3密に留意する大手牛丼チェーン「吉野家」や「すき家」に至るまで、日本ブランドであふれかえる。

　実際、わが国はこれまで4.7兆円に上る巨費を政府開発援助（ODA）として提供してきた。その甲斐あってかアジア通貨危機を克服したインドネシアは2000年以降、急速に経済成長を遂げ、G20の仲間入りを果たした。50年には日本を抜いて中国と米国、インドに次いで世界第4位の経済大国になるという予測もあるが本当にそうなるだろうか。そこでODAに関する小クイズ。

Q6-3　ODAで正しいのはどれか。2つ選べ。
　　a　最先端技術開発を目的とする国際活動である。
　　b　NGOによる支援活動である。
　　c　2020年までの国際口腔保健目標を示す。
　　d　二国間援助はJICAが主体となって実施する。

e　保健医療の援助を含む。

　正解は「　」と「　」だが、貿易赤字以上に心配なのがインドネシア
の不安定な政治情勢。中でも15年、同国初の高速鉄道建設計画の発注を
巡り日本と同国の関係は大きくこじれた。ジョコ政権が日本の新幹線の
提案を蹴って、突然、中国側に寝返ったためだ。実は過去にもこんなこ
とがあった。1974年１月、田中角栄首相（当時）のジャカルタ訪問時に
起こった大規模な反日暴動「マラリ事件」だ。スハルト政権と日本政府
が癒着して経済を支配しているとみる若者たちの不満が暴力の形で爆発
した。同事件を契機にそれまでは、経済援助のみの関係だったが、文化
交流や相互理解の促進が重要だという認識が一気に広がった。そこでわ
が国も医療機器と「日本版国民皆保険制度」との"抱き合わせ"輸出を
狙うわけだが、筋書きどおりに事が進むだろうか。

　インドネシアでは2014年１月に国民皆保険制度がスタートした。同制
度は全国民（６か月以上インドネシアで働く外国人を含む）を対象とし、
加入者は原則無料で医療を受けることができる。ポイントは職種や希望
する給付サービスによって保険料が異なること。貧困者に対しては政府
負担がなされているが、当初はマネジドケアで有名なカイザーパーマネ
ンテなどの"米国モデル"を参考にしたためか浸透度は今一つ。マネジ
ドケアとは人頭払いという定額制をベースに医療を提供する仕組みだ。
事実、即時導入を目指したインドネシアの皆保険も加入率は直近で全国
民の76％に甘んじている。

　一番のネックはこれまで企業の福利厚生として民間保険を享受してい
た富裕層の医療給付水準が極端に落ちること。差額の医療費を支払って
でも追加サービスを受けたい者には民間保険会社との給付調整があるの
で皆保険制度定着には一定の時間がかかる。インドネシア生命保険協会
の調べでは、19年の国内生保会社の総収入は196兆7000億ルピア（約１
兆5000億円）と前年比約６％増となった。グローバルデータによると、
インドネシアの保険業界の市場規模は14年の101兆5000億ルピア（約
7400億円）から倍近くに拡大している。新型コロナウイルスのパンデ
ミック（世界的な流行）により経済が減速し、先行きの不確実性は増し
ている。そんな中で、生命保険の重要性を再認識したり、資産運用に対

する考え方を改めたりする人も出てきているという（20年5月17日の日経新聞）。国際通貨基金は、ベトナムに次いで早い経済回復を予測する。やはりインドネシアは捨ておけない魅力的な投資対象国だ。

　幸い、本分野で博士号を取得した先の国費留学生も帰国後はインドネシア大学の技術革新マネジメント室長に昇進した。あわせて小生もNPO法人JIMCA（日本・インドネシア医療連携協会）の理事を拝命したので微力ながら国益に資するよう医療機器と皆保険制度の"パッケージ輸出"に貢献したいものだ。

国費留学生の表と裏

　それにしても不思議なのは国によって新型コロナの感染・死亡者数が大きく異なることだ。季節性インフルエンザの死者数と逆転するケースも散見される。例えば米国は新型コロナが大きく上回っている。ブラジル、英国、イタリア、フランス、スペイン、メキシコも同じような傾向がある。これに対して、台湾はもとより東、東南、中東アジアの中国、ベトナム、シンガポール、パキスタン、フィリピン、サウジアラビア、韓国、そして日本は真逆。裏返せばワクチンや治療薬が開発されていても多くの人が季節性インフルエンザで亡くなっているのだ。

　欧米や中南米で新型コロナの重症例が多いのは、現在のホモ・サピエンスに受け継がれている絶滅した古代人類ネアンデルタール人の遺伝子が関係しているからという説もある。しかし同じアジアでもバングラ人の63％が古代人の遺伝子を受け継ぐ。世界で最も腐敗した国の1つとされるバングラデシュ。今はコロナ陰性証明を偽装して国際的信用を失っている。事件が発覚して隣国インドで逮捕されたのは同国の病院経営者と複数の外科医。20年7月16日付けの日経アジアによれば、1人当たり60ドル徴収していたという。直近バングラデシュに帰国していた1600人の出稼ぎ労働者の中から陽性反応が見つかったためカタール航空でイタリアに到着した165人のバングラ人の入国を当局は拒否した。

　欧州など海外で働くバングラ人にとってコロナ禍は深刻な問題だ。例えば、イタリアは14万人以上の出稼ぎバングラ人を受け入れており、バングラデシュへの送金元としても重要な国。しかし、バングラ人は欧州

域内の移動の自由を保障した「シェンゲン協定」加盟国への出入りを認められているわけではない。欧州では一部の国に対して渡航制限の緩和を始めたが、バングラデシュは安全ではないと見做されている。バングラ人留学生も新学期に向けて欧米に入れない可能性が高い。そのため送金も記録的な規模で、海外からの送金は減っている。ちなみにバングラデシュは輸出や農業、海外送金に支えられ、過去10年にわたって７％程度の経済成長率を維持してきた。しかしコロナ禍で状況は一変し、輸出も大幅に減少し、経済不安がくすぶっている。まさにコロナ後は"負の連鎖"が世界を襲う。

　本分野でもバングラデシュから来た２人の国費留学生に博士号を授与したが、うち１人は当初から全く日本語を勉強する意欲もなく教科書はロッカーに無残にも放置したまま。イスラムの世界では女性の身分が低いせいか本国から呼び寄せた細君にアルバイトをさせ、日本政府からの奨学手当と合わせて留学は完全に"ビジネス"と化していた。また、肝心の博士論文も USAID（米国際開発庁）データの利用で早々に書き上げるもすべて「剽窃（ひょうせつ）」まがい。そこでクイズ。

Q6-4　研究における「剽窃」行為にあたるのはどれか。１つ選べ。
　　a　研究費を不正に使用する。
　　b　データの書き換えを行う。
　　c　架空のデータを作成して発表する。
　　d　同一の内容を複数の雑誌に投稿する。
　　e　他人の論文の内容を自説として発表する。

　「改ざん」「ねつ造」「二重投稿」など、いずれも不正行為だが、剽窃は「　」。その他の研究上の不正行為として、不適切なオーサーシップ（著者資格）も最近、問題になっている。研究成果を論文として発表する際に著者として名を連ねるには、研究の企画や、論文の執筆、検証にかかわるなど、その研究に実質的な貢献をする必要がある。しかし、不適切なオーサーシップとして、研究にほとんど貢献していない者を著者とする"ギフト"や、研究に重要な貢献をしたのにもかかわらず著者から外される"ゴースト"が散見される。

幸い途中で本分野の助教がこの不正行為に気づき、博士論文は一字一句全文書き直してもらった。驚くなかれ、この国費留学生は元々バングラデシュの某大学の准教授だったという。帰国後は栄転してハーバード大学の公衆衛生学教室でポストドクターとして月給約50万円をもらう身分。年間30万人の留学生構想を立ち上げた文部科学省は、来日前に事前面談することを求めるが、既に数十本の論文を書き、わが国で使用するデータの目途もつけたと豪語する輩をどうやって排除すればいいのか。しかし、これまで書いた数十本の論文も熟読してみるとすべて学部生のレポートレベル。本人の正体はハーバード大学も見破れなかったようだ。これまでインドネシアのほかに中国、台湾、ミャンマー、タイ、タンザニア、そして日本の学生の博士論文を指導してきたが、一番神経がすり減ったのが、このバングラデシュ人。過去にアクセプトされた論文のタイトルも生来の注意散漫のためかスペルミスがあった。

　世の中は"フェイクニュース"が横行しているが、タンザニアから来た歯科医も帰国後、現地で人気を博する日本車のディーラーを副業にしている旨の顔写真付き記事をネットで発見した時には驚愕した。「ニセ情報」と信じたい所だが、事実は？

6-5　Think for yourself
　21世紀は「アジアの時代」とされるが、新型コロナウイルス対策を例にしても国の力量が、感染・死者数の違いとして表れている。そうした中で日本はアジアのどの国に戦略的に投資したらよいのか。具体的に国名を挙げてその根拠を口頭発表かレポートしてほしい。

米国の事情
　"ニセ情報"と言えば海を渡った米国の専売特許。コロナ禍で患者減に悩むあるクリニック関係者が「グーグルマップ」に近隣の競クリニックの中傷記事を投稿する業務妨害も発生しているという（20年8月10日の日経新聞）。いわゆる"オバマケア"の存続も今回20年秋の大統領選挙の争点の1つとなったが、SNSではフェイクニュースの連発。トランプ前大統領（共和党）はオバマケアの廃止を唱えたが、第46代大統領となったバイデン（民主党）はその継続を訴えていた。さすがに途中で候補選を離脱したバニー・サンダースら民主党左派が主張した国民皆保

険制度の導入は無理かと思うが、コロナ禍で無保険者の窮状にスポット
ライトが浴びる。実際、サンダースらは皆保険の検討をバイデン支持の
条件の１つに挙げた。同じ左寄りのカマラ・ハリス副大統領も両親は
ジャマイカとインドからの移民でマイノリティー出身だ。

　Black Lives Matter！　マイノリティーといえば、白人警官による黒
人暴行死事件を契機に米国全土での抗議デモや暴動が収まらないのは新
型コロナの影響が黒人の方が甚大だからとされる。白人のみならずアジ
ア系やヒスパニックに比しても黒人の感染者数・死亡率が高い背景には
従前からの人種差別や経済格差がある。何と1970年代半ばから最近まで
の約40年間の平均収入の増加分のほとんどは所得上位１％の最富裕層に
流れているという。これに対して下位90％の収入は増えていない。主要
な原因は、デジタル技術革新だとする説が有力である。

　小生も米国の経営大学院（ビジネススクール）に留学した頃は、治安
の悪いサウスサイドシカゴに住んでいたが、学業成績はパッとしなかっ
た。英語力を測る TOEFL と GMAT については病院勤務後、新宿の留
学予備校に通ったお陰でそこそこの点数が取れたが、本場の大学院講義
は英語が全く聞き取れずチンプンカンプン。今でも覚えているのは図書
館から帰って３畳一間の寮で食べたハンバーガーがおいしかったこと。
徹夜で予習・復習や試験勉強に精を出していると学内パトロールカーが
頻繁に巡回するも毎夜銃声が聞こえた。こうした環境が嫌でサマーイン
ターンシップは白人の多いシカゴ郊外の病院で幾つもの面接を受けた
が、どれも内定は頂けず最後はアフリカの病院に一縷の望みで願書を
送った。だが、これも残念ながら丁重な断りの返書を頂いた。

　最終的には知人のコネで、かの共和党の牙城ケンタッキー州ルイビル
で３か月間働くことになった。面白かったのは、白人は能力に応じて部
屋の広さや年収が決まっていたが、黒人は身体・知的・精神障害者同様
で“マイノリティー”の枠しかないこと。何度も同僚に黒人教会（ブラッ
クチャーチ）に誘われたが、これも小生を同じ「少数派」と見たからだ
ろう。週末にパーティーを開くも白と黒とでは住む世界が異なる。大学
に戻って感謝祭はシカゴ郊外のホストファミリー宅で、日本で習った八
木節を蛇の目傘を使って披露したが意外にもこれが大受けした。

農業従事者を主とする白人コミュニティーは皆 "Poor ホワイト" なのかラジカセの持ち合わせがなく教会で借りてきてくれた。聞かなかったがこの一行は皆、国家のためには喜んで兵士に志願し、命を投げ出すコテコテの愛国主義者ではなかったか。トランプ人気もこうした人々が支える。たまたま同席した日本人修道女に「ジャップと蔑まされたわが国にもこんな若者がでてきたか」と称賛された時はうれしかった。

　それにしても自分がこうした白人社会ではなく、サウスサイドシカゴのようなスラムに生まれ、親が失業中でアルコール依存症かドラッグに耽る毎日だったらどんな人生を送っていただろうか。米国第44代大統領バラク・オバマの妻ミッシェル・オバマが偉いのは、逆境を克服して名実ともに "First Lady" になったことだ。今は死語となったが「アメリカンドリーム」の醍醐味は一発逆転満塁ホームラン。利き腕を手術した二刀流の大谷選手曰く、「ピッチャーはゲームを作れるがバッターはゲームを決められる」と。まさにピンチはチャンスである。諸君らも是非、海外留学してほしいものだ。

　だが、コロナ後は大学もニューノーマル。ついに米国では「ハーバードよりも人気のある大学」が登場した。14年9月開校のミネルバ大学だ。同大にキャンパスはなく、授業はすべてオンラインで行われる。教員は移動時間などを気にする必要もないので世界中から集まる。世界7都市にある学生寮を4年間で移動しながら学ぶ。大学創立者ベン・ネルソンは言う。「大学よりも優れた職業人を輩出する別の道があれば、大して役に立たない大学の卒業生を企業はあえて雇用しなくなる。どんなに質が悪い教育でも大学で学位を取らなければ職業には就けない分野は別だが、例えばソフトウエア・プログラマーの分野では既に代替が起きている」と。

　日本も例外ではない。多くの大学がその存在意義を問われている。そもそも諸君らは専門学校や高専ではなく何故、大学にやってきたのか。日本の大学に在籍する学生は約290万人で、教職員や保護者、さらに卒業後に就職する企業を含めると、そのリストラの影響はかなり広範なものとなる。まさに大学マネジメントは社会にとって重大な関心領域だ。元々日本の大学は18歳人口減少に伴う定員見直しや統廃合、国際化やイ

ノベーションを通じた競争力と社会貢献の強化が求められ、制度改革や組織改革が行われてきた。ところが、現実は論文数や引用度は先進国のなかでも低く、研究の活性化も課題。そこに新型コロナの感染拡大が起き、教育サービスの安定的な提供も新たな問題となっている。従前、日本の大学改革は欧米の有力大学をモデルとしてきた。しかし、当の欧米の有力大学も新型コロナ禍で新学期からの留学生減少や出版部門・株式等の投資運用の収入減で財政的に厳しい状況に追い込まれている。米国では高い授業料が払えず大学を中退する者が急増しているという。

オバマケアに見る禁煙対策

　市場原理が働かない教育に加えて医療も然り。何かと物議を醸した米トランプ前政権だが、19年のG20大阪サミットの財務・保健大臣合同会合では国民皆保険が議題になった。同制度を推進するために必要な財政制度が論点。実は国民皆保険がない米国でも高齢者医療制度と貧困層向けの医療扶助は存在する。また、雇用されている人の大半は民間医療保険に加入している。問題は、医療扶助を受けるほどには貧しくない人々だ。そこで、いわゆるオバマケア（医療保険制度改革法）では、自ら保険料を支払うことの難しい人に一定の助成を行った。民間の医療保険会社に予防医療サービス付の保険商品を売らせたのだ。まさに“米国版セルフメディケーション”である。日本と異なり、完全な公的保険にならなかったのは1.2億ドル（約130兆円）の巨大民間保険市場がすでに存在していたからだ。「民活」こそが米国の根本思想である。

　ところがオバマケアはすこぶる規制色が強い。この点が共和党、中でもトランプ前大統領が廃止を訴えた所以だ。例えば、医療保険業界には利益率に上限が設定された。上限を超えた場合には被保険者に払い戻さなければならない。さらにオバマケアは高所得者にも一定の負担を課した。米国では以前の医療保険料は全額所得控除の対象だったので、高額な医療保険に加入する高所得者ほど控除の恩恵が大きいことが問題になっていたのだ。そこで高級車の名にちなんで一定の超過分に「キャデラック税」が課された。

　それでは、オバマケアは一定の成果を上げたのだろうか。まず米国民に占める無保険者数だが、オバマケア開始時の10年には15％超の4800万

人だったのが15〜16年には9％弱の2800万人と劇的に減少している（Blumenthel Dら）。さらに65歳未満の若年者の医療費の伸びも鈍化している。しかし、この現象はオバマケアが成立する前の06年頃から始まっており、ダートマス大学のスキナー教授はオバマケアの影響は少ないと反論している。事実、オバマケア導入後、同制度に参入した民間プランの保険料が高騰しており、無保険者数も20年5月末時点で3077万8000人に上っており、成人の約16％に相当する。理由は新型コロナで失業者数が急増したことで無保険状態になったこと。加えて規制色が強すぎるオバマケアでは参入する保険会社が少なく競争原理が十分に働かなかったこと。さらに個人加入義務違反に対する罰金が安いため多くの健常者が保険加入を断念したことも挙げられる。

　だが、オバマケアが市民権を得て一種のセーフティネットとなったのも事実だ。その証拠に共和党が上下院で過半数を握った17〜18年でも同制度の違憲訴訟は却下され、撤退できなかった。基本的にオバマケアは個々人に保険の加入義務を課し、低所得者には補助金を出して保険加入を後押しする。留意すべきはオバマケアに基づき低所得者向けの「メディケイド」を拡充した州としなかった州で、無保険者の増え方の明暗が分かれたこと。例えば、メディケイドの対象者を拡大した33州では、失業者の23％が無保険となった。一方、オバマケアに反対してメディケイドを拡大しなかったテキサス州やフロリダ州など主に共和党優位の13州では、その2倍近い43％が無保険に。テキサス州では何と10人のうち3人が無保険となったという。

　そもそもオバマケア導入前は医療保険には厳しい加入審査があった。そのため、基礎疾患のある健康状態が悪い人には高額な保険料が設定され、場合によっては加入拒否されることもあった。そこでオバマケアでは加入審査が禁止され、すべての人が健康状態にかかわらず保険に加入できるようになった。しかし、たとえ保険に加入できるようになっても、保険会社が自由に保険料を設定すれば、不健康な人の保険料を高額にして弾くことができる。こうした"逆選択"や"クリームスキミング"といった弊害を防ぐために米国当局は、病気がちな高齢者の保険料を若年者の保険料の3倍以内に抑えることを義務付けた。くしくも19年、日本のかんぽ生命でも、乗り換え時に健康状態の悪化などを理由に再契約で

きなかったとか告知義務違反を盾に保険金が出なかったとかいった不適切契約の事例が明るみに出た。その数、保険料の二重徴収も含めると数万件に及ぶという。これでは公的保険の補足などとても無理だ。

　ちなみに、オバマケアが唯一認めた"差別"は喫煙の有無による保険料の差異化だ。米国では喫煙者には50％までであれば割増保険料を課してもよいとされた。WHO によれば世界の喫煙人口は約11億人で、国別では米国が4番目に多く、日本は7番目。事態は深刻だ。驚くなかれ、喫煙は健康被害への医療費などで年間116兆円以上の損失を与えているという。受動喫煙でも年間6万人もの子供が亡くなっており、このまま行けば30年には喫煙を原因とする死者が800万人に達すると推計した。タバコを単なる"嗜好品"とするヘビースモーカーも多いが、新型コロナによる重症化リスクは高い。どう考えても「百害あって一利なし」ではないか。幸いわが国もようやく20年4月から受動喫煙対策を開始した。そこでクイズ。

Q6-5　医療施設における最善の受動喫煙防止対策はどれか。1つ選べ。

　a　禁煙外来の開設
　b　喫煙可能区域の設定
　c　換気装置の設置
　d　禁煙時間の設定
　e　全面禁煙の実施

　正解は「　」。実際、改正健康増進法により従前の学校や病院に加えて飲食店なども20年4月以降原則として禁煙となった。ただし、小規模店や精神科病院.緩和ケア病棟は例外としている。タバコメーカーの政治的ロビーが強いので法律の運用や加熱式タバコの規制を巡ってはひと悶着ありそうだったが、今は粛々と分煙化の方向に進んでいる。葉タバコ農家に対してはそろそろタバコから、大半を中国からの輸入に依存する漢方生薬への転作を勧奨してはどうか。

6-6　Think for yourself

　医療費の財源とサービスの提供体制には公私の組合せで理論上、

「公・公」、「公・民」、「民・公」、「民・民」の４モデルが存在するが、わが国はこの中のどれに該当するか。それぞれの得失とあわせて日本の医療財源と提供体制に関する特殊性についても言及してほしい。

児童養護施設に自転車を配る

タバコ以外にもアルコールやゲーム、ギャンブルも依存性があるが、麻薬・覚醒剤となるともっと依存性・常習性が強い。悲しいかな、ストレスに弱い人ほどこうした誘惑に負け、最悪は家族にも見離される。残念ながら新型コロナ対策で外出規制を強いられ DV（ドメスティック・バイオレンス）や児童虐待に発展したケースも散見される。そこでクイズ。

Q6-6　児童虐待の分類に該当しないものはどれか。１つ選べ。
　a　性的虐待
　b　ネグレクト
　c　身体的虐待
　d　心理的虐待
　e　経済的虐待

正解は「　」。「お父さんにぼう力を受けています。（中略）先生、どうにかできませんか」。19年１月、千葉県野田市の市立小４年女児が父親の暴力を受けた後に死亡した。小生も教員の端くれなので心が痛む。縦割り行政の弊害か児童相談所や学校、各自治体の対応の不備で虐待の事実を把握しながら誤った判断が連鎖した結果、救出の機会は失われた。東京都目黒区の女児が「もうおねがい　ゆるしてください」と綴った文章を残して１年も経っていない。札幌市に住む２歳児も衰弱死。これも就学前の女児。20年７月には３歳の長女を東京都大田区の自宅に放置して衰弱死させた24歳のシングルマザーが逮捕された。聞けば本人も幼少時に親の虐待を受け、離婚した旦那からの暴力にも苦しんだという。だが、情状酌量の余地はない。なぜなら子は親を選べないからだ。18年度も73人が児童虐待で亡くなった。何とゼロ歳児が４割もいる。

こうした一連の事件を受けて親権者などによる体罰禁止を盛った改正児童虐待防止法と改正児童福祉法が20年４月施行されたが、それも束の間先述の大田区のシングルマザーは鹿児島県の交際相手に会うために8

日間娘を居間に閉じ込めた。これはまさか体罰の対象外か。改正法では
DV対策との連携強化、一時保護などの介入と親権者支援の分離なども
行われている。東京都に至っては全国に先掛けて、虐待防止条例を19年
4月から施行しているが、果たして、アクションに結びついたのだろう
か。

　実は18年に虐待の疑いがあるとして警察が児童相談所に通告した子供
は前年比22.4％増の8万104人で、過去最多を更新したという。文部科
学省の緊急点検でも虐待される恐れがある児童生徒が全国で2656人に上
る。これに対して厚生労働省が19年2月から3月にかけて、虐待のため
児童相談所が継続して関与している全国の子供3万7806人について行っ
た安全確認では、緊急度が高いと判断して一時保護など親から引き離す
措置を取ったのはわずか170人であった。9割以上は本人に面会して確
認したというが、なかなか虐待阻止には繋がらない。本当に子供を救お
うとする気はあるのか。

　くしくも数年前に小生は柄にもなくリプレット基金事業財団の理事長
を拝命した。仕事は“新品”の自転車を全国の児童養護施設に届けるこ
と。アンケート調査で入所している子供たちに一番ほしいものは何かと
尋ねた所、小中学生は“マイ自転車”が1位となった。しかし恐らく最
もほしいのは「暴力を振るわない優しい親」だろう。幸い、自転車の乗
り方教室を各地の競輪場で開催すると、思いの外、皆喜んでくれる。餅
は餅屋で、プロが教えるとわずか2時間で補助輪がとれる。自転車に乗
れたことで“世界的視野”が拡がり一石二鳥と考えるが、偽善的な行為か。

　しかし、休日を返上して全国の競輪場をお邪魔しているが、依然とし
て、親からの暴力や生活苦などで「社会的養護」の対象になっている子
供は約4万5000人もいる。うち3万人が児童養護施設と乳児院で生活す
る。里親やファミリーホームへの委託率はわずか2割弱に止まる。さら
に都道府県によって随分、温度差があることも痛感した。施設によって
は「うちは間に合っている」と自転車の受け取りを辞退される所もある。
事実、全国の児童相談所が児童虐待の通告を受けて対応した件数は自治
体によってまちまちだ。虐待が確認された事案のみを対応件数としてい
る県もあれば“育児疲れ”なども含めて広く捉える所もある。

一方、児童相談所に寄せられた通告の数え方も自治体によって異なる。兄弟２人を１件と数える自治体もあれば１人ずつカウントする所もある。実際、乳児院から児童養護施設に移ってきた兄弟姉妹が多いのでここは重要なポイント。自治体ごとにこれほどバラツキが生じるのは、何をもって虐待と捉えるかといった基準が不明確なためだ。ちなみに米国では、虐待に関する相談について、疑いにとどまるケースも含めて「軽度」「中度」「重度」と統一基準で分類して対応する州が多い。急がれるのは被害児童の状態や行政側の対応の経過などを国全体で把握するデータベースの作成だが、国の動きを見ると空しさを感じる。

　さらに社会的養護に対する自立支援も危うい。というのも児童養護施設は原則として18歳になると退所しなければならないからだ。例えばアパートを借りるのに、一般の家庭であれば親が保証人になることが多いが、彼ら・彼女らはそうした支援が受けられない。そこで児童養護施設の職員が「良かれと思って」退職後の安否を気遣った所、逆恨みされて元入所児童に刺殺される事件も起こっている。

　それでも「貧困の連鎖」は断ち切らなければならない。実際、大学等進学率をみると、全世帯は73％だが、児童養護施設は27.1％とひとり親家庭や生活保護世帯より低位に止まっている。自転車の乗り方教室を行うことのできる競輪場のない県もあるので、いっそのこと児童養護施設の退所者の自立支援事業でも始めようかと思う。さすがに最難関の国公立大学医学部に送り出すのは難しいだろうが、たいした業績を残せなかった学者の次に目指すは社会実践家かもしれない。

6-7　Think for yourself
　やがて人口減社会を迎えるわが国にあって空き家とシャッター通り、そして限界集落・耕作放棄地の急増のほかにコロナ後は外国人労働者の来日制限が続く。まさに「問題山積立国」の日本だが、どうしたらこうした社会問題は解決されるだろうか。"シェアリングエコノミー"というキーワードを使いながら具体的な新しいSocialビジネスモデルを提示してほしい。

問題山積の現実

　懸念された消費税引上げによるマイナス成長に追討ちをかけるような新型コロナのパンデミック襲来で、令和恐慌すら懸念される日本。このほかにも難問は山積だ。地球温暖化による相次ぐ台風と洪水で露呈した国土やインフラの脆弱さ、予想される首都直下・南海トラフ大地震がもたらす壊滅的な被害、急激な人口減少、所得格差・貧困化の拡大、教育や研究開発体制の劣化、加速するデジタル革命の中での競争力低下、そして高まる東アジアの地政学的脅威など枚挙に暇ない。

　これら国難ともいえる諸問題に対応するには、気の遠くなるカネが要る。国土交通省の推計では、道路橋等のインフラの維持管理・更新費は計画的に対応する予防保全に取り組んでも、30年後には最大6.5兆円になるという。場当たり的な後手の修繕だけでは最大12.3兆円に拡大する見込みだ。古いインフラを漫然と抱え続けているとコストは膨らむが国家財政はパンク寸前。同省によると、築50年以上となるインフラの割合は、今後15年で道路橋で25％から63％に、トンネルで20％から42％に跳ね上がる。手をこまぬいていれば老朽化が加速し、危険が高まりかねない。確かにムダな公共事業も散見されるが「コンクリートから人」という単純な話でもない。

　"尾張の守（おわりのかみ）" に洗脳された我々は、現実逃避に陥っているのではないか。そこで次章では、現実的な日本のヘルスケアの未来像を占う。

「負けて涙を流しているだけでは何万回（碁石を）打っても強くなれない。」

井山裕太（囲碁棋士、九段、棋聖・名人・本因坊・天元など。東大阪市出身。1989年生）

参考文献：
1 ）川渕孝一「保険給付と保険外負担の現状と展望に関する報告書」、日本医師会総合政策研究機構、2000年
2 ）川渕孝一『国民皆保険はまだ救える』、自由工房、2011年
3 ）川渕孝一『"見える化" 医療経済学入門』、医歯薬出版、2014年
4 ）川渕孝一「2040年の薬局〜見える風景が変わるか？」、薬事日報社、2016年
5 ）川渕孝一『視界ゼロ時代の病医院経営』、医学書院、2000年
6 ）川渕孝一『医療再生は可能か』、ちくま新書、2008年
7 ）長尾優『一筋の歯学への道普請〜東京医科歯科大学のあゆみ』、医歯薬出版、1966年

第7章　日本のヘルスケアの未来像

「残念ながら過去に戻ることはできません。過去の自分をコントロールすることはできません。しかし、未来の自分はコントロールできます。少なくとも過去よりは思い通りにできる可能性を秘めています。それならば前に向かうしかありません。」

松井秀喜（元プロ野球選手。石川県出身。1974年生）

待望の治療薬・ワクチン開発

　コロナ後、日本のヘルスケアの将来はどうなるのだろうか。先行事例のない「ナイト不確実性」下では未来予測は困難なので想像する。何と言っても急がれるのは新型コロナ治療薬の開発とワクチンの量産化だ。それにしても新型コロナウイルスはどこからやってきたのだろうか。やはり感染源は中国の浙江省武漢か。

　2018年5月に出された米ジョンズ・ホプキンス大学の報告書（The Characteristics of PANDEMIC PATHOGENS）はつとに有名だが、実は同年2月に世界保健機関（WHO）も公衆衛生上のリスクがある最新の感染症リストを公表していた。大半は治療法が存在しないか不十分というもの。特にクリミア・コンゴ出血熱、エボラ出血熱、マールブルグ病、ラッサ熱、中東呼吸器症候群（MERS）、重症急性呼吸器症候群（SARS）、ニパウイルス感染症、リフトバレー熱、ジカ熱の9種類は、「治療法の確立に向け緊急に研究開発を進める必要がある」としている。「未知の病原菌による疾病の分野横断的な研究開発を準備しておくべきだ」と続く。これが新型コロナウイルスだったとすればWHOも先見の明があったと言える。

　一方、デング熱、エイズ、結核、マラリア、コレラなどは緊急性の観点からリストから外れた。恐らく、費用対効果を考慮した判断かと考えるが、全感染症による死者数は2030年に世界で580万人になると推計している。人・モノの移動が頻繁になったためで、いわゆるグローバル化があだになってか2015年と比べて1割も減少しない。

薬剤耐性菌の急増や抗菌薬の飲み残しもあり、結果的に感染症に関わる医薬品支出は21年に44兆円と16年比で８割も増えるという。問題は製薬市場の中心が抗がん剤やアルツハイマー病などに移りつつあるため、世界で感染症の新薬・ワクチンの開発が減り続けていること。わが国でも10年以降に承認された抗菌薬は1990年代の半分以下に落ち、新たな抗生物質はもう何十年も登場していない。市場規模が大きくない国内産のワクチン開発も滞っている。

　これに対して米製薬企業ファイザーや米バイオ医薬ベンチャーのモデルナは、いち早く新型コロナワクチンを実用化した。英国のオックスフォード大学と新型コロナワクチンを共同開発したアストラゼネカも、日本を含む各国とワクチンの受注契約を既に締結している。世界に先駆けてヒトを対象に治験を開始し、20年末に条件付き承認された中国製新型コロナワクチンがこれらに続く。規制改革推進会議でご一緒した森下竜一大阪大教授が関与する日本のバイオ企業ベンチャー・アンジェス、そして21年秋に3000万人分の供給を目指す塩野義製薬は後塵を拝する。

　従来10年前後かかっていたワクチン開発の期間は、今では遺伝情報を使った新しい技術によって劇的に短縮された。政治的覇権狙いかロシアに至っては国際的に求められる臨床試験のうち、大人数に接種する最終段階を経ないでワクチンを承認している。海外では感染症のワクチンによる健康被害について国が賠償を肩代わりする例は多いが、日本政府もそうするのか。副反応を巡って子宮頸がんワクチン問題も未解決だ。積極的勧奨再開はいつになるのか。

　そもそもワクチンの参入障壁は高い。主に複数回接種や免疫反応を高める添加剤が必要な不活性タイプの弱毒性ワクチンだが、先出の米製薬ファイザー、メルク、英グラクソ・スミスクライン、仏サノフィの４社で８割以上のシェアを占める。こうした寡占の背景には彼らの豊富な製造・供給能力がある。ワクチンの成分は特許で公開されているが、量産化には膨大な投資とノウハウが不可欠。

　一方、これまで日本でワクチンを供給する企業は武田薬品工業やKMバイオロジクス、第一三共、阪大微生物病研究所などに限られている。インフルエンザや日本脳炎、狂犬病のほか、ジフテリア、百日せき、破

傷風を合わせた混合ワクチンの定期接種が細々と行われてきた。

　しかも今回の新型コロナに対応する最先端のワクチンを量産する企業はまだない。先出のアンジェスもワクチンの量産は主にタカラバイオが担うが、その供給体制は年間100万人程度。モデルナやオックスフォード大のワクチンの0.1％に止まる。これに対して欧米では従来型ワクチンに代わるメッセンジャーRNAやウイルスベクターといった新技術の開発が活発化している。一方、中国は遺伝子操作によって不活化ワクチンを改良し効率的な生産手法の開発を進める。「一帯一路」の参加国を中心に治験を開始して〝ワクチンナショナリズム〟に走る。

　朗報は武田薬品工業が新型コロナの治療薬の開発を開始したこと。回復者の血漿の成分を活用した「血漿分画製剤」で、米CSLベーリングと組み年内の実用化を目指しているが、承認のスピードと薬価いかんによっては米国での上市を優先するのか。下手するとここでも〝ジャパンスルー〟と称して国際共同治験や臨床研究でもかやの外に置かれるのではないか。現に未承認薬なのに第1相、2相を飛ばし、いきなり第3相臨床試験となった米ギリアド社のエボラ出血熱治療薬の「レムデシビル」も特例承認で薬価25万円。だが、WHOは〝効き目なし〟とする。次いで厚生労働省が「新型コロナウイルス感染症診療の手引き」に標準的な治療法として掲載したステロイド薬「デキサメタゾン」も、後発品はあるが元々は外国製。新型コロナに罹患した米トランプ前大統領はこの2錠と未承認薬の抗体医薬品との併用療法を試みたという。日本でいえば〝混合診療〟に該当するが、混合診療禁止規定を厳格に運用するのは日本だけか。社会主義国も顔負けだ。期待された国産の抗インフルエンザ薬「アビガン」も海外で基本特許が切れており、廉価な中国産が出回るが、日本では治験規模が小さ過ぎて有効性の証明に時間を要する。また、催奇形性があることが確認されているのでまずは安全第一で進めてもらいたい。

7-1　Think for yourself
　新型コロナ感染症収束の鍵を握るワクチンや治療薬の開発競争が各国で進む中、金に物を言わせてこれを独占する動きやこれを〝外交カード〟に使う国が顕著に見られる。つまり、WHOなどが主導する

ワクチン共同購入の国際的枠組み「COVAX」に米国やロシアは参加せず、欧米諸国や日本が軒並み人口を上回る量のワクチンを確保するとなると、発展途上国にワクチンが行き渡らない可能性もある。こうした中で知的財産権の保護と公共の利益との関係をどう考えるべきか。企業の特許・知的財産権を制限する世界知的所有権機関（WIPO）の「強制実施権」の発動に触れながら自説をまとめてほしい。

医療用医薬品は松竹梅に

そうした中、20年度の改定薬価基準が3月に告示された。収載医薬品の総数は1万4041品目で、19年8月に告示した消費増税改定時の品目数から何と2469品目も減少した。2013年に小生が研究主幹として21世紀政策研究所の「持続可能な医療・介護システムの再構築」報告書で主張した通り、医療用医薬品をその価値によって松・竹・梅に仕訳けたものか。ついに一度の投与で1億6707万円もする難病治療薬「ゾルゲンスマ」も保険適用となった。想定患者数は年25人程度だが、これは差し詰め「松」か。併せて遺伝子検査MEBCDXテストにも1万5000点がついた。いかんせん相対的に必要度の低い市販類似薬は「梅」。保険給付から外されたり、自己負担の割合が変更されたりするのではないか。本研究プロジェクトでは元財務次官の丹呉泰健氏（現日本たばこ産業㈱会長）にもアドバイザーとして御臨席頂いた。

また、後発品の薬価収載から10年が経過した医薬品は大概「竹」か。大幅に引下げられた。中にはかつての超大型品が軒並み名を連ねている。腎性貧血治療薬「ネスプ」も後発品収載から10年が経過していないが、20年度薬価制度改革により、置き換え率が80％以上になったので前倒しで引下げとなった。やがて後発品がベースラインとなって同一の効能効果を有する先発品との差額は"新種の混合診療"になるかもしれない。それにしてもこんな仕打ちを受けても製薬メーカーが新型コロナワクチンや治療薬を開発するのは社会的使命からだろうか。それとも"クスリ九層倍"だからか。大手は適正化一辺倒の日本に見切りをつけ、海外強化にシフトする。中でも"儲け過ぎ"という理由で値を下げる医療用医薬品の再算定は製薬メーカーのやる気をそぐ。新設された効能変化再算定の特例が初適用となり、季節性アレルギー性鼻炎（スギ花粉症）の適応が追加されたノバルティス社の「ゾレア」の引下げ率は37.3％。

このほか、特例拡大再算定の対象となったMSD社の抗PD-1抗体「キイトルーダ」は、四半期再算定により20年2月1日付で17.5％薬価が下がったばかりだが、そこからさらに20.9％ダウン。薬価も100mg 4 mL 1瓶が30万6231円から24万2355円になった。同様に小生の母が常用していた第一三共㈱の抗凝固薬「リクシアナ」も25.0％引下げた。実は市場拡大再算定を複数回受ける品目のうち前回算定時に「下げ止め率」（原価計算方式は最大25％、類似薬効比較方式は最大15％）が緩和される品目があった。しかし厚生労働省は改定財源がないので20年度以降、下げ止めを超過した程度に応じて引下げ率を拡大するというルールを容赦なく設けた。該当するのは、バソプレシンV2-受容体拮抗剤「サムスカ」（引下げ率16.5％）と新型コロナに効くとされる抗リウマチ薬「アクテムラ」（同18.5％）。果たして「Value for Money」は低下したのか。こうした問答無用の薬価引下げは中国の強権発動による新型コロナ対策を彷彿させる。20年度診療報酬改定でも“ポリファーマシー（高齢者への多剤投与）はけしからん”ということで2種類以上減薬すると150点の加算がついたが、現行の診療報酬は原則出来高払いなので「マルメ」に比べて薬剤費適正化効果は微々たるものではないか。

　薬学部の学生以外は意味不明かと思うが、製薬企業はコロナ後も収益性はそれなりに高くMR（医薬情報担当者）の待遇も抜群にいい。文系の学生でも広く採用する所が多いので有力な就職先と考えるが、コロナ後はAI（人工知能）の利活用を考えると、より総合的な人間力が必須になるかもしれない。

再びゾロ品に!?

　他方、ジェネリック医薬品（後発医薬品）についてはむしろ不採算品再算定が適用された。薬価を引き上げるか、もしくは現行薬価を維持するものが96成分219品目もある。この中にはイタリアから入手した原薬に不溶性異物が混入していたとして中国からの供給が停止になった日医工㈱の抗菌薬セファゾリンも含まれている。一部の病院ではこれが原因で手術を延期したとされる。厚生労働省によれば2018～19年度における医薬品の供給不安・欠品事例112件を分析したところ、後発医薬品が55％と一番多い。原因別に見ると、品質問題が30％、需要増への対応が29％、GMP基準（製造・品質管理基準）等への対応の遅れが21％、原

薬の製造停止が９％だった。論点はその薬価である。１日あたりの使用量でみると、100円未満が39％、100円以上500円未満が23％と比較的廉価な製品が６割に達した。採算が厳しいと原薬の調達先を複数にするといった対応は取りにくいが日本の薬価は年を経るごとに原則として下がる仕組みになっている。しかし後発医薬品はあまり値を下げると再び"ゾロ品"に戻るのではないか。異物混入の小林化工㈱はその走りだ。

事実、後発薬メーカーの国内調達は金額ベースで３割。残る７割は原薬の全部もしくは一部を海外から輸入しており、インド（30％）に次いで韓国（26％）、中国（24％）と続く。不幸にも原薬輸入が滞ったことで東和薬品も抗圧剤や抗菌薬の出荷調整を迫られている（20年５月12日日経新聞）。これに対して国は58学会から推薦のあった安定確保医薬品551品目をリストアップしている。①対象疾患が重篤、②代替薬・代替療法がない、③多くの患者が服用している、④製造やサプライチェーンの状況——という４要件を考慮した上で、カテゴリー分けした。個別対策を行うための措置だが肝心の薬価政策には触れていない。

一方、特定保険医療材料の基準価格は、市場実勢価格の加重平均値が外国平均価格の1.3倍以上の場合に、再算定の該当性が検討された。だが、20年度改定で上限50％の引下げ率となったのは１区分だけ。ひょっとするとモノづくりの日本は手先の器用な医師が多いのでコロナ後は医療機器産業が化けるかもしれない。実際、高精細の「8K」映像が手術現場を変え始めた。産業ガス大手のエア・ウォーター㈱らが高速通信規格の「5G」と組めば、遠隔地から医師が診断したり手術の指示を出したりできるようになるのではないか。

医師の働き方が一変するとみて新たに院内に展開する画像保存通信システム（PACS）やオリンパス㈱などの最先端の検査技術が続々と生み出されており、3D画像構築や手術支援などのナビゲーションといったユニークな"モジュール化"も展開されている。楽天メディカル㈱の光触媒療法も薬事承認され有望株だ。アステラス製薬㈱は対外照射によりがんを発見する診断薬と抗癌剤との融合技術「セラノスティクス」を目指す。課題は新型コロナワクチンと同様に国内での放射性医薬品の量産体制の確立か。専門的な診療放射線技師には一定の業務独占行為があり、

特に血管撮影検査やX線TV検査等では、患者・家族のみならず医療
従事者に対する医療被ばく管理は必須だ。しかし、専門性の高い職種で
あるが故にチーム医療への参画の間口が狭い。コロナ後は一定の社会的
距離を保ちながら他職種とのコミュニケーションが求められる。

7-2　Think for yourself

　昨今の診療報酬は薬価や医療材料の価格を引き下げて "なけなしの
財源" を医師等の技術料につけても実質マイナス改定。特に急性期病
院の収益性は低い。こうした小手先の財源捻出はやがて破綻をきたす
と考えられるが、どう工夫すれば努力する医療機関や医療従事者、製
薬業界が報われるか。「望まれる診療報酬・薬価政策」について自説
を披露してほしい。

オンライン診療の出番か？

　ところで、日本は2030年に高齢化のピークを迎え80歳以上が全人口の
15％近くになったかと思うと、その後は人口減社会がやってくる。1億
2000万人いた日本人も諸君らが100歳になる頃は今の3分の1になる。
その結果、1人で何役もこなす必要が出てくる。免許に守られた医療職
もやがて垣根が低くなり、業務・名称独占がなし崩し的になくなるかも
しれない。言い尽くされているがここは "創造的破壊" や "再結合" で
有名なJ・A・シュンペーターの「イノベーション」の出番だ。

　差し詰め医療界では3密を嫌って「選択と集中」ならぬ「強制と分散」
を図るオンライン診療が切り札か。過料を科す改正感染症法も21年2月
に施行された。聞けば中国では新型コロナウイルス拡大を受け、全地球
測位システム（GPS）北斗のデータを使って「マスクなしの人民」を監
視するとともにオルタナティブデータの活用が活発になっているという
（20年3月3日の日経新聞）。POS（販売時点情報管理）やクレジット
カードの決済データ、特許情報やインターネットの通信量、携帯電話の
利用履歴、SNS（交流サイト）の投稿、衛星写真などを複合的に分析し
たデータを活用するものだ。

　これに対して旧然依然とした公式官庁統計に依存するわが国では請求
書たるレセプトに特定健診・保健指導のデータをくっつけて世界に冠た

るNDB（National Database of Health Insurance Claims and Specific Health Checkups of Japan）と豪語しているが周回遅れも甚だしい。日本版CDC（疾病対策センター）や病院船導入の議論も再然しているが、病院船の建造に一隻当たり350億円、年間維持・運用費25億円かかるという。確かに「ハイパーインフレさえなければ大借金しても問題ない」とする"異端"の現代貨幣理論（MMT）も一理あるが、度重なる大震災や風水害、そして大型インフラのメンテナンスに多額の資金を要する日本に新規のハコモノを建てる余裕はない。むしろ未曾有の超高齢・人口減社会を迎えるわが国にあって、この有事に使い勝手の良いオンライン診療を整備した方が得策ではないか。ピンチはチャンスだ。

　実は20年度改定でもオンライン診療料の規制緩和が半歩前進した。まず対象患者に慢性頭痛患者を追加した。オンライン在宅管理料と精神科オンライン在宅管理料の事前対面診療期間も6→3か月に短縮。月2回以上、複数医師がチームで訪問診療した場合も患者の同意があれば対面診療をしていない医師の医学管理を可とした。さらにてんかんや指定難病など稀少性の高い疾患が疑われる場合は、いわゆるD to P with D（患者が医師といる場合のオンライン診療）として「遠隔連携診療料」が新設された。これが日本医師会（日医）のギリギリの妥協線だ。興味深いのは改正医薬品医療機器法を踏まえ調剤報酬にオンライン服薬指導が新設されたこと。オンライン診療料が算定されて処方箋が交付された患者などを対象とし「薬剤服用歴管理指導料」と「在宅患者訪問薬剤管理指導料」についてオンラインでの実施を認め、いずれも月1回までとした。常に日医に従う日本薬剤師会の最大の譲歩か。

かりそめの一気通貫の医療
　しかしこれでは何も変わらない。なぜならオンライン診療の主たる利用者は引き籠りの精神患者や幼な子を抱えて通院できない親たちだからである。一方、提供側も日本オンライン診療研究会のメンバーのような若いドクター。つまり、オンライン診療は生活習慣病患者を定期的に診ている老練な医師には「無用の長物」なのだ。現に普及率は医療機関の1％程度。政府調整で時限的に通院歴のない初診患者も対象疾患の縛りをなくして遠隔診療がOKとなったが、対面診療の4分の3程度の初診料で新たに設備投資する"物好き"は少なく「電話相談」が主流だ。

朗報は調剤薬局大手３社が初診患者へのオンライン診療解禁を受けて薬の患者宅配送まで始めたこと。かりそめだが、これでとりあえず“一気通貫の医療”が完成した。医療現場では「薬のみ」の患者が多く、これが病院勤務医の重荷になっている。大手薬局チェーンに対する調剤報酬は毎回手厳しい改定内容だが、株式会社ならではの「規模の経済」を発揮してはどうか。行く行くはわが国の薬局チェーンも「制度ビジネス」に固執せず中国のアリババやテンセントのように名実ともにSociety 5.0を目指してほしいものだ。開業医が足りない中国では薬局が主人公。スマホで「健康の水先案内人」の役割を務める。今こそ“パフォーマンス”ではなくオンラインやAI等を総動員して医療者の働き方改革に医師の偏在解消や地域医療構想の推進を付加した真の三位一体改革が求められる。是非、諸君らも故スティーブ・ジョブズやホリエモンのように大学を中退しろとは言わないが、将来は自力でベンチャーやNPO法人を起業してもらいたいものだ。小生も大学時代はステーキチェーン「紅花」で成功したロッキー青木に憧れて日本食レストランの海外展開を夢見た。ワーキングホリデービザを取得してオーストラリアのメルボルンの日本食レストラン「将軍」で３か月間、すき焼きやしゃぶしゃぶをサーブしていた。それが今は縁あって東京医科歯科大学の教授だ。

　くしくも新潟大学の歯学部生が口腔ケアの重要性を伝えようと、新たに大学発ベンチャーを立ち上げた。ビジネスモデルは歯科医と連携して患者の特徴に合わせた歯ブラシを提案するほか、毎月定額で商品を届けるサービスを展開するというもの。具体的には歯ブラシの定期的な交換を促し、虫歯の予防に役立てる。今後、毛先の長さや硬さが異なる20種類の歯ブラシの開発に着手し、22年までに発売するという。

　しかし、すべてのものがインターネットにつながるIoTで「看守りサービス」と訴えても携帯電話さえうまく使えないお年寄りには無理がある。医療・介護界の人手不足を解消すべく、人工知能（AI）やリハビリ支援ロボットの模索が始まっているが、その成否は未知数。なのに日本政府は仮想空間と現実空間を高度に融合させ、経済発展と社会的課題の解決を両立する人間中心の社会を目指す。狩猟社会、農耕社会、工業社会、情報社会に続く第５番目の社会。残念ながら小生が関与した規制改革推進会議もポータビリティ社会を目指したが、19年６月に出した

意見書も空しくさしたる成果を出せなかった。

　実は日本の AI 開発は1980年代に行き詰まった。典型例は「第 5 世代コンピューター計画」。人と自然な会話ができる人工知能を目指し、世界から注目されたが挫折した。あれから30年以上が経過して、AI もビッグデータを使って自らがディープランニングする。特に医療分野は、電子カルテから画像診断や看護記録に至るまでデータの宝庫だとされる。"教師データ"の入力は未だに人力だが、AI を活用することで、将来かかる可能性がある病気を予測できるようになると予防にも力が入るのではないか。自宅では家事や介護を支援するロボットが活躍するかもしれない。経済産業省は30年度までに最大で735万人の省力化を予測している。労働人口が急減する日本経済にとっては、むしろプラス材料だ。総務省情報通信政策研究所によれば、AI の利活用で45年に121兆円の経済効果があるという。

7-3　Think for yourself
　幸い、スタートアップへの支援や新規株式公開（IPO）も増加傾向にあり、挑戦する人を応援する環境が整ってきた。大学の研究成果を活用する大学発ベンチャーについては、日本政府も「イノベーションの担い手」として支援するので大企業や大学・公的研究機関との提携も増えている。経済産業省の2019年度調査によると、大学発ベンチャーは2566社（前年度より288社増加）で、うち学生ベンチャーは568社（同101社増加）。こうした先行事例を参考に諸君らが仮に将来、起業するとして具体的なビジネスモデルを披露してほしい。

次世代に責任を持つ変革を
　しかし非接触がキーワードのコロナ後は街頭カメラで高齢者を見守る社会はいかがなものか。物事には必ず二面性がある。逆説的だが「恐ろしく便利な社会」の実現だ。実際、コロナ前はあんなにプライバシー保護にやかましかった EU 諸国も「防疫優先」と称してデジタル化に舵を切ろうか迷っている。これに対して GAFA、すなわちグーグル、アップル、フェイスブック、アマゾンは、かつてないスピードで個人情報を収集しており、その量たるやパンデミック以降50％も増えたという。ポイントは IT 業界にこれほど公益性の高いデータ保有を任せてよいか否

か。諸君らはウイルスとの戦いという名目でその代わりに自らの病歴生体情報を国に提供できるだろうか。監視で先行する中国と異なり「自分の位置情報を把握されてもよい」とする日本人はきっと少ないだろう。

　コロナ禍で、公衆衛生 VS 経済活動の再開というトレードオフに持ち込みたくないが、AI や IT といったデジタル化はあくまでも手段でしかない。求められるのは米ハーバードビジネススクールのマイケル・ポーター教授が名付けた CSV（＝Creating Shared Value 共有価値の創造）。すなわち、次世代に責任を持つ変革である。なぜなら50年には現在77億人いる世界の人口が、100億人に近づくと見込まれるからだ。これらの人々が仮に今の米国人並みの生活水準を目指すと、地球5個分の資源が必要になるという。サステナビリティー（持続可能性）を巡っては、地球温暖化阻止など異次元の取り組みが求められる。ここはパーパス（存在意義）、すなわち「価値の最大化」の発想が必要か。デジタルという観点からは、恐らく40年が1つの分水嶺となるのではないか。この年は人工知能（AI）が人間の知性を超える時点として、権威者のレイ・カーツワイル博士が10年前に予言した年だ。小生は残念ながらその成否を見届けられないと思うが、AI が人間の知性に限りなく近づいていくことは確か。同時に生活や仕事のあり方、さらには人間の役割そのものが本質的な変異を迫られるだろう。ポイントはこうした社会が幸せか否かだ。AI に否定的だった英国の宇宙論学者の故スティーブン・ホーキング博士の警告を忘れてはならない。

　いずれにしてもグローバルな地殻変動は確実に進行する。そうなるとインドやアフリカ諸国などが、人口ボーナスを享受して飛躍的な経済発展を遂げ、「北低南高」現象をもたらすはずだ。地経学の観点からは、49年が1つの大きな転換点か。この年に中国政府は、建国100年を迎え、米国を超えて世界の頂点に立とうとしているからである。日本も落ちるところまで落ちると、きっと「憂国の志士」が現れることだろう。小生も AI 企業フロンテオにアドバイザリーとして関与しているがコロナ後は残念ながら多数の失業者が生まれるかもしれない。野村総合研究所によれば、今ある仕事の49％がやがて AI やロボットに代替されるという。本当に国が目指す「Society5.0」はよい社会なのだろうか。現政権は内閣官房がリードするので、脱「対面・紙・ハンコ」とキャッチコピーば

かりが並ぶ。そのためか、省庁を辞める官僚も急増している。内閣人事局の調査によると、自己都合を理由とする20代の国家公務員総合職の退職者数が19年度に87人に上ったという。退職者は6年前の4倍増、志願者数はここ20年で5割減。遺憾にも官僚が尊敬されない社会の到来だ。

　頼みは民の力。中でも危機的な経済状況の20年4～6月も黒字のトヨタ自動車ら製造業頼みかというとそうでもないようだ。保険適用まで漕ぎつけたリハビリ支援ロボットも当の医療機関から不満の声が上がる。現行の診療報酬は、優れた機器を用いても一律「20分1単位○○点」となっており、優良ながらも高額な機器コストが医療機関の持ち出しになるからだ。結果的に優れたリハビリ機器の普及が進まず、多くの患者がその恩恵を受ける機会が損なわれている。また企業側にとっても新たな機器開発の資源投資が困難になりつつあるという。世界的にはリハビリ支援ロボット市場の年間平均成長率は20～30％が見込まれる。その売上額は、22年に11億米ドル（約1200億円）に達すると言われているが、国内に目を向けると、リハビリ関連機器全体でも20年で約50億円（富士経済）と産業化に程遠い。そこで業界は1300の回復期病院（約8万床）の半分位に普及することを目指すが、これも悲しいかな診療報酬政策いかんというわけだ。

求められる新財源

　しかし"コロナショック"でわが国では大幅な賃上げは期待できない。そのため当面は財政面でも社会保険料や消費税の拡大は難しく、国民皆保険制度が持つかどうかは不透明な状況だ。実際、新型コロナウイルスの感染拡大により、大企業の社員が入る健康保険組合の財政が一段と圧迫される。全国約1400組合は約4000億円の保険料収入の減少を見込む。収支の悪化に拍車がかかり、解散の増加が懸念される。現に協会けんぽの全国平均保険料率10％を超える組合は20年度予算時の461から669と全体の半数近くを占める。

　一般に健保組合が解散すると、主に中小企業の従業員らが加入する全国健康保険協会（協会けんぽ）に移る。大企業の健保組合に比べ、従業員は健康づくりなどの面で手厚い福利厚生を受けることが難しくなる。協会けんぽには一定の公費が投入されているため、企業が抱えきれない

健保組合が増えるほど税負担も増える仕組みだ。おそらく医療機関はともあれ、諸君らも就活では中小企業より大企業を優先するだろう。

　実は08年のリーマン・ショックでも健保組合の財政は悪化した。経常収支の合計は09年度に5234億円の赤字で過去最悪だった。当時の保険料率は7.450％で、今より低かった。コロナ後も健保組合の保険料の引上げは避けられない見込みで20年度の実質保険料率は10.08％と予算時の9.58％から0.5ポイント上昇した。健康保険組合連合会によれば、21年度はこれが10.2％になると予想され、足元がふらついてきたと言える。

　一方、国民に最も不人気な消費税も19年10月に８から10％にアップしたばかりだ。当初、15年10月の予定だったが、２度にわたって先送りされてきた。お金持ちほど沢山消費するので“逆進性”はないとする社会保障学者もいるが、もし引上げが20年４月だったら、３度目の先送りに異論は出なかっただろう。事実、19年10月以降、医療・福祉サービスの消費者物価指数も一貫してデフレ基調。とても健診や自由診療の“便乗値上げ”などの雰囲気はない。コロナ後は医療ツーリズムによる外貨獲得も容易でない。その結果、なし崩し的に新しい財源を求めざるをえなくなる。国は日本人の５人に１人が医療・介護分野に従事するようになると試算するが、Public Private Partnership（公と民の共存共栄）が基本の日本のヘルスケア分野を名実ともに成長産業とするためには新財源が必要だ。そこで、次にいくつかの実現可能な具体案を提示しよう。

日本人の国民性にあった制度設計を

　まず、改正健康増進法の全面施行を受け受動喫煙防止の流れを加速するために20年10月から１箱50円値上げしたタバコの社会保障費の目的税化を進めてはどうだろうか。幸か不幸か新型コロナの重症化リスクの高いヘビースモーカーは税率に関係なく吸い続けるので安定財源が期待される。その一部をオンライン診療の対象に加わった1800万人のニコチン依存症（禁煙外来）の治療にあてるのもいい。行く行くは炭素税やデジタル税など健康を害するモノすべてに税金をかけてはどうだろうか。事実、約14億人の人口を抱えるインドの平均気温は1901年から2018年までの間に0.7度以上上昇しており、2100年までに何と4.4度も上回る可能性があるという（20年７月11日の日経新聞）。バッタも世界中で大量発生

している。暑さは山火事や台風のみならず感染症の温床にもなる。事実、蚊が媒介するデング熱も1970年以前は９カ国にとどまったが、現在は100カ国以上に広がり、約４億人が感染している。頻発する洪水もコレラの感染者を増やす。丁度、日本も国連の掲げるSDGs（持続可能な開発目標）をESG（環境・社会・企業統治）投資という形で実現せんとする企業や市民団体が出てきた。CO$_2$ゼロ宣言した自治体も20年８月現在で151と日本の人口の半分を超えた。

　ちなみに世界のESG投資の資産残高は16年の22兆8900億ドルから18年には30兆683億ドルに増加。これに対して日本は16年の4740億ドルから18年には２兆1800億ドルとなり、約4.6倍に拡大した（GSIA調べ）。ESG残高が全残高に占める割合について見ると、欧州49％、米国26％に対し、わが国は18％にすぎない。新型コロナの影響で原油価格が低値なので今がチャンスだ。なおSDGsは、17のゴール・169のターゲットから構成される。地球上の誰一人として取り残さない（leave no one behind）ことを誓っているが、日本の「こども食堂」や子育て応援フードパントリーなどの取り組みはその好事例だ。

　さらに税制を根本から変えるのであれば、シンガポールで既に実施されているMSA（医療貯蓄口座）はどうか。現役時代に労使で医療費を強制的に積み立てる制度で同国では80年代に導入された。詳細は拙著『医療改革〜痛みを感じない制度設計を』（東洋経済新報社）を参照いただきたいが、MSAの未使用分は非課税で次世代に相続できるので節税効果も期待できる。医療費の節約のためになるべく健康でいようという動機づけは不必要な通院も防ぐ。結果的に市販薬の購入を促す「セルフメディケーション税制」との相乗効果も見込める。事実、1900兆円の金融資産も大半はお年寄りが現預金で保有する。第１章で紹介した少額投資非課税制度（NISA）や個人型確定拠出年金（イデコ）を参考に現行の皆保険制度にオン。直近で20％強という低普及率に悩むマイナンバーカードとリンクすれば日本にも馴染むのではないか。

　実は主要国の多くで国民背番号制が社会保障改革と連動している。例えば今回、国民番号をもとに迅速に現金を給付した英国。戦後の手厚い福祉政策により政府部門が肥大化した反省から、ブレア政権以降、税と

社会保障の一体改革を進めた。その１つである低所得者支援は番号で納税や銀行口座の情報を管理し、児童手当など給付額を毎月自動調整する。新型コロナウイルス対策では雇用・年金省と歳入関税庁が給付額を上乗せし、数日で銀行口座に振り込んだ。一方、米国では内国歳入庁が社会保障番号を管理する。これに対して日本は総務省所轄の地方公共団体情報システム機構（J-LIS）が番号を発行・管理し、各自治体がそのシステムに接続するだけ。正直、心もとない。ここは官民手続きの完全オンライン化に向けて踏み出すデジタル庁のお手並み拝見だ。

　ちなみにロシアからのサイバー攻撃の脅威にさらされてきたバルト海沿岸の小国エストニアは02年に ID カードの所持を義務付けた。納税や会社の登記申請、国政選挙の投票など行政サービスの99％がデジタルで終わる。同時に公共情報法や電子署名法などを相次ぎ施行し、プライバシー保護の原則として「ブロックチェーンなど常に最先端の技術を使う」「同じ個人情報を２度求めない」と明示する。聞けばエストニアも日本と同様、天然資源が少なく、多数の島に人口が分散しているとのこと。1991年の独立回復当時は電話を持っている国民は半数以下で、各地に散らばる人々を繋げるにはインターネットと携帯電話がうってつけだった。

　そこで平均年齢が35歳と若い内閣は生産性向上のために IT 化に飛びついた。まさに"後進の優位性"だが、皮肉にもサイバー攻撃の入口も広がった。2007年にもロシアからと見られる大規模な攻撃を受けたので、強固なサイバー・セキュリティシステムを構築したという次第だ（詳しくは松原実穂子著『Cyber Security』（新潮社）の p.51〜54）。

　日本政府もマイナンバーカードに記したマイナンバーが流出しても外部から情報を引き出すことはできないとしているが、万一、不正に使われた場合の罰則規定などの整理はこれからだ。そもそもマイナンバー制度は東日本大震災での被災者支援などを踏まえ「税・社会保障・災害」にどう生かすかが出発点だった。保険証や電子カルテと連動し、災害時に避難先で円滑に治療を受けられるようにするなど利用者目線に立って改善すべき余地は大きい。高額療養費の還付や障害者割引申請などの具体的なサービスを伴わなければ、カードは使われずに家にしまい込まれるだけ。何のためのマイナンバーカードか。21年３月からマイナンバー

カードを利用した「オンライン資格確認（患者の保険資格の確認）」が施行されたが、補助率100％にもかかわらず、顔認証付きカードリーダーの普及率は、医科、歯科、薬局ともに芳しくない。改めて考え直す時がやってきた。一律1人10万円「新型コロナウイルス感染症に関する特別定額給付金」の支給も皮肉にもオンラインより郵送の方が早かった。

　この給付金を5カップルに1組が苦しんでいるとされる不妊治療の財源に使うという手もある。既に国や自治体が低所得者に支援しているとはいえ、不妊治療は通常1回60〜70万円かかる。菅義偉首相の唱える保険適用も子どもが生まれ社会の担い手になれば、医療費の財源拡大に寄与してくれるだろう。1人の女性が一生に産む子供の平均数を示す合計特殊出生率は19年で1.36と成長戦略の1.8にほど遠い。コロナ禍では若年者が雇用や収入への不安から結婚と出産に慎重になり、日米でそれぞれ21年の出生数が1割減るとの予測もある。総務省がまとめた20年の人口減少数は過去最多の42万人だ。

　ちょうど日本には年間所得2000万円以上の層が150万人、1億円以上の資産保有層が300万人ほど存在するので、こうした余裕のある人が特別定額給付金10万円を寄附してくれたら、1500〜3000億円になる。日本人の利他性に訴える戦略だ。不足分は「こども夢国債」を発行して今の無秩序な国債発行・財源規律にメリハリをつける。これぞ究極の少子化対策だ。損して得を取れ！　人口は国力を示すので国家安全保障にも資する。好事例は健康都市をモットーに早くから不育症にも単独助成している神奈川県大和市。同市は視覚障害者などに配慮して「歩きスマホ」も20年7月から条例で禁止した。コロナ後は地方自治体の天下だ。

7-4　Think for yourself
　いずれの案も長年凝りもせず空しく唱え続けてきた小生の持論だが、これに賛成か反対か。手遅れになる前に今こそ日本人の国民性にあった「痛みを感じない制度設計」とその実行が求められるが、諸君らはどう考えるか。ヘルスケア分野の独自の"新たな財源案"を提示してほしい。

日本は定常社会に突入

　というのも社会保障制度や医療費を支える日本の経済がコロナ後も依然として芳しくないからだ。事実、わが国は令和時代に入ったが、依然として低成長社会が続く。コロナ前に兼務していた経済産業研究所でハーバード大学のジョルゲンソン教授の講演をたまたま聞いた。同氏によれば、直近20年間のG7ならびにG20諸国の経済成長率の要因分析を行うと、意外にも労働投入量や生産性より資本投入量、すなわち設備投資の影響が大きいという。高齢化のピークを迎え投資が増えない日本は今後の20年も、たいした成長は期待できないとした。つまりわが国は成長しない"定常社会"に突入するのだ。二流国に甘んじるかは不明だが諸君らにとって決して明るい将来ではない。だが、これを単に"暗い社会"と言い捨てるのはいかがなものか。仮にコップに水が半分あるとしよう。慎重派は「半分しかない」と嘆くが、楽観派は「半分もある」と元気づけるだろう。世の中には常に表と裏の部分があるので複眼的な物の見方が必要だ。例えば日本の1人当たりGDPは1960年から50年間に6倍となり、フランスやイギリスといった戦勝国と引けをとらない。

　しかしこの20年間でGDP／人は約7割しか伸びていないのも事実。米国は2倍弱、中国は7倍超。日本は成長が弱く、豊かさを示す購買力平価ベースでも米中より伸びが小さい。リーマンショック以降、世界経済は09年を底に回復したが、日本は未だデフレから脱却できていない。「物の値段が上がらないので結構！」とする貴兄も多いかと思うが、デフレが続くと賃金も増えない。実際、給料の中央値たる20年度最低賃金は全国平均902円に据え置かれ、日本はOECD29か国中25位。メキシコ並みで実質最下位。為替変動の影響もあろうが、過去20年間で、ドル建て名目GDPが、中国13倍、米国2.3倍になった中で日本はほぼゼロ成長だ。

　GDPの世界的シェアも、1995年の17.6％から2018年には5.7％とこの間最低となった。原因の1つは1990年代後半から2000年代にかけて継続した金融引き締め策。新しい発明が投資ブームを引き起こせば、自然利子率は上がる。逆にコロナ禍で不況になれば下がる。自然利子率とは、「市場の供給が自然の原理に基づいて決める金利」だ。貯蓄と投資を均

衡させる利子率などとされ、中央銀行はいかなる影響も及ぼすことはできない。自然利子率に近いものは物々交換経済にも存在するが、日本はその反面教師とされる。いわば人為的に"失われた20年"である。経済成長は低迷し、過少雇用が続き、資産価格も下落した。2000〜19年の平均インフレ率も0.2％と日銀が目指す期待インフレ率2.0％から程遠い。

　気持ちの良いぬるま湯につかっていると思っていたら、知らない間にゆで上がってしまう「ゆでガエル」状態といえるだろう。しかし、そもそもGDPなどで国力、否、「人の幸せ」は計測できるのか。旧民主党政権もGDPに代わる"国富の指標"を追い求めた。

グローバル化から自給自足社会に!?
　事実、コロナ後はレジリエンス（危機対応力）と称してサプライチェーンの見直し・変更から国産化に走り、皆平等な"原始共産制の自給自足社会"に近づくとする極論もある。

　これでは元気が出ない。実はボランティア活動に月1回参加すると所得が倍増するのと同じ位、幸福感が高まるとされる。ちなみに米国の経営学者ルーサンス氏が提唱した概念に「心の資本」という指標がある。自信を持ち行動する力や物事の明るい面を見る力を指すが、売上高と強い正の相関があるという。であればコロナ後は対面型産業であふれた人材は外国人労働者の入国が困難になり人手不足に悩む構造不況業種（例えば農業）に商売替えするのも一案だ。現に1970年以降、世界の人口は約77億人に倍増したが、世界の食料供給量は3倍近くに増えた。その間、食料不足に直面する人の割合は全人口の36％から11％に減少し、トウモロコシや牛肉の実質価格は50年前より安い。しかしこの裏には経済理論がある。餅は餅屋。コロナ前からのグローバル化の産物なのだ。こうした英国経済学者デビット・リカードらの教えは、いまも貿易理論の根幹を成す。実際、食料の輸出はこの30年間で6倍に拡大し、全人口の5分の4が他国で生産された食品からカロリーを摂取している。

　しかしコロナ前の分業による協業もコロナ後はおよそ生産性が低下する「非接触」がキーワードになるのか。IMFも20年後半は緩やかに回復すると予想していたが、新型コロナウイルスの変異と「第3波」襲来

で雲行きが怪しくなってきた。もっとも日本国民は政府の徴税力を信頼しているのでハイパーインフレは当面ないだろう。

実際、インターネットをみれば、タダで最安値情報がわかるのでデフレ基調は続く。アダム・スミスの言う「神の見えざる手」ではなく「ネットによる見える化」だ。確かに各社の頭文字をとった先出のGAFAという言葉を新聞や報道で聞かない日はない。成長著しい世界IT企業だ。米議会下院の司法委員会は20年7月末に開いた公聴会で、米IT大手4社の寡占により競争が妨げられている実態に切り込もうとしたが不発に終わった。むしろ、現行の反トラスト法（独占禁止法）は社会のデジタル化やデータ経済の進展に十分に対応できず、新たなルール整備に向けた課題も浮き彫りになった。最近はこれにIBMとマイクロソフトを加えて、G-MAFIAと揶揄する未来学者もいる。さらに米国と敵対する中国のBAT、すなわち百度（バイドゥ）、アリババ、テンセントを加えて10社が世界を支配する。その一角をなす米グーグルとアップルは、新型コロナ感染者との濃厚接触を検知するシステムの基盤技術を共同で開発し、多くの政府に採用されている。一方、アマゾンは外出自粛に伴う宅配需要で新たに10万人を雇用する。これに対して米マイクロソフト創業者のビル・ゲイツ氏は「今後、世界で千万人以上死ぬなら、それはミサイルではなくウイルスによる」という。今は財団を設立し、メリンダ夫人と一緒に世界中の人々にワクチンを無償配布している。

跋扈するブロックチェーン

だが、もっとユニークなのはフェイスブックだ。利用者が27億人にのぼる自社のSNS（交流サイト）を活用して、デジタル通貨リブラ（2020年12月名称を「リブラ」から「ディエム」に変更すると発表）を流通させようとしている。目指すは中央銀行がコントロールしない"独立国"。ちなみに、デジタル通貨やビットコインなど暗号資産の基盤技術としてブロックチェーンがある。これは暗号化した取引データを多くのコンピューターが共有し、検証し合って正しい記録を蓄積する技術だ。情報を持つブロックが鎖（チェーン）のように連なり、あるブロック内の情報を改ざんするとその後の全ブロックに影響が及んでいくため事実上改ざんは不可能とされる。管理者がいない分散型ネットワークとして機能する。

実は G-MAFIA に代表される巨大 IT 企業も、このブロックチェーン技術を駆使する。ネックは、仮想通貨の取引速度が、クレジットカードと比べて非常に遅いことだ。その間隙を抜って仮想通貨の不正流出事故が多発している。旧リブラは当初、「セキュリティーには抜かりはない」としていたが、20年4月に発表した「リブラ2.0」の改訂版では、当初案の重要部分が抜け落ちた。世界の金融規制当局からの乗り越えがたい反発を招くとみられた部分だ。不正アクセスによる通貨流通などに適切に対処できなければ、金融システムの安定性も揺らいでしまう。以前サービス停止に追い込まれた「セブンペイ」も然り。20年度には複数の電子決済サービスで金融機関の預金が流出した。「NTT ドコモ口座」などは早急に原因追究が求められる。

　ところが皮肉にも新型コロナウイルスの感染拡大で新興国からの資金流出が続く中、通貨安が進む国で仮想通貨への需要が高まっている。例えばハイパーインフレに悩むアルゼンチンや、日産自動車元会長のカルロス・ゴーンが逃亡したレバノンなど、資本規制で外貨が入手しづらい国ではドルに代わる資金逃避先として仮想通貨の購入が相次ぐ。17年末のバブルのような盛り上がりはないものの、自国通貨が不安定な地域では資産として着実に浸透しつつある。これが無秩序で何でもありのコロナ後の世界だ。20年末にビットコインは最高値を更新。驚くなかれ、中国人民銀行もデジタル人民元の実証実験をスタートさせた。これに追随して、日銀や欧州中央銀行（ECB）など6中銀がデジタル通貨の発行に向けた実証研究に着手し、"ディエム包囲網"を構築せんとしている。

　いずれにしても、改ざん困難なブロックチェーンを用いる取引は大きな技術革新だ。そのためか金融分野では広範囲に応用が進んでいる。代表例が海外送金。クレジットカードはもちろん、銀行口座さえ持たない17億人の貧困層にとっては手数料が発生しない"玉手箱"かもしれない。世界銀行の調査では、手数料などの利用者のコストは平均7％もかかるが、デジタル通貨ではこれがタダに。ビットコイン自体が従来の貨幣や電子マネーに比べて圧倒的にすぐれた性質を持っていることは間違いない。その証拠に、土地の登記、著作権の管理、投票システムなどにも応用されている。まさに今のブロックチェーンは、黎明期のインターネットに似ている。

7-5　Think for yourself

　これに対して、日本の金融庁は慎重姿勢である。「金融の安定」、「投資家と消費者の保護」、「金融犯罪の防止」などが担保されない中でブロックチェーンの技術だけが先んじて実社会で運用されることに懸念を示す。同様に一般市民もビットコイン自体を"投機の対象"としていかがわしいものだと考えている人が多い。しかしその一方でわが国がのらりくらりしているうちに新しいIT技術の導入が再び妨げられるという弊害も生じる。コロナ後はいかに両者のバランスを取ればよいのか一定の根拠をもって自説を展開してほしい。

広がるキャッシュレス決済

　物々交換では、自分は鳥肉を持っているけれど魚がほしい人がいた場合、魚を持っていて鳥肉を買ってくれる人を見つけないといけない。それは不便極まりない。そこで、何か1つの財やサービスで取引をする交換経済が登場した。そこからお金（貨幣）が出てきたというのが、古典的な解釈だ。考古学上、最初に出てきたお金は小アジアのリディア王国で、紀元前7世紀頃に造られた。それが紀元前6世紀末頃にギリシャに広がり、貨幣経済が発達したといわれる。お金が誕生するためには、数の概念や文字、会計の概念が必要だ。

　小アジアや中東地域では、紀元前3000年頃から、これらの概念が使われて経済取引が行われた。しかし、メソポタミア文明では、お金が使われていた形跡がない。一定の記録をとっておいて、最後にまとめて決済する取引が、国家規模で行われていたということだろうか。ちなみに、お金はまず権力者によって発行されて、その人の才覚で金・銀・銅などと素材が決められた。ヨーロッパ中世には、お金の質（金貨などに含まれる金などの純度）を下げることで発行利益を得ることが起こる。

　ディエムのような民間主導の自発的な取引が、法定通貨に収斂するとは想像し難いが、コロナ後は感染を恐れて現金の受け渡しのないキャッシュレス決済の普及が進む。だが、日本国内は"非現金化"のキャンペーンが終わりその普及率は約20％に甘んじる。25年度までに倍増するには、英米のように手数料を取引1件当たり数円に引下げることが不可欠。

ただし、日本のSUICAやPASMOは英国のレボリュートと異なり海外ではほとんど使えない。当の英国もEUから離脱する。通常、各国が比較優位な産業に特化し、国境をまたいで生産物を売買すれば、最適な資源配分が実現できる。しかしその一方で大半を中国やその他の発展途上国に依存する "ダイヤより貴重な" 医療品マスクや防護服等の国産化は進むだろう。だがそうなるとコロナ後では、衰退産業から成長産業への労働移動などが円滑に進まず、低学歴や低スキルの労働者が痛手を被る。実はコロナ前もこうした弱者の不満が臨界点を超え、保護主義に走るポピュリストの台頭を許した。高関税の発動や拡大で主要国を脅し、自国に有利な貿易協定を飲ませた第45代米国大統領ドナルド・トランプがその最たる例だ。余談だが、最後まで大統領選挙での負けを認めず共和党の一部からも批判されたトランプが、前回の大統領選挙で勝利し、結果は負けとなったが再選を目指して臨んだ20年の選挙でも善戦したのは何故か。投票結果をみると、経済格差の拡大や移民の増加など米国の現状に不満を持つ人々が一票を投じた。特に高卒の白人高齢者男性の支持を巧みにすくい取った。留意すべきは、シンクタンクや政治団体などのNPOを駆使したメディア戦略。実際、保守系のテレビ・ラジオ番組で扱われている情報の多くは、ヘリテージ財団をはじめとする保守系シンクタンクによるものだ。

　くしくもわが国でも、特定の地域でしか使えない「地域通貨」が息を吹き返している。"ひだしん" が発行する「さるぼぼコイン」もその１つ。一度廃止されたもののデジタル化で利便性が再評価されているのだ。前政権の数少ない成功例とされる「ふるさと納税」と組み合わせれば "地産地消" による地元特産品のPRだけでなく、キャッシュレス決済との相乗効果も期待できるのではないか。実は当初、地域通貨も専らボランティア活動などへの対価や、地域経済を活気づける目的で用いられる場合が多かった。このほか、1999年に政府から配られた「地域振興券」を契機に北海道栗山町の「クリン」や、神奈川県大和市の「LOVES」が注目を集めた。前者は紙幣を、後者はカードをそれぞれ使用したが、今はいずれも廃止されている。換金する際に事務局側の負担が重すぎたのだ。サトシ・ナカモトと名乗る技術者集団が最初のビットコインを "鋳造" してから早10年以上が経った。効率的な「再結合」が成功の鍵か。

7-6　Think for yourself

　そこで提案してほしい。人の移動が制限されるコロナ後はブロックチェーン技術を駆使して一度は姿を消した地域通貨が再び浮上する可能性がある。まずは垢がついた国家戦略特区ならぬ"一種の独立国"を想定。そして同国で、介護ボランティアのポイント制度や健康マイレージ、さらにはクラウドファンディングなどをいかに連動させれば、国是の地域包括ケアシステムにつながるか具体例を披露してほしい。

お粗末な世界への発信力

　"新たな日常"や「２メートル以上のソーシャルディスタンス」を余儀なくされるコロナ後のポイントはどうやって日本の生産性を上げるかだ。先出のハーバード大学のジョルゲンソン教授の講演でショッキングだったのは、為替レートの代わりに購買力平価で換算すると、日本のGDPは、中国のみならずインドにも12年に既に追い抜かれているという推計結果である。

　同様に米国も中国に14年にトップの座を譲ったとしている。しかし、コロナ後も米中対立は続くが当面はドルが依然として世界的な基軸通貨なので、米国は安泰だろう。事実、ドルは他国の通貨に対しても強い。ドル高の要因は新型コロナによって経済活動が停滞し、先行きの不確実性が高まったことにある。ドル建て債務の多い新興国などが、万が一に備えて基軸通貨であるドルを確保する動きが広がった。しかし、今はむしろドル安で輸出に頼る日本は大変だ。労働生産性を米国と比べると自動車や化学産業など一部の業種を除いておおむね半分以下の水準。１時間当たりの労働生産性も、日本は1970年以降G7でずっと最下位である。

　グローバルな視点というと、世界56の国や地域の乗客が乗っていたクルーズ船「ダイヤモンド・プリンセス」の対応はどうだったか。船籍は英国のため「旗国主義」の立場から入港拒否するか、カンボジアのように即下船させ新型コロナ感染の有無を問わず本国に送還すべきだったとの結果論もある。だが乗客の多くは日本人。人道上、とても採用できなかった。しかも国立感染症・地方衛生研究所を中心とした日本の検査体制では乗客全員にPCR検査を行うことは物理的に難しい。高齢者や持病のある人を優先せざるを得なかった。確かに死者13人と感染者721人

は出たが200人以上の陽性患者を受け入れた自衛隊中央病院における院内感染はゼロだった。感染症の防疫、重症患者への対応、防護服、N95マスク・手袋の着脱順位の訓練、出入りを二重扉で管理するゾーニングなどは、時の米大統領セオドア・ルーズベルトが称賛した「連合艦隊の平時の鍛錬の賜物」か。

　唯一の汚点は、神戸大学の岩田健太郎教授の動画配信（日本政府の対応への批判）も含めて世界への発信力がお粗末だったこと。災害派遣医療チーム（DMAT）に医師を派遣していた医療機関のモチベーションをそぐとともに"水際対策後進国"の印象を与えた。

　そのためか世界保健機関（WHO）も、習近平国家主席の来日を控えて中国からの入国制限で後手に回った日本を、イランやイタリア同様、「懸念表明国」に指名した。その後、中国寄りと批判されたWHOだが、新型コロナ発症者の8割は軽症で回復するが、高齢者と持病がある人は重症化のリスクが高いと報告している。即、中国の疾病予防コントロールセンター（CDC）がこの症例報告を論文化した。同国内で確認された約4万4000人の患者の症状を分析したところ、40歳未満の致死率は1％未満と低いのだが、80歳以上は14.8％と15倍以上ある。循環器疾患がある場合は10.5％、糖尿病は7.3％で、持病がない人は0.9％しかない。つまり、致死率は低いが感染力が強いので世界中で高リスク者の多くは亡くなるということだ。家庭内での手洗い、指消毒、マスクの有効性も研究報告されている。

　これに対して日本の論文発信力は弱く、症例報告のデータベースの一端を第5章で紹介したA病院が公表したのも20年8月に入ってからだ。日本では中国のような意図的な情報隠しはなくとも、関連する研究所や各大学との連携がなければ、国民は海図なき航海に迫られる。ちなみに米国立衛生研究所（NIH）が開設したウェブサイト「LitCovid」は世界4万件以上の報告を地域や種類ごとに検索できる。

コロナ後に世界恐慌？

　同様に経済の動向も心配だ。内閣府が発表した19年10〜12月期の実質GDPは、前期比の年率で7.1％減と大きく落ち込んでしまった。10月の消費税引き上げに台風や暖冬などの天候不順も重なった。20年1〜3月

もダウンし4～6月は何と年率27.8%減。3期連続のマイナス成長だ。消費増税前の19年7～9月期に年換算で539.3兆円だった実質GDPは4～6月期に485.1兆円まで減った。通算で1割も目減りしたことになる。名目GDPも4～6月期に506.6兆円に縮んだ。結果、政府が目標とする600兆円の達成は夢のまた夢。同7～9月期のGDPは実質・名目とも5％台の回復基調にあったが、新型コロナ第3波の到来で、再び先行き不透明に。

　ちなみに20年4～6月期の米国のGDP減少率は年率で32.9%、英国は約60％。EU一員のドイツも30%を超え、軒並み過去最悪の落ち込みとなった。稀少な資源たるヒト・モノ・カネ・情報のグローバル化に、08年のリーマン・ショックのときの「冷や水」を浴びせるどころか「氷の塊」を投げ入れるようなウイルスの恐怖は、世界経済を停滞の渦に引きずり込む。

　ここで有用なのが次の方程式。
　　C（消費）＋I（投資）＋G（政府支出）
　　＝S（貯蓄）＋B（借入）＋T（税金）＋E（輸出）－M（輸入）
諸君らは経済学部の学生ではないがGDPを支出と収入の2側面から見ることを覚えておくといいだろう。まずGDPの半分以上を占めるCの個人消費は前期3か月比でそれぞれ2.9%、0.7%、8.2%の減。駆け込み需要があった19年7～9月期の0.5%増と比べ、外食や旅行などサービス消費を中心に急減。総務省の家計調査によると、2人以上の世帯の実質家計消費は過去最低水準を記録している。19年10月から11月にかけて消費税が8％に上がった時の363万6000円から30万円以上も低下した。

　次にIの設備投資もそれぞれ3.7%、0.5%、1.5%減と失速。頼みの外需（E－M）も各地で工場や都市、国境が閉鎖され、サプライチェーンが寸断された結果、20年4～6月は輸出の▲18.5%のみならず輸入も▲0.5%と滞っている。

　となると最後はプラス1.2%のGの財政出動か。結局、その財源として税収の少ない日本はBの借金を増やすしかない。確かにTの増税もあるがそうなるとますますCの消費が冷え込む。

　ちなみにイギリスは、日本の消費税率にあたる付加価値税率を暫定的に20%から5％に引下げた。ドイツもこれに追随して税率を19%→16%

にダウン。食料品等への軽減税率も7％→5％に引き下げた。こうした減税措置をとるのも、「第3波」の襲来もあって20年度のGDPマイナス幅は戦後最大に達するとの見方が多いからだ。

　リーマン・ショック時には回復に5年かかったが、今回のコロナではどうか。ほぼ100年前の1929年の世界恐慌に匹敵するような大不況が、日本に押し寄せることはないと思うが、「人の行かぬ所に道あり花の山」。諸君らも就職先はブランドに固執せず、賢明かつ大胆に将来の成長企業を見つけよう。

7-7　Think for yourself

　同一企業内における通常の労働者とパートタイム・有期雇用労働者との不合理な待遇の差をなくそうとする「短時間労働者及び有期雇用労働者の雇用管理の改善等に関する法律（パートタイム・有期雇用労働法）」が21年4月から全面的に施行された。「同一労働同一賃金」といっても正規と非正規職員では雲泥の差がある日本。現に最高裁は（日本郵便の判例を除いて）20年10月に大阪医科大学のアルバイト職員への賞与不支給を是認し、東京メトロで働いた契約社員への"退職金無し"も不合理ではないとした。成果主義の導入もうまくいかず今は気軽に雇用調整できる非正規が約4割を占めるが、どうすればこの閉塞状況を脱することができるか。ベイシックインカム（職業上の地位、求職の意思、婚姻の態様に関係なくすべての人々に無条件に支払われる所得）の是非も含めて述べてほしい。

中国とどうつきあうか

　コロナ後も無視できないのが中国経済の躍進だ。20年4〜6月も主要国で唯一のプラス成長（3.2％増）となった。通年もプラス成長の見込みで、日本の輸出も中国頼みが鮮明になっている。確かに国家資本主義の側面が強いが、やがて政治経済のみならず新型コロナ対策でも良きにつけ悪しきにつけ世界をリードすることだろう。「強者は好きなように振る舞い、弱者は耐えるしかない」未来だ。得体の知れない新型コロナはSARSと症状がよく似ているとされるが、中国と異なり日本は新型コロナウイルスが全国に拡散してしまった。感染経路も特定できないので、いわゆる"クラスター連鎖"が起きた。そのためその後「脱3密（密集、密接、密閉）」や新しい行動様式が常態化している。習近平をもじっ

て"集""近""閉"。

　駄洒落はさておき、日本は今後も良くも悪くも隣人の中国と付き合わ
ざるをえないだろう。基本的なスタンスは「令和」ならぬ「冷和」か。
政治体制の違いを背景とした「冷」と持ちつ持たれつの「和」という構
造は、新たな可能性とリスクを併せ持つ。不都合な事実に蓋。これが共
産国家の"影の側面"だ。イスラエルの歴史学者エヴァル・ノア・ハラ
リ氏によればコロナ後の世の中は次の二者択一に迫られるという。1つ
は「全体主義的な監視」VS「市民の権限強化」。もう1つは「国家主義
的な孤立」VS「世界の結束」。中国は言うまでもなく前者。戦前の日本
の"治安維持法"にも酷似する香港国家安全維持法を20年6月から施行
し、民主活動家の弾圧など強権ぶりを強めている。実は"一国二制度"
を約束された香港も1997年の返還時は中国のGDPのおよそ18％だった
が、今は3％にも満たない。今回暴挙に出たのも香港の魅力低下のため
か。

　これに対して日本はじめ民主国家はもちろん後者と言いたい所だが、
そんなに単純な構図でもなさそうだ。その証拠にここ数年、英国の欧州
連合（EU）離脱や、国民の分断をあおる米大統領の登場など、民主主
義のお手本とされてきた英米で、そのほころびが目立っていた。その象
徴がジョー・バイデン大統領就任式の2週間前に起こったトランプ大統
領支持者による米国連邦議会議事堂乱入事件だ（最終的にトランプ前大
統領の弾劾裁判、そして無罪で一応落着）。また米国では、コロナ対策
でも、マスクをするしないで党派で割れていた。これに対して、強権的
な都市封鎖や外出制限などの介入策をとった中国のような非民主的な権
威主義国家の方が効果を上げているという指摘もある。他の国でも極右
が台頭し、例えば集団免疫を是とするブラジル大統領が多くの有権者の
人気を博している。詳細はベストセラーとなったハラリ氏の著書『サピ
エンス全史』を通読してほしいが、やはり中国とのスタンスは"右手で
握手して左手にはピストル"か。どんなに美辞麗句を並べてみても人間
の尊厳を軽んじる社会に未来はないと考えるが、縁あって小生は10数年
前に中日友好病院の客員教授を拝命した。そこで次章では同院がいかに
SARSに対応したか、政府主導のトップダウンの公衆衛生とともに紹介
する。

「今はパソコンで研究する若手の台頭が目覚ましいが、余りに情報過多だと、逆に先入観に囚われて独自の発想が出来なくなる。大事なのは『見て忘れる』こと。」

谷川浩司（将棋棋士、九段（十七世名人）。兵庫県神戸市出身。1962年生）

参考文献：
1）川渕孝一『医療改革～痛みを感じない制度設計を』、東洋経済新報社、2002年
2）松原実穂子『Cyber Security』、新潮社、2019年
3）エヴァル・ノア・ハラル、柴田裕之訳『サピエンス全史』、河出書房新社、2016年

第8章　中日友好病院は
　　　SARS といかに対峙したか

「壁があったら殴って壊す。道がなければこの手で作る。」

　　　　　　本田圭佑（プロサッカー選手（MF・FW）、現在ブラジルのボタフォゴ所
　　　　　　属。大阪府摂津市出身。1986年生）

本題に入る前にまずは感染症に関する基本的な2問。

Q8-1　感染症の予防・患者に対する医療に関する法律の1類感染症
**　　　はどれか。1つ選べ。**
　a　A型肝炎
　b　C型肝炎
　c　後天性免疫不全症候群
　d　インフルエンザ
　e　エボラ出血熱

　正解は「　」。ちなみにaは4類感染症でそれ以外の3つは5類感染症に属する。これに対して1類感染症は感染力や罹患した場合の重篤性等に基づく総合的な観点からみた危険性が極めて高い感染症。具体的にはクリミア・コンゴ出血熱、痘そう（天然痘）、南米出血熱、ペスト、マールブルグ病、ラッサ熱など出血性疾患や熱性疾患が多い。それでは次のクイズはどうか。

Q8-2　わが国の再興感染症はどれか。1つ選べ。
　a　インフルエンザ
　b　天然痘
　c　白癬菌症
　d　カンジダ症
　e　結核

　正解は「　」。再興感染症とはマラリアなど近い将来克服されると考

えられていた感染症で再び流行し出したものをいう。これに対して新興感染症とは重症急性呼吸器症候群（SARS：サーズ）のほか、エボラ出血熱やウエストナイル熱など、主に1970年以降に新しく発生した感染症。わが国では以前から再興感染症の増加が社会問題とされ、対応が難しいため継続的な課題となっていた。そこへ新型コロナウイルスやその変異種が加わり、少なくとも30以上の新興感染症が出現したとされる。

中国政府の光と影

　SARS は、2002年11月、突然、中国広東省において発生した。発生から約 8 か月後の03年 6 月24日の WHO の終息宣言（北京における）までの間に、SARS 感染地域は中国国内の24省、266の県と市（区）に広がった。 7 月 5 日、台湾の症例を最後に終息宣言が出されたが、その間の全感染者数は世界で8096人に及び、うち774人は亡くなった。致死率は9.5％と新型コロナウイルスを大きく上回る。

　ちなみに北京における第 1 報は、広州で最初に症例が確認された02年11月下旬から 3 か月たった03年 3 月 6 日だった。その後、患者数は急速に増大し、 4 月20日に339例、ピーク時の 5 月 3 日には1741例に達した。まさに北京市内は「戦場」と化したのだ。

　当局も2500人の「伝染病調査チーム」を組織し、全市をくまなく調査した。エビデンスの有無はともあれ、今回の日本政府と同様、市内の全小中学校を一斉休校にした。異なるのは 5 月 6 日からテレビなどを用いた通信教育を実施した点。今から18年も前の話だが、わが国でも文部科学省が前倒しで小中学校に 1 人 1 台の PC を整備すると発表した。『第三の波』の著者のアルビン・トフラー氏が到来を予言していたテレワークや在宅勤務も定着し始めたが、それにしても民主国家の日本は動きが鈍い。

　対照的に中国は SARS 対策でも北京市内から周辺の農村への感染を防止するために、北京郊外の区県、郷鎮、村に厳重な検疫体制を布いた。具体的には外部から入村する者すべてに体温測定を行い、正常ではない者に関しては入村を禁止。さらに村ごとに毎日すべての住居の消毒を行った。当然のことながら、共産党体制の維持のためには私権が制限さ

れる中国では医療関係者などSARS感染者と接触する危険性がある者の行動はすべて記録された。まさに強権発動だ。今は人工知能（AI）を応用して生体認証が顔や居場所、さらには人民の体温まで把握する。これに対して自由主義の日本は過料付きの改正感染症法も基本は「公共の福祉」に訴えるだけ。緊急事態宣言が可能となる改正特別措置法も施行されたが、その強制力は必ずしも強くない。人工呼吸器など高額機器が足らず"死の選別"を余儀なくされた米国が21年2月8日時点で100万人当たりの感染者数が8万人を超える一方、中国は64人に止まるという。確かに数字の信憑性は疑われるが、個人情報保護より監視データ収集を優先する社会の方が感染対策では有利となる。

　同様に中国では医療提供体制の整備も急ピッチで行われた。病床と呼吸器系治療の専門スタッフの不足に対応するために、北京市政府は、北京市内の2級以上の病院（中国の国公立病院は日常的な診療を行う1級から高度な診療を行う3級に大きく分けられている）に「発熱外来」を設置して、初期治療に当たるよう定めた。また、問答無用の中国当局は地壇病院や佑安病院など16の病院をSARS専門病院と指定し、ここにSARS患者を集中的に収容、治療するよう決定。さらに、北京近郊の小湯山に1000病床の感染症専門病院をわずか8日間で建設した。当該施設で治療に当たるスタッフを拡充するため地方から都合1200人の医療専門家も北京に呼び寄せた。今回の新型コロナウイルス感染対策でも木下藤吉郎（後の豊臣秀吉）が一夜にして築いたという「墨俣（すのまた）の一夜城」のようにわずか10日ほどで1400人の軍関連の医療関係者が働く病院を次々と完成させた。まさに一党独裁のなせる業だ。

　しかし参考にすべきはここまでか。あとで発覚したのだが、中国当局による事実の隠蔽が明らかになった。当時、蔣彦永（ショウ・ゲンエイ）医師は政府の発表した北京での患者数に「偽りがある」と指摘した。最終的にこの指摘は認められ、同医師は真実を引き出すことに成功した。しかし、蔣氏はしばらく英雄扱いされたが、中国の体制派は「警鐘者」を長らく黙認することをしない。服従と結果が共産主義国家の教義の中心にある以上、たとえ愛国的な理由でも警鐘を鳴らす人の名声は短い間しか続かないのだ。

今回の新型コロナウイルスでも中国は情報統制で最初に大きな失敗を犯した。武漢市の当局は20年1月3日から16日まで、感染の拡大は見られないと繰り返し発表したが、真実ではなかった。19年12月初めに武漢で患者が発生した後、勇気ある李文亮（リ・ブンリョウ）眼科医は「SARS感染が出た」と告発したのに当局は隠蔽した。確かにSARSではなかったが公に人から人への感染を認めたのは20年1月20日。最初の感染確認から2か月近くも経っている。この間、感染者の国境を越える移動を止めなかったためウイルスは世界に広がり、同氏は2月7日に死亡した。20年12月にも武漢における新型コロナの実態をSNSで最初に発信した元弁護士で市民記者の張展（チョウ・テン）氏に懲役4年の実刑判決が下った。隠蔽は中国政府の階級組織が原因だと見るが、高級官僚の人事権を完全に掌握する日本の現政権と何となく重なる。元ラグビー選手の五郎丸歩氏曰く「人を大切にする集団は必ず好循環を生み出し、強くなるだけでなく人々に愛され憧れの的になる」と。

　いつも同じ顔ぶれの政治家・役人・学者が跋扈するなかでダイバーシティー（多様性）は期待できず、なかなか日本ラグビーのようにOne Teamにならない。中国も悪いニュースを報告しないことで大切な春節（旧正月）前の社会的な安定を優先した。そうとは知らずに多くの市民が春節前に武漢から旅行に出かけたことで、感染を日本を含む海外に広げるという致命的な結果を招いた。もし、隠蔽がなければ被害はここまで拡大しなかったのではないか。SARS対策でも後手に回った中国政府は4月27日、2病院（中日友好病院と北京市宣武病院）を徴用した。

甲斐性のある中日友好病院！？

　ちなみに中日友好病院は中華人民共和国衛生部直属の病院で日本国政府の無償援助により建設された。1984年10月23日に開業。北京市朝陽区に位置し、敷地面積は9.7ヘクタール、床面積11万平方メートル、病床数1315床の巨大な施設。臨床医学研究所や教育訓練センターも併設している。当時の総職員数は2600人。内訳は、医師600人、看護師800人、ほかに医療スタッフ400人、管理スタッフ300人、補助人員500人。何でも中国はスケールが大きい。

　2003年時点の外来患者数は1日4000人、月平均の救急患者受入数は1

万人。病床利用率は約98％、平均在院日数18日と、北京市内でもトップ３の規模と機能を誇り、病院収入は年5.6億元（約65億円）に達していた。しかしこうした"甲斐性のある"国立病院でも中国は原則独立採算制なので、SARS専門病院の指定を受けてからは資金繰りに困り、指定解除直前には"資金ショート"寸前に至ったという。最終的にはSARS治療に要した患者負担は５％程度で、あとはすべて政府が負担したが、当初は何と全額病院の立替え払い。理由は、SARSの治療法が確立していないため、トータルでいくらかかるか不明だったからである。そのため病院は資金繰りに大変苦労した。通常、SARS患者１人当たりの入院費用は、重症度によって異なるが、２万元（約25万円）〜30万元（約250万円）が相場。ところがわが国と異なり、当時、中国の大半の入院患者は医療保険に加入していない。

　さらに、SARSの感染力が強いので家族全員が発病しているケースが非常に多く、当該患者からの医療費の回収は事実上、困難。結果的に通常の月間医業収入約4200万元（約５億円）は期待できず、SARS指定を受けてからというもの病院収入がほぼゼロになった。

　その一方で、支出は大幅に増大し、03年５月だけで前月より6000万元（約７億円）以上も膨れ上がった。これにより、病院の財務状況は非常に厳しくなった。医療費の立替え払い、医療設備や衛生材料の購入、病棟の改造などで多額の資金を要したためだ。何と１か月で病院の支出総額は1.1億元（約13億円）以上に達したという。このほか患者移送コストも馬鹿にならない。重症なSARS感染患者は、１回の移送に際して3.5〜４人の付き添い看護師が必要となったことで、人件費も嵩んだ。さらにSARS専門病院に指定されたため、常勤職員2600人のうち約1100人が勤務から外され自宅待機となったことも手痛い。というのも、医療職の給与は45％が基本給（政府から支払われる最低保証賃金）で、残りは成果給だったからだ。そのため自宅待機となった職員は通常の半分以下の収入で日常生活を余儀なくされた。他方、SARS病棟に入った職員にとっては"労働強化"につながった。より少ないスタッフで重責をこなす結果になったからだ。事実、１日100元（約1700円）の「危険手当」は"命懸けの報酬"としては十分ではなかった。これに対して平等を重んじる日本はコロナ対応に直接携わらなかった（門前薬局を除く）医療従事者にも気前よく最低５万円の慰労金が出る。

中日友好病院における SARS 危機対応の経緯

それでは中日友好病院は SARS をどう終息させたのだろう。時系列で見ていこう。

第 1 段階：2003年 2 月〜 4 月27日

03年 2 月中旬、広東省で出た発熱患者の第 1 報を受け、病院内に緊急に SARS 監視グループを設置。SARS 発生に関する情報収集と状況分析を開始した。そして 3 月18日、同院は SARS 感染の疑いのある患者を初めて収容。

あわせて救命救急センター監査室の22病床を隔離して、一時的に SARS 感染者を収容・治療する特別病区にした。しかし当時の危機管理体制はお粗末なもので、世界保健機構（WHO）からの報告や専門家の意見などをインターネットで探し、病院内で情報を共有するというレベル。SARS 危機管理用の院内医療情報システムとしてはまだ構築途上の段階だった。そこでクイズ。

Q8-3　WHO の活動・任務に該当しないものはどれか。 1 つ選べ。

　a　感染症の撲滅
　b　保健分野の研究促進
　c　疫学統計調査の分析・刊行
　d　専門家派遣による技術協力
　e　開発途上国の児童教育支援

正解は「　」。実は同院では当時、会計と物品管理システム以外はすべて手書きの状況。従って、カルテ記録や検査結果などは紙で管理していた。同様に日本の一般病院の電子カルテの普及率も17年度現在で未だ46％と低い。

そこで中日友好病院では急遽 FAX50台を取り付け、あわせてローカル電話80台を増設。電子監視制御システム40台も設置した。わが国の保健所の PCR 検査システムも未だに FAX・手書きが中心だが、当時の中国もガイドラインやマニュアルは皆無だった。あってもほとんど認知されていなかった。そのためか最初の 2 週間は WHO の指示通りに動いていた。その後は試行錯誤を重ねながら病院独自の治療・処置法に加えて、

①シャワーの浴び方や防護服の着脱方法、②消毒の仕方、③治療に使用する物品や薬剤に関する情報、④コンタクト使用禁止などの注意事項を確立していった。そしてこのようなルールを職員間で共有し、一定の予防策を講じるようになった。不幸中の幸いで、広東省にて SARS がアウトブレイクした際に現地の研究会に呼吸器科の主任が参加しており、その知見が活かせた。

　やがて SARS 感染の疑いのある患者が増大するに伴い徐々に隔離エリアが拡大された。結局、4月27日には床面積3000平方メートルの救命救急センターをすべて SARS 隔離エリアとして改造することとなり、ここで都合64人の SARS 感染患者を収容・治療した。ちなみに同病棟では、医師30人、看護師70人、サポートスタッフ6人を含む合計180人の医療従事者が SARS の治療に当たった。そのうち84人は救命救急センターのスタッフであったが、残りはすべて他の診療科から緊急に引き抜いた医療職である。

第2段階：2003年4月28日〜5月8日

　続く4月28〜29日には48時間内に在院患者480人を移動させなければならなくなり、退院可能な患者を強制的に退院させた。残る退院困難な重症患者199人は、協和、北京、朝陽、天壇といった近隣病院に移した。例外は透析患者。同院は透析機器を63台保有していたのに対して、ほかの病院は多くても20台程度。幸い、患者182人の透析センターは完全に遮断されていたため、透析患者が SARS に感染することはなかった。これに対して日本は21年2月11日現在で、透析患者に累計1145人の新型コロナ感染者と、139人の死者が出ている。

　実は当初、中日友好病院では収容能力からして80人程度の重症患者を想定していた。その内訳は人工呼吸器が必要な患者12人、気管切開手術を受けた患者21人、植物状態の患者7人、心電図による監視が必要な患者6人、酸素吸入を要する患者38人。しかし、予想は大きくはずれた。というのも、北京市政府が急遽、全市から40台以上の救急車を動員し、大規模な患者の搬送を開始したからである。その後わずか3時間以内に、同院に約130台の救急車が出入りしたので都合51人の SARS 患者は改築したばかりの新病棟に転送された。結果的に北京市当局より指定された

20人弱のSARS患者が北京病院など近隣の8病院から次々と移送されてきた。興味深いのはSARS患者の移送は非常時なのですべて夜間に行われたことである。しかし移送されてきたSARS患者のほとんどは重症で人工呼吸器を必要とした。日本の勤務医の働き方改革を支援する20年度診療報酬改定の目玉たる「救急搬送件数年間2000件以上」などの比ではない。

　元々、中日友好病院がSARS病院に指定される前に、北京では既に2つの病院が指定されていた。ところが当該2病院は感染症専門病院にもかかわらず、それぞれ消化器疾患とHIVに特化しており、SARSに必要な呼吸器疾患に対応するノウハウはなかった。感染病の発生頻度が高くないためスタッフの感染症に関するスキルレベルも低かった。さらに困ったことに、この2病院は200床しかない単科病院で、SARSの合併症にも対応できなかった。その結果、病院のランクも3段階中の「真ん中」。これに対して中日友好病院は「3-甲」という最上位にランクされた。北京市最大の1300床を保有しており、しかも全診療科が揃った総合病院だった。そのため、SARSに対応できる呼吸器科も充実しており、対照治験を行えるほど西洋医学（西医）と東洋医学（東医）のバランスがとれていた。

　とはいうものの医療スタッフの心境は複雑だった。ある看護師は次のように述懐する。「看護スタッフは平均22歳の若い女性であり、当然恐かったと思います。しかし看護師は"天職"。自分たちがやらなければ他に誰もやれないので、中国は社会不安に陥ると理解していたと思います」と。実態はもっと深刻で、中国ではSARSの看護を拒否した場合、日本と異なり即刻クビになる。一旦、病院を解雇されるとこうした看護師が別の病院で雇用される可能性は限りなく低い。すなわち、二度と看護職につけなくなるのだ。マザーテレサは「神様は乗り越えられない試練は与えない」と旧約聖書の一節を引用したが、仕事柄か看護師から別の職業に変わるのは難しい。これも中国のもう一つ現実である。

　そこで、医療スタッフに対しては4月30日〜5月8日までの間に、延べ5000人に北京市と衛生部から派遣された専門家による伝染病患者治療に関する教育訓練が実施された。その内容は、感染症に関する専門知識

に加え、自己防護ノウハウや心理ケアまで多岐にわたる。あわせて
SARS病棟内における各種設備・機器の操作方法や隔離服の着脱などの
トレーニングも繰り返し行われた。トップダウンの中国のことなのでこ
うしたソフト面も徹底している。マスクや防護服などの厳格な点検がな
され、合格した者から順にSARS病棟に配置されていったという。

　同様にハード面の整備も早かった。政府の決定を受け、①6日以内に
SARS対策に必要な病棟の改造、②スタッフ全員の教育訓練に基づく厳
重な消毒と検査体制の整備、③必要な物資の調達という順で完了させた。
というのも、ちょうど1週間後に"急拵えのSARS専門病院"として感
染症患者の受入れを余儀なくされたからだ。

　ちなみに、開院当時の中日友好病院の設計思想は「四通八達」と呼ば
れるものだった。そのため患者はどこから来ても病院内のすべての場所
に行けるように通路が張り巡らされていた。ところが、この"斬新な通
路レイアウト"があだとなった。皮肉にもSARS指定病院に要求される
隔離性を満たすことを妨げたのだ。そこで「両線五区」と呼ばれる構造
に改造すべく、大規模な難工事が短期間に実施された。驚くなかれ7日
間にわたる突貫工事は以下の通り。

①　アルミ合金遮断壁2300平方メートルを用いた隔離ダンパー500
　　メートル以上の設置
②　2万3000メートル以上の室内配線
③　感応式蛇口72個、逆方向式紫外線ランプ1100個、排気ファン
　　1079台の取り付け
④　通風孔1400箇所、検査口500平方メートル窓570枚の密閉
⑤　高圧消毒ボイラ、洗濯機と乾燥機11台を備え、厳格な消毒手順
　　を布いた洗濯ルームの設置
⑥　改造風呂9箇所の設置
⑦　汚染ゴミの処理施設の建設
⑧　汚水処理ステーションの改造
⑨　センター司令室の設置と1200個の警告指令版の設置

　日本のゼネコンでこれだけ短期間の改良工事を請け負う所はあるのだ
ろうか。大林組も500平方メートルの病棟にICUを仮設で10室備えるプ

レハブを1年間2～3億円のリース事業を開始したが、施工に2か月かかる（20年9月25日の日経新聞）のがネックか。実は中日友好病院の空調設備工事も大掛かりなものとなった。というのも、当時560万元（約7000万円）を投じて、作って間もない中央空調設備があったからだ。SARS病棟の隔離性を確保するために、すべてが個別空調に切り替えられ、各病棟すべてに分離式空調にするための単体空調設備が都合650台取り付けられた。あわせて供給電源も720KWの出力を要し、同時に人工呼吸機300台とベッド傍のX線機などの医療設備の電源も必要となった。当局はこれらの要望をかなえるために1250KVの変圧器を設置した。これも通常は2週間かかる所、北京市電源供給局の支援によりわずか2日間で工事を完成させたという。まさに中国共産党主導の国家総動員がなせる業だ。

　門外漢の小生は建築分野では全室無料個室の加賀医療センター（300床）の新設に関与したくらいで、中日友好病院のような突貫工事による都合12病棟の大規模な改造は想像を絶する。同改造により、ICU2と小児科1を含む12のSARS専門フロアを建設し530の病床を用意。設備的には5月6日の夜までに、通風装置、低オゾン紫外線ランプ、TVモニターなどの取り付け、電源供給・消防安全システムや、洗浄センター、さらには汚水処理・ゴミ処理システムなどが改造された。最終的には11万平方メートルの大規模なSARS隔離病棟が完成した。

第3段階：2003年5月9日～6月27日
　こうした硬軟織り交ぜたアプローチで中日友好病院は6月27日のSARS病院指定解除までの約1か月半の間に、重症患者約70人を含む240人のSARS患者を収容した。

　それにしてもSARSは、当初あらゆる医療活動が手探り状態で、混乱も続いた。新興感染症だったため、治療法が確立されていなかったからだ。救急車で同院に搬送されてきたある中年の女性患者とそれを診た医師も混乱の被害者だった。現場を任された尹医師は症状から明らかにSARSだと診断したが、搬送前にこの女性が感染症病棟にいたことが確認できなかったため、一般の呼吸器患者として処置するはめになった。そこで尹医師はほかのスタッフを部屋の外に出し1人で治療したが、こ

の患者は死亡した。こともあろうに尹医師もSARSに感染。一命は取り留めたが肺結核を併発したことから戦線離脱となった。今回の新型コロナでも中日双方で多くの医療者が院内感染の犠牲になった。

　さらなる不幸は、当初、気管内挿管が多用されたことだ。これがあだになって感染が拡大した。なぜなら気管内挿管は肺の気圧を上げるため、患者の咳が遠くまで飛び散るからだ。そのために医療者への感染率は、気管内挿管を行わない場合の4倍にも上昇。以降、酸素マスクを採用する方針に変更された。そこで同院では、9人からなる呼吸器の専門医が患者を症状別に各病棟へ振り分けた。

　これに対して今回の新型コロナウイルスはSARSに比べて非常に感染力が強く、約14%は再発・再然することが報道されている。いずれにしても、呼吸器系に重篤な障害が生じるコロナウイルスは、時間との勝負だ。わが国でも「神奈川モデル」や「大阪トリアージ」が注目を集めたが、結局は自衛隊・大学病院等の第1種感染症指定医療機関の次は国公立・公的、そして民間病院という順に一般病床をやりくりしたのか。それとも片っ端からか。当の自衛隊中央病院（500床、うち保険診療病床348床）は例のダイヤモンドプリンセスの感染症患者を受け入れたが前述の通り院内感染はゼロ。病院の作戦本部たる企画室の作戦が功を奏した。事業計画の策定のほか、日頃からの教育訓練の賜物か。羨ましいのは陽圧の無菌室と陰圧の隔離室が完備した集中治療室8床。加えて個人用防護服等の物資は自衛隊が備蓄しており、依頼すれば制限なく配分されたという。病院の費用もすべて防衛省予算で新型コロナに伴う持ち出しや減収は心配無用。まるで別世界だ。

　しかし、すべてがうまくいったわけでもなさそうだ。自衛隊中央病院の上部泰秀院長によれば、日本を含む17カ国・地域から都合128人の患者を受け入れたが一番大変だったのは食事だったという。自動翻訳機や通訳支援の助けを借りて意思疎通の円滑化を試みるも、外国人患者らは最後まで満足しなかった。例えばイスラムのハラルはつとに有名だが、ユダヤ教徒のコーシャの備蓄はなかった。たった2人の患者だが毎日イスラエル大使館から差し入れがあったというから驚きだ。新型コロナの治療も大切だが、やはり人間の生きる原点は「口から食べる」ことか。

ちなみに厚生労働省は新型コロナ患者の「再来」に備え全国2万床（うち重症患者用は2500床）確保済みとしていたが集中治療室（ICU）の稼働率は不明だ。そもそも日本と海外ではICUの整備状況に大きな差がある。日本の人口10万人当たりのICU病床数は4.3床だが、HCU（高度治療室）を入れても約13.5床。米国の約35床やドイツの約29床に遠く及ばない。また、日本は国内に2万8000台もの人工呼吸器があるが、うち使用可能なのは6割ほど。先の自衛隊中央病院も何故か体外式模型人工肺（ECMO）の装置はなく人工呼吸器で対応した。

第4段階：2003年6月28日〜7月20日

　6月27日のSARS指定解除に伴い、中日友好病院に残っていた14人の未回復患者は引き続き治療を受けるために北京市地壇病院に移送された。その後、中日友好病院は1週間の最終消毒作業を実施し、北京疾病予防センターの消毒検収に合格。さらに元の業務に復帰するために8800万元（約11億円）の費用を投じて原状回復作業を行った。内訳は上下水道管の交換、遮断設備の撤去、病棟の再装飾、エレベーターの交換、すべての風呂・トイレの改造など。

　最終的には7月20日にすべての復帰作業を終了し、診療科の業務を再開した。その後、発熱外来は行わなかったが、代わりに体温監督室を院内に設置。外来患者に対して実名登録を伴う検査を実施することで、通院する患者の安全確保に努めた。そして10月18日には病棟の臨時改造を含むSARS危機への対応は完全に終結し、すべての医療業務がSARS危機前に戻された。「明けない夜はない」ということか。

　朗報は原状回復に向けた改築工事費総額3.5億元（約49億円）が中国政府から拠出されたこと。さらに多額の寄付金や各種物資、医薬品が病院へ寄せられ、その金額は合計で1200万元（約1.7億円）に上ったという。また、大学、小中学校の教師・学生、企業、一般市民からは、第一線でSARSと戦う医療職に対して大量の激励の手紙が届けられた。象徴的なのは、病院の周辺に激励の横断幕が掲げられ、感謝の折り鶴が病院の外壁を埋めたことだ。こうした非金銭的な援助は、医療職の動機付けにつながる。今回の新型コロナでは有り難いことに基礎系の本分野にも中国の元留学生から大量の品質保証済みマスクが届いた。

日本でも医療者への感謝の垂れ幕や拍手、さらにはクラウドファンディングによる寄附金募集が頻繁に見られる。その一方で感染者のみならず、PCR検査や新型コロナ肺炎の治療にあたった病職員とその家族に対するいわれのない嫌がらせや差別も散見される。拙著（『病院の品格』（日本医療企画））は売れなかったが、「日本人の品格」はどこにいったのか。最終的に中国では政府が合計3.5億元（約40億円）の財政割当金を供給。資金ショート寸前だった中日友好病院は、九死に一生を得た。

ソフト・ハードから見た危機対応

　これに対して日本政府も新型コロナ感染拡大防止策と医療提供体制の整備及び治療薬の開発に約1兆8100億円もの20年度の第一次補正予算をつけた。第二次補正予算ではワクチン予算や介護従事者への慰労金も入れて約2.9兆円。難点は入金が遅れたことか。ICU・HCUの入院料も20年5月以降2倍から3倍に。最後は中等度以上は5倍に引上げられた。しかし、財源の大半は赤字国債。1枚200円のミャンマー製"アベノマスク"にも466億円の公金を使ったが、小さすぎて日本人の顔にもフィットせず、また世相を反映してか付けていると何となく息苦しい。20年度の第三次補正予算も大盤振る舞い。本当に医療現場が欲する支援につながっているのか。そこでもう少し掘り下げてSARSの危機対応を「見える化」しよう。

1）病院組織体制の改変

　SARS対応第1段階の2002年4月27日に中日友好病院はSARS指定病院としての体制を整備するため、病院の既存の組織構成を大きく変更した。総司令部として院長直属の「SARS防止指揮部」を設け、その下に医療グループと後方支援グループを組織。さらに医療グループは、①医療・看護グループ、②情報収集グループ、③院内感染防止グループ――の3つに分けられた。これに対して後方支援グループは①庶務・購買、②リフォーム、③消防安全、④食事、⑤動力・メンテナンス、⑥消毒、⑦生活支援担当――の7つに細分化された。

　同時に既存の診療科も再編された。具体的にはSARS病棟は6病棟＋ICU病棟と都合7ユニットに分けられた。さらに同ユニットはそれぞれ2チーム（梯隊）に分けられ、交替勤務を導入した。ここまではセ

オリー通りだ。こうした有事の際は、日頃のバックアップ態勢が物を言う。例えば先の後方支援グループの庶務・購買担当はすべての必要物資の仕入れと搬入業務を行う。すべてのスタッフはSARS病棟に入る際には、頭から足まで何と18枚もの防護具を身に付けなければならなかった。これらのルーチンは1つでも欠くことは許されず、1日のうちに数回交換する必要があったため、常に大量の防護用品を準備しておく必要があった。患者やスタッフが使用する日用品も膨大な量に上った。

　一方、SARS指定病院となったことで当該病棟に立ち入った全スタッフは、勤務期間中は家に帰ることが許されず、医療者にも一種の「隔離政策」が実施された。具体的には臨時的に病院が徴用した周辺の6つのホテルをSARS病棟で働くスタッフの専用宿舎として充当したので、庶務・購買担当は、常時60種類以上の生活必需品を供給した。その内容は多岐にわたり、シャンプー、着替えの衣服、靴、靴下、さらに爪楊枝、爪切りといった細々としたものまで。実際、SARSの指定が解除されるまでに、病院が仕入れた各種物資は驚くなかれ162万9660品に上ったという。そのうち患者やスタッフに実際に配布した物資は132万3030品。18年前なので中国にアリババやアマゾンはもちろんないがその調達力には脱帽するほかない。医療用マスクや防護服等の調達で苦労したわが国とは大違いだ。

2）人員の配置

　あわせて人員の再配置も行われた。一番気をつけたのはスタッフの専門分野、年齢、性別、職務階層といった要素。加えて、過酷な勤務による負担を少しでも軽減するための交替勤務制の採用。というのもSARS病棟で働くことは、医療スタッフに心理的、肉体的に相当な負担を強いたからである。院内感染の恐怖によるストレスと、多重防護服を着用しての作業による体力の消耗が、医療スタッフ自身の免疫力を低下させた。各ユニットのスタッフを均等に2つのチームに分けたのもそのためだ。結果的に各チームはSARS病棟で連続して20日勤務した後、1週間の隔離監査期間を経た上で、それぞれの家庭に帰って休暇を取ることが許された。そしてまた2週間後に、病棟の交替勤務に戻った。

　同時にチーム内の勤務時間も調整された。以前の1日3交替制から、

一般病棟では1日6時間勤務に、変更された重症病棟では1日4時間勤務だ。幸い、スタッフを2チームに分けたのでSARS病棟にいる時間は最大でも3時間（重症病棟では2時間）となった。こうした工夫によって、スタッフへの感染リスクは最小化され、有難いことに院内感染は起きなかった。

　言うまでもなく感染症患者は治療中に様々な合併症や症候群を併発する可能性がある。そこで中日友好病院では総合力を発揮し、34人の専門医からなる特設チームを編成した。同チームは10以上の専門領域にわたり、看護師は1チーム300人で構成された。実はこのチームの活躍が、同院のSARS患者の院内死亡率の低下に大きく貢献したと考えられる。ポイントは、高齢のナースも含めて看護師全員（持病のある者は除く）を組み入れたことだ。

　ちなみにわが国では、急性期一般入院料1の常時7対1が最高の看護基準だが、中日友好病院は2.5対1。さらに、SARS病棟は1対1で、ICUは何と1対3となっている。そのため、中国では看護師は常に供給不足の状態にある。近くの病院に応援を打診したいのは山々だったが、退院困難患者を引き受けてもらったこともあり、看護師の派遣依頼は断念した。そのためシフト終了の2日前から一定の引き継ぎや研修が続き、ほとんどの医療スタッフは帰宅できなかった。毎日勤務後は先の6つのホテルに直行。看護師の中には4か月間1日も休みの取れない者もいたという。「医療者の働き方改革」などあったものではない。これに対してわが国の重症度、医療・看護必要度はすったもんだあった揚げ句、いつも公益裁定で決着するが、果たして看護師の旧7対1からの振り分けに役立っているのか。コロナ禍では大量のナースを必要とする。

3）難攻不落のSARSの治療法
　SARSの最大の難関は、繰り返すが初め療方法が皆目わからなかったことである。中日友好病院は漢方医学でつとに有名。内科の仝小林（トン・ショウリン）主任（現在は中医科学広安門医院副院長のほか北京大学教授も兼務する中医薬学の権威）も試みにSARS病棟から選んだ26〜63歳までの都合16人の患者に対して漢方薬による治療を実施した。その一方で糖質コルチコイドや免疫抑制剤といった西洋医学で通常用いら

れる薬剤は一切使用しなかった。抗生物質も細菌感染が明らかな場合を除いてオーダーなし。

結果的に収容SARS患者のうち回復退院した患者は212人で、回復率は何と94.6％。これに対して死亡患者数は12人で、死亡率は5％も低かった。こうした治療成績は、国からSARS専門病院として指名を受けた病院の中で最も芳しいもので、後日、北京市より表彰を受けることとなる。また患者の平均解熱時間は4.44±1.46日、胸部X線写真の肺部斑片状陰影の平均吸収時間は10.87±2.92日となり、病状が悪化した患者は皆無だったという。新型コロナに漢方薬は効かないのだろうか。

なお、同治療法にかかった総費用は、1人当たり平均約6000元（7万2000円）と、比較的廉価に済んだ。西洋医学による治療費用の3分の1程度ということから、費用対効果は高いといえる。そこで統計学に関する基本的なクイズ。

Q8-4　正規分布で正しいのはどれか。2つ選べ。
a　平均値±標準偏差の範囲に約95％が分布する。
b　2変量の関係が示される。
c　大概、在院日数の分布である。
d　平均値、中央値および最頻値は一致する。
e　左右対称である。

正解は「　」と「　」。"下手物"を多く取り扱うエビデンスの乏しい漢方薬がむしろ新型コロナウイルスの元凶との批判も多い。中国では主に南部に野生動物を珍味として好む人がいる一方で、その野生動物が漢方薬の原料にされることもある。今回の新型コロナウイルスは、漢方薬の原料になるセンザンコウという動物が中間宿主で、コウモリからセンザンコウを介して広がった可能性があると伝えられている。新華社通信によれば、センザンコウから取り出した菌株の遺伝子配列が感染者のものと99％一致したという。

西洋医学での新型コロナ治療薬としては、当面は第1相と2相を飛ばし、いきなり第3相臨床試験を経て特例承認されたエボラ出血熱治療薬

「レムデシビル」や厚生労働省の「診療の手引き」に掲載されたステロイド薬「デキサメタゾン」が第一選択か。抗インフルエンザウイルス剤「アビガン」、関節リウマチ治療薬「アクテムラ」、急性膵炎治療薬「フサン」、そして抗寄生虫剤「イベルメクチン」も有力候補。北里大学病院のほか都立病院でも新型コロナに対する臨床試験の検討が始まったイベルメクチンは、2015年にノーベル生理学・医学賞を受賞した北里大学の大村智・特別栄誉教授が開発した。アフリカなどで寄生虫による感染症の治療に効果を上げている。これまでに数十億人規模で投与され、深刻な副作用の報告はない。朗報は新型コロナウイルスのRNA核酸遺伝情報の解読にSARSの時は数日かかっていたが、今は1日に短縮されたこと。しかし期待のレムデシビルも低血圧障害の可能性が指摘されるので拙速は禁物だ。そこで臨床研究に関するクイズ。

Q8-5　臨床研究に参加する被験者への説明事項で必要なのはどれか。2つ選べ。

a　研究者の住所
b　他の被験者名
c　成果が公表される学会名
d　期待される成果
e　起こり得る危険

　正解は言うまでもなく「　」と「　」。
　中日友好病院に収容された患者は重症者が多く、その比率は30％を超えていたという。患者のS氏もその1人。危篤状態で他院から移送されてきたので、入院後、直ちにホルモンおよび栄養補助治療を施し、マスク酸素吸入を行った。しかし、酸素濃度は十分なレベルに上がらず、胸部X線写真両肺中下部に大きな斑片状陰影が現れた。運よく翌日になるとその症状は治まったが、1週間後に再度高熱を発し、体温は38〜40℃に達した。白血球濃度も高く、まったく下がらなかった。そこで、持続的に抗菌剤を投与すると同時に、抗真菌薬を増やし、ホルモン量を徐々に減らしたところ、病状は徐々に快方に向かったという。そのせいかどうかは不明だがSARS治療薬・ワクチンの研究開発は中国内・外で頓挫した。

なお、有効性が低いコロナワクチンは、ADE（抗体依存性感染増強）と呼ばれる副作用を引き起こす恐れがあるという。体内に十分な抗体ができていない状況下でウイルスの増殖が速くなる現象で、ワクチンを接種した人の方が重症化するリスクが指摘されている。SARSへのワクチン研究でもADEとみられる症状が起きたとの報告もある。そのためか、新型コロナウイルスのワクチンが完成しても接種を望まないとする人々が洋の東西を問わず相当数いる。そこでワクチンに関する簡単なクイズ。

Q8-6　予防的なワクチンで存在しないものはどれか。1つ選べ。

　　a　B型肝炎
　　b　風疹
　　c　麻疹
　　d　ポリオ
　　e　デング熱

　正解は「　」。ちなみに日本ではジフテリア・百日咳・破傷風の3種混合（DPT）ワクチンはつとに有名。定期接種として指定されており、最近はこれにポリオが加わった4種混合（DPT-IPV）の不活化ワクチンが使用される。争点は「積極的勧奨」を差し控えた子宮頸がんワクチン。実はわが国でも13年4月に子宮頸がんを起こしやすいというHPV（ヒトパピローマウイルス）に対するワクチン（HPVワクチン）の定期接種を始めた。公費による無料の制度で、対象は小6〜高1の女性。接種率は7割程度に達したという。ところが、接種後に激しい痛みやけいれん、記憶障害、歩行困難等ワクチンとの因果関係を否定できない副反応の訴えが相次ぎ、厚生労働省はわずか2か月で積極的勧奨を中止した。すでに投与が始まった新型コロナワクチンにも一部強いアレルギー反応が出ているので「安全最優先」であってほしいものだ。

4）情報の伝達と共有のあり方

　次に情報管理だが、先出の「SARS防止指揮部」が病院内の伝達機能を果たすと同時に、政府機関などの外部との窓口にもなっていた。治療の現場で何が起こっているのかは、毎日FAXや電話により情報が吸い上げられた。今の日本の保健所と医療機関とのやり取りと同様だ。具体的には男女・年齢別患者数、病状、死亡者数などの集計結果が北京

CDCに報告された。命令が錯綜しないように、政府と病院間のみならず、病院内においてもSARS防止指揮部を頂点に、SARS専門家の指示に従うという形で、指揮命令系統が明確化された。現場の負担感が大きいことなどから未だフル稼働していない20年5月に導入された日本の「感染症等情報把握・管理支援システム（HER-SYS）」は、データ項目数を絞り込む必要があるのではないか。

　対照的に中日友好病院では情報の共有化が徹底された。SARS病院の指定期間中はスタッフ全員がホテルに泊まっているため、毎晩、チームミーティングが行われた。それがかえってチーム間の情報共有をスムーズにしたという。さらに政府から毎日届いた通達も次のように箸の上げ下げまで細かに指導する。完全に"上意下達"の国だ。
　　「〇人のSARS疑似患者を受け入れたし。また、本日のタスクは以下の通り。」
　　　8～10時：患者受け入れと北京CDCへの現状報告
　　　10時～12時：政府内会議
　　　14時：政府内の各部門への伝達
　　　18時：病院の指揮部への伝達
　　　22時：病院内への伝達
　　　22～翌2時（4時）：現場での対応・準備

　ちなみにこの命令を下したのは政府側の「北京非典型肺炎対策グループ」。同グループはSARSに限らず非常事態には北京の主要病院から中核となる人物8人を集めて編成される。差し詰め日本の「政府専門家会議」という所か。それにしても新型コロナウイルス接触確認アプリ（COCOA）はいつになったら本格稼働するのだろうか。トラブルや不祥事続きでこのままではとても政府目標の60％普及率には到底達しない。むしろここは広くSNSサービスを展開する「LINE」等に"丸投げ"した方が早いのではないか。LINEは、同サービスのユーザーだけだが「新型コロナ対策のための全国調査」を行い、都道府県・市町村別に統計的有意差も検定している。

BCMの3つのポイント
　有事の際は事業継続計画（BCP）も不可欠である。BCPは患者の症

状から転送先病院の確認や輸送方式などの手順を定めたプラン。現実はどうだったのだろうか。BCPを具現化したのが、より厳重な事業継続マネジメント（BCM）。中日友好病院で参考になるのは次の３点だ。

　第一は、院内感染防止のための業務規定のルール化。感染症病棟における管理手法だが、一般病棟とは大きく異なる。SARSの強力な感染力とスタッフへの二次感染リスクを軽減するためには、厳格な管理規定を設ける必要があった。そこで中日友好病院の感染防止グループは、「消毒隔離業務マニュアル」を制定した。同マニュアルに基づき、①SARS病棟職責行為規範、②スタッフ防護制度、③防護服着脱手順、④カルテ消毒隔離手順、各種消毒液の配置――など様々な作業手順が定められた。また、「人員および物資の移動に関する規定」も制定され、医療スタッフ、患者、汚染・非汚染物資などの移動・輸送手順に関して一定の安全基準が定められた。やはりポイントは手洗い・消毒・隔離のようだ。中国寄りと批判された世界保健機関（WHO）も「手洗いに関する５つのタイミング」を提唱する。

　第二はSARS病区内の監査指導制度の整備だ。医療者はSARS病棟に入る際に、同移動に関する規定に従い何度も防護服を着脱し、厳重な消毒を行うことが義務づけられた。これを怠ることは自らの命を危険にさらすのみならず、二次感染の拡大を招く可能性がある。そのため、同院では監督指導体制を整備し、各病棟に院内感染に関する監査指導員を派遣して、24時間体制で厳しい管理を行った。その内容は、①各種物資の消毒、②患者の排泄物および日用品の処理、③汚水処理、④医療スタッフの防護処置――など多岐にわたった。さらに、発熱などの初期症状の発生を早期に発見できるように検査態勢も整えた。結果的に２か月の間に、延べ567人の検査測定を行い、SARSの院内感染のリスクを、効果的に防止することができたという。まさにWHOの勧奨する「一に検査、二に検査、三四がなくて五に検査」である。

　そして第三は専門消毒隊の組織化である。毎日院内をくまなく消毒する組織を立ち上げた。驚くなかれ、その面積は２か月間累計で200万平方メートルに達した。東京ドームの43個分だ。

SARS病棟2つの誤算と工夫

　しかし誤算もあった。1つは、一般病棟で簡単にできる作業が、SARS病棟では困難になるということ。また、病院スタッフは、いわゆるゾーニングにより、①清潔区、②半汚染区、③汚染区の間を行き来しなければならなかった。これら3区を移動するには防護服・装備を着脱しなければならず、防護服を着たSARS病棟での作業は、一般病棟の15倍近い作業量となった。検査時間は患者1人当たり1時間以上を要した。通常の病棟では看護師が患者の点滴を交換するのに要する時間はせいぜい3分程度だが、SARS病棟では15～20分を要した。逆に汚染区から清潔区に戻る際には、防護服を脱ぐのに10～15分程度かかった。手洗いなども義務付けられていたので、ここでも5～10分程度の時間を費やした。このほか、1回の点滴交換に要する時間も40分以上となった。ポイントは想定外の時間マネジメントだ。

　通常、病院スタッフの移動時間を節約するには、清潔区と汚染区の間を行き来する回数を極力減らすしかない。しかし、それは必然的にスタッフの汚染区での滞在時間を延ばすことになり、かえって感染リスクを高めることになる。そこで、先述の通り途中からSARS病棟に入るスタッフを2つのグループに分け、それぞれ3時間で交替するというローテーションに切り換えた。これによって、時間のロスと感染リスクを最小限に抑えたという。

　もう1つは、これも重装備の防護服がもたらす弊害であるが、SARS病棟で勤務するスタッフはすべて三層防護服、二層帽子、一層フェースマスク、三層マスク、三層手袋、雨靴、二層靴マスクおよび周辺密閉メガネ1個を装着することが義務付けられていた。通常、このような防護装備を着用していると、何もせずとも酸素不足が生じる。そのため、簡単な問診や聴診でさえ、大変な労力を要する。普段であれば容易に記憶できることもSARS病棟では困難になってくる。さらに、三層手袋をつけているので筆記も容易ではない。

　医師の聴診も、二層帽子と一層フェースマスクをするので、非常にやりづらい。胸の音を聞こうにも、装備で両耳が塞がれた状態では難儀。さらに声も出せないのでオーダーはすべて筆談となった。一方、看護師にとって普段は簡単な注射も、触覚がなく、汗で曇って見えないなどの

悪条件で行うので、針刺し事故などに対する精神的なプレッシャーも強かった。加えて不運にも5月以降の北京の気温は徐々に高くなり、最高気温は25℃以上にまで上がった。この暑さもスタッフの診療作業の妨げとなったが、天候まではコントロールできない。

最後の Think for yourself

　以上が新型コロナウイルスに近似しているとされる SARS に中日友好病院がどう対峙したかの全容だ。当初わが国では09〜10年にかけて約2000万人の感染者が出たとされる新型インフルエンザ A（H1N1）pdm09がトラウマになって PCR 検査体制を人員・予算の制約上、検査所・保健所・地方衛生研究所に限定したが本当にこれでよかったのだろうか。果たして日本の感染者数は過少に見積られているだろうか。諸外国と異なり、クラスターのみを追跡する「日本モデル」の是非を論じてほしい。

災害時等における日本モデルの是非

　残念ながら三木谷浩史社長率いる楽天㈱が出資した PCR 検査キット会社はコンプライアンスに疑義が生じた。持病が悪化して20年9月首相を中途辞任した安倍氏と同氏は"お友達"。現政権とも交流があり楽天メディカルのコーポレートガバナンスは大丈夫かと思うが、一応クイズ。

Q8-7　以下の文章で正しいものには○を、誤っているものには×を記入しなさい。
　a　コーポレート・ガバナンスの強化は、経営の透明性・健全性・遵法性の確保だけで十分である。
　b　コンプライアンス経営の最大の目的は不祥事を起こさないことであり、そのためには監視・報告システムの確立が最も効果的である。
　c　コーポレート・ガバナンスとは行政機関などの外部組織が企業を健全に統治することをいい、不健全な経営者には制裁を加える。
　d　コンプライアンスは、公的な法令や規則を遵守するという意味だけでなく、社会良識・ルール・組織内の規則・企業倫理などを

遵守するという意味も含む。

　e　コーポレート・ガバナンス改革の具体的な取り組みとして外部
　　からの役員登用があるが、これには社内役員の専制を防ぐという
　　利点がある。

　○が「　」、×が「　」。頼みのPCR検査も結果判明まで数時間かかり精度は高くない。未感染でも「陽性」と出る。プロ体操競技選手の内村航平の例が然り。逆に感染直後は体内のウイルス量が少なく、陰性になるケースが多いという。一般に特異度（非感染を正確に陰性と判定できる割合）より感度（感染を正確に陽性と判定できる割合）が芳しくないとされる。そこでクイズ。

Q8-8　スクリーニング検査で最も重要な指標とされる感度はどれか。1つ選べ。

a　$\dfrac{真陽性}{真陽性 + 偽陽性}$　　　b　$\dfrac{真陰性}{偽陽性 + 偽陰性}$　　　c　$\dfrac{真陽性}{真陽性 + 真陰性}$

d　$\dfrac{真陰性}{偽陽性 + 真陰性}$　　　e　$\dfrac{真陽性}{真陽性 + 偽陰性}$

　正解は「　」。PCR検査の感度は高くて70％とされる。唾液検査はもっと低いので実際は感染しているにもかかわらず、陰性と診断される可能性がある。そのためか保健所や地方衛生研究所の1日当たりの検査能力も20年4月から7月までは約2000件しか増えなかった。民間検査会社の能力も増強したとはいえ10月時点で4万2000件超に止まり、全体でも約7万3000件に甘んじている。ようやく「プール方式」の簡易迅速検査キットや抗原・抗体検査、さらにはソフトバンクグループの激安検査も出現したが今度は精度が心配だ。ここは世界的に見て人口当たりの台数が多いCTをフル稼働させ早急に確定診断を付けてはどうか。

　通常、医療機関は非常時でも継続すべき重要業務を絞り込み、許容される中断時間と活動水準を決定する。つまり、非常時発生の何時間後に、どの業務をどの水準で行うべきかを決めるのだ。これらは事業継続マネジメント（BCM）の目標となる事業継続計画（BCP）の重要な項目である。留意すべきは、これが経過時間ごとに変わるということ。

有事には患者が急増する一方で、医療機関の設備や人員は被災するので経営資源はダウンする。従って、限られた資源の配分の良否が、救える人命を左右する。そのため入院・外来・在宅患者を含めて、どの医療措置が何日間中断できるか、あるいは分量や頻度を一時的にどれだけ減らせるか、などの業務の絞り込みを事前に検討する必要がある。

　しかし、実際の非常時には中日友好病院の事例でも見たように想定外の事象が起こる。そのため外部環境の変化に合わせた柔軟な対応が必要になる。特に危機管理においては対応できる人員の参集と通信手段の確保が不可欠。参集にかかる時間は、経過時間ごとの人員の充足度を決めるが、休日や夜間は要注意だ。また大災害では、交通機関の停止や道路の渋滞が発生し、大都市では徒歩でも混雑などにより、通常より参集に時間がかかる。徒歩では、直線距離で時速４kmは不可能。時速２kmがやっとか。

　さらに忘れやすいのが有事の際の記録である。カルテは患者単位だが、BCMでは部署ごとに、発生したことや被害の状況、発信・入信した情報などを記録する。通常、記録は連絡ミスを減らし、人員の交代を容易にする。このほか、ライフラインの確保も求められる。特に大災害で医療従事者の自宅が被災した場合はライフラインの復旧に時間がかかるため、患者及び医療者の健康維持が重要な課題になる。中でも電力は、医療機器のほか水道やガス機器の"生命線"。充電が必要な機器もあるので実際に作動するか確認しておくとよい。自家電源とそこから通電する箇所は、配線ミスがあるといざというときに使えないからだ。関連して自家電源の容量（ワット数）が非常時の使用電力の総量を満たすかも要確認事項である。

　気をつけなければならないのは、想定される被害が地震や水害などの自然災害、火災、パンデミック（世界的大流行）、ライフラインの停止、情報システムの障害など、いずれも予測不能なものばかりだということ。そのためBCMは部署単体ではなく、地域や他事業者との連携を含めた組織全体としての活動になる。まさに日本の"国是"となった地域包括ケアシステムに求められる多職種連携の具現化である。

実際、政府も今後の感染症拡大にも備えるため、400社超と協力して、医療品の国産化を進めるという。理由は新型コロナウイルスの感染が広がるなか、医療関連品の海外依存の高さが日本の医療体制の弱みとして浮かび上がっているからだ。特に後発医薬品の原料は5割を輸入に依存しており供給不安の恐れも出ているほか、各国で囲い込みの動きも見られる。中でもワクチン争奪戦はすさまじい。イスラエルは、ワクチン接種のデータ提供を条件に他国よりも高値でワクチンを買い付け、世界最速ペースで国民へのワクチン接種を進めている。わが国でも医療安全保障の観点が求められる。

薄氷を踏む災害拠点病院

　いずれにしても地勢学上わが国は地球温暖化で多発する大型台風やこれまで経験しなかった風水害、地盤沈下等に伴う南海トラフ地震と津波、そして第2、第3の新型コロナといった「複合災害」に立ち向かわざるをえない。ネックは日本の災害拠点病院が質量ともに心もとないことだ。

　驚くなかれ、2019年4月現在、災害拠点病院は全国に742あるが、そのうち災害時に医療活動を続けるためのマニュアルを整備している所は45％に止まっているという。そもそも災害拠点病院とは、多発外傷、挫滅症候群、広範囲熱傷などの災害時に多発する重篤救急患者の救命医療を行うための高度の診療機能を有する病院。公式には「被災地からのとりあえずの重症・傷病者の受入れ機能を有するとともに、DMATなどの受入れ・派遣機能、傷病者などの受入れおよび搬出を行う広域搬送への対応機能、地域の医療機関への応急用資器材の貸出し機能を有する病院」と長々と定義されている。

　ちなみに災害拠点病院の指定要件は、①運営と②施設および設備——の2つからなる。まず、①では「24時間緊急対応し、災害発生時に被災地内の傷病者などの受入れ・搬出を行うことが可能な体制を有すること」など6点が具体的な要件となっている。これに対して、②はもう少し要件が多い。「救急診療に必要な部門を設けるとともに、災害時における患者の多数発生時に対応可能なスペースおよび簡易ベッドなどの備蓄スペースを有することが望ましい」など都合13項目からなる。急がれ

るのは病院の耐震化だ。厚生労働省が調査した19年度における災害拠点病院と救命救急センターの耐震化率は92.4%で、18年度より1.7ポイント上がったものの病院全体は未だに76%に止まる。都道府県別に見ると9割を超えたのは静岡県（92%）だけ。7割を下回る府県の中には南海トラフ地震等の影響が大きいとされる大阪府（68.3%）や和歌山県公立大学法人評価委員会委員として小生が関与する和歌山県（69.9%）なども含まれている。IR（総合型リゾート）の誘致もいいが、命あっての物種だ。

　ハードもさることながら①の運用面も深刻だ。内閣府が13年8月に実施した調査（特定分野における事業継続に関する実態調査）結果によれば、医療全体で事業継続計画（BCP）の策定状況は7.1%しかなかったという。災害時において多くの被災患者の受入れや地域の医療機関への支援を行う災害拠点病院においても14.5%だ。ほかの業界（電気業66.7%や通信業40%など）と比較して著しく低い結果だった。当該調査でBCP策定の問題点を照会したところ、「策定に必要なスキル・ノウハウ、情報がない」とする回答が多く占めた。

　そこで国は、病棟の被災やライフラインの途絶で多くの病院が機能を失った数々の震災や災害を教訓に、BCPの考え方に基づく災害対策マニュアル作りを促してきた。実際11年3月の、東日本大震災や16年4月の熊本地震では、病棟が津波や地震で使えなくなったり、外部から支援が殺到して調整が難航したりした事例が続出したからだ。とは言うものの、医療機関の使命は、地震などの大規模災害が発生し、医療設備への被害、ライフラインが途絶した場合でも、被災患者や入院患者に継続して医療を提供し続けることだ。そこで国は一定のガイドラインを示して、BCPを作るよう求めてきた。

　しかしながら、東日本大震災から10年たってもBCPの策定は十分に進んでいないのが現状である。共同通信が17年1月末に災害拠点病院を指定する都道府県に状況をアンケートで尋ねたところ、全国の災害拠点病院で、BCP策定済みは322（45%）しかなかった。4年前の内閣府調査よりは改善したものの、依然として未策定が393（55%）もあったことはショッキングな結果である。そのうち、177が策定中だが、「予定な

し」は何と16だった（17年３月６日の日経新聞）。整備が進まない理由として、「病院内で部署間の調整に時間がかかっている」などがあげられた。

　コロナ前の一極集中の首都東京を見据えれば、大型台風のほか、局地災害やテロ対策にも備える必要がある。特に30年以内に７割の確率で発生するとされる首都圏直下型地震に対しては都をあげてBCPに基づいたマネジメントの実践が不可欠だ。１年延長された揚げ句、無観客開催となる予定？の東京五輪・パラリンピックに続いて、これからも大阪万博、札幌冬季五輪誘致と続く。「喉元過ぎれば熱さを忘れる」日本人だが、名実ともに“世界に開かれた国”になるには“次の”新型コロナ禍に備えた本気の危機管理が求められているのではないか。

「たとえ足が折れようがどんなボールにも追いつかなければならない。」
　　　　　　　　　　　　大阪なおみ（女子プロテニス選手、2019、2021全豪、2020全米オープン
　　　　　　　　　　　　優勝。大阪市出身。1997年生）

参考文献：
１）川渕孝一『病院の品格』、日本医療企画、2008年

おわりに

「誰にでも全盛期はある。問題はそこをどれだけ長く続けられるか。」

木村義雄（将棋棋士。十四世名人。東京都墨田区出身。1905〜1986）

行動経済学の応用

　早いもので小生も還暦を迎えたが、いわゆる "岩盤規制" に穴を開けることはできなかった。医療の構造改革は、四半世紀経っても道半ば。なぜなら日本が随分歳を取ったからだ。抵抗勢力のせいだけではない。人間老いるとリスクをとって冒険しなくなる。できるなら現状維持がベストである。その象徴が幾度も社会実験と称してもてはやされた割にはすべて小粒の国家戦略特区。残念ながら世襲だらけの政治家や責任を取りたくない官僚に多くは期待できない。だから、よかれと思ったことはお上に伺いを立てずとも先んじて行動するのが一番だ。

　といっても "情報の非対称性" が強い医療分野では合理的な行動変容は容易ではない。事実、わが国では「マスクは感染予防に無意味」とする WHO の当初の勧告も空しく、家庭用マスクを求めてドラッグストアに連日長蛇の列をつくった。SNS やインターネットの扇動によってトイレットペーパーも買い占めたように、信用できる情報がないので人々はデマや陰謀論で簡単に動く。"インフォデミック" は WHO の造語だが、投資家心理を示す「恐怖指数」も急騰しており不安が不安を呼ぶ。そのしわ寄せは医療現場にも及んだ。大半を中国からの輸入に頼るサージカルマスク N95 や防護服なども枯渇した。今後は安全在庫の備蓄とサプライチェーンの変更・多元化が求められる。だが、台湾のようにスマホアプリを利活用してマスクやアルコール消毒製品がどの薬局にどれだけの入荷・在庫があるかを「見える化」すれば、そもそもその高額転売を禁止する必要もなかったのではないか。これぞ行動経済学の応用だ。

　行動経済学の生みの親のダニエル・カーネマン氏は「利益による満足」よりも「損失による苦痛」を強く感じる人間心理のバイアス（偏り）を明らかにした。ゆえに人々は機会損失よりも損失回避を重視しやすい。

お恥ずかしながら医療経済学者の小生も「1枚100円もする怪しい中国産マスク」に飛びついた。新型コロナを機に実効再生産数、オーバーシュート（爆発的な患者急増）、ニューノーマル（新常態）、新しい行動様式、新たな日常、3密（密集、密接、密閉）、人と人とのソーシャル・ディスタンス（社会的距離）、ハンマー・アンド・ダンス（移動制限と経済活動の再開）など今まで聞き慣れない用語が飛び交っている。今こそ信頼できる情報に基づいた危機管理が求められる。

認知症の義母を亡くして想う

　しかしコロナ禍でこれから日本で急増するとされる認知症は深刻だ。実際、新型コロナウイルス感染症の流行拡大で不要不急の外出自粛が求められ、家に閉じこもる認知症の高齢者に影響が及んでいるという（2020年8月31日の日経新聞）。本来、認知症の進行予防にプラスとされる外出や人との交流が制限され、もろもろの身体機能が悪化しているのだ。コロナ後はショートステイやデイサービスの閉鎖が相次いで、自宅に閉じこもり、感染を恐れて通院を控える患者・利用者及びその家族も多いという。日本認知症学会が専門医を対象に実施したアンケートによれば、約47％が患者の症状悪化を感じていると回答した。一般社団法人「人とまちづくり研究所」が介護保険サービス事業所などを対象に行った調査でも、約46％が「認知機能の低下」、約51％が日常生活動作（ADL）の低下を懸念している。

　　応えざる面輪にそっと手を遣りて「ほら目開けて！」と三声四声も

　コロナ前だが、これはともに小学校の教員だった宮崎県出身の義父が亡妻（享年85）に詠んだ歌である。アルツハイマー型認知症と18年間闘った。人生の終い方に貴賤はないと思うが、やはり酷なのは自分が誰かさえわからなくなる認知症ではないか。1972年に有吉佐和子の小説「恍惚の人」がベストセラーとなったが、当時は「ぼけ」「痴呆」などとも呼ばれた。それが2004年に「認知症」とされ次第に人前で公言できるようになった。

　厚生労働省が公表した「認知症施策推進総合戦略（新オレンジプラン）」によれば、25年に認知症者は何と高齢者の5人に1人になるとい

う。同推計は、長期の縦断的な認知症の有病率調査を行っている福岡県久山町の研究データに基づくものだ。さらに糖尿病有病率の増加でさらにリスクが高まると仮定するともっと認知症者数は増える。

　しかし、認知症は残念ながら今の所、根治薬が見つかっていない。服薬や周囲の人の配慮で進行を遅らせるだけである。製薬企業エーザイが米バイオジェンと共同開発している認知症治療薬「アデュカヌマブ」を米食品医薬品局（FDA）に承認申請を行ったが、これも完治は期待できない。臨床試験（治験）1600人を超える患者に1年半の投与を行った所、認知機能の低下の抑制効果が認められたという。発症の遅滞だけか。認知症患者は50年に世界全体で1.5億人超とされ、承認されればピーク時の売上高は1兆円に達するという。

　だが一般的に治療薬の実用化に向けた道のりは9〜17年と長い。病気を防ぐ効果が期待される化合物を見つけ、動物実験を経て、患者に投与する臨床試験などへ進む。多くの化合物は効果や安全性が確認できず途中で脱落していく。最終的に薬になる確率は油田を掘り当てるようなものだ。そのためか2019年6月に新オレンジプランを更新した政府の認知症施設推進大綱も「「共生」と「予防」を車の両輪として施策を推進していく」として「予防」は残したが、その数値目標は撤廃した。当時の担当官に聞くと「認知症は予防できないからだ」と正論を吐く。それなら具体的な戦略もなくどうやって予防、つまり同大綱でいう「70歳代での発症を10年間で1歳遅らせることを目指す」ことができるのか。第二次大戦中の大本営発表の如く希望的観測だけが先行する。かりに「認知症基本法」が成立すると、がん対策基本法と同様、一定の予算がつくので、まずは法制化して"市民権"を得ようというのか。認知症にかかる社会的コストは莫大である。目に見えない「家族のケア」を医療・介護費に加えると30年には今の1.4倍の21兆円を超えるという。

　認知症になると本人は保険契約のみならず高額な健康食品の注文や自宅の修繕契約を解除できないことがある。そこで誕生したのが成年後見制度。しかし、子と親のトラブルは絶えず、親が被後見人で子がその後見人になるのは何と3割弱。
　幸い、義母はそこまで症状は悪化しなかったが、食欲旺盛だったためか誤嚥性肺炎を繰り返した。「前例がない」と驚かれたが特養と病院を

何度も行き来し、最期は孤独に息を引き取ったが、驚くなかれ葬式はこれで2回目。若い頃、学徒動員により名古屋で軍用計器を作っていたが、度々敵機の来襲を受け、戦死したものと思われた。何とか焼夷弾をくぐり抜け宮崎の実家にたどり着いた時には葬式はもう済んでいた。聞けば、義母は名古屋から宮崎の日向までの道中、「明日は自決するからもう不要」という傷痍軍人から乾パンや缶詰の提供を受け命をつないだという。国に"少しでもの恩返し"と晩年は無償で市の民生委員も務めた。

　最近は残念ながら民生委員も不足気味で、8割が60歳以上と高齢化も進んでいる。起源は1917年に岡山県で始まった「済世顧問制度」にあるが、交通費や電話代などの経費は自治体から出るものの委員報酬はない。やはりコロナ後は戦時中と同様、自助・共助・公助の総動員か。

　例えば、先出の神奈川県大和市は認知症者の徘徊対策としてGPS機能付きの靴を無償貸与する。万が一認知症者が踏切事故を起こした場合に備えて損害賠償保険料も市単独で捻出している。街全体で看守る好事例だが、歯科医師でもある大木哲（さとる）市長の英知とリーダーシップは卓越している。小生も同市の総合計画審議会の学術代表委員として長年コミットしてきた。最後は改めてリーダーシップに関するクイズだ。

Q9-1　リーダーシップに関する次の記述のうち、正しいものを1つ選べ。

　a　専制的リーダーシップとは集団目標の達成に向けてメンバーを統合する体制づくり。

　b　リーダーを支えるフォロワーシップは、リーダーシップに影響を与えることはない。

　c　変革型リーダーシップは、安定した環境において効力を発揮するといわれている。

　d　リーダーシップは、組織的に位置づけられた公式的な管理者の専権事項である。

　e　リーダーシップのあり方として、状況に合わせたスタイルや行動が重視される。

　正解は「　」。認知症による19年の行方不明者は何と全国で1万7479人に上るという。うち死亡が確認された者は460人。この5年間で3割増えた。義母も1度だけ行方不明になるも事なきを得た。地方では"車

は足"なので運転免許の返上をいやがる認知症者も多いが、自動運転車の開発もまだまだ。最近、親が同じことを何度も話したり、同じ物ばかり買ってくるなどしたら、まずは最寄りの地域包括支援センターに相談してみてはどうか。朗報は認知症の人や家族などが集う「認知症カフェ」が増えてきたこと。負担を1人で抱え込まず、家族会などのほか、認知症サポーターや専門家の力を借りることが肝要である。

成長戦略より死の規制緩和

　人類史上、未経験の超高齢社会を迎えるわが国は成長戦略より「死の規制緩和」を優先すべきではないか。これは宗教学者の山折哲雄氏の緊急提案である。現に「死ぬ時ぐらい好きにさせてよ」と女優の樹木希林も2019年に旅立った。

　ところが安楽死法案1つとってもわが国で成立の見込みはない。尊厳死も「徒らに延命措置を行わない」と定義するだけだ。医師のみならず裁判官や宗教界も手をこまねいている。最近は集団就職で地方から都会に出た若者がいよいよ団塊の世代になった。コロナ後は田舎に残された母親をどう介護し、どう看取るかが喫緊のテーマだ。中学を卒業してから養豚業に従事していた実父も2015年1月に敗血症で逝った。流石に"日本一の親孝行"を託された小生も親の死に目にも会えなかった。一時、お笑いタレントのPRポスターで物議を醸した厚生労働省の取組「人生会議」など到底不可能。幸か不幸か医師・看護師が最も手薄な日曜日の寒い夜に看取ったのは付き添いの母だった。22時15分に小生の携帯が鳴るも「お父さんの息がない」という。それにしても病院側は可及的速やかに葬儀屋の依頼を打診してきたが、何故、しばし霊安室に置いてくれなかったのだろうか。曲がりなりにも小生は同院の経営懇話会の座長を長年務めてきたが、これが故郷の"地域包括ケアシステム"の現実か。当面、地方では医師の偏在を解消すべくサーカスや動物園同様、"移動診療所"がやって来るかもしれない。頼母子講（たのもしこう）や無尽といった「ムラ社会」で支える構図だ。

　ひょっとして西欧流の"地域"など存在せず、一橋大学学長などを務めた故阿部謹也氏の唱えた「世間」だけが日本に残るのではないか。これに対して、知己の広井良典京都大学こころの未来研究センター教授はAI（人工知能）を駆使した所、"都市集中型"より"地方分散型"が意外にも「持続可能なシナリオ」だという。日立京大ラボチームとの研究

成果だ。やはりコロナ後は田舎暮らしの方がよいのだろうか。むしろ現物給付の医療保険のように「All or Nothing」とはせず、いっそのこと"チャンポン"にしてはどうか。

　ちなみに小生も実家富山に亡父が残した1.2ヘクタールの農地があるので老後は百姓と学者、否、社会起業家との二重生活か。東京には名立たる病院が多いが、最低賃金時間額は直近の20年度で1013円とさほど高くない。これに対して北陸新幹線が開通した富山県は出生率が増加しており、有効求人倍率も高く、持ち家住宅率は76.8％と全国２位だ。家族で子育てする環境がある。

　にもかかわらず高度経済成長期（1950～70年代頃）に地方の農村出身の若者の多くは東京へと移動した。東京への人口流入がピークに達したのが1962年。都会へ出てくる若い世代のために政府も公団・公社住宅を建てるなどしてこの動きを後押しした。問題はこうした"団塊の世代"が一斉に歳をとり始めたこと。2010～40年にかけ前期高齢者は144万人に増えるという。千葉・神奈川・埼玉を加えて首都圏では388万人増加という推計もある。

元気のない日本の若者

　小生より一世代前のエネルギッシュな輩だが、これに対して今の日本の若者は元気がない。日本財団が９か国で18歳前後の若者たちに自国の将来についての意識調査をしたところ、「良くなる」と答えたのは、中国の96％は別格として、米30％、韓22％、独21％などで、日本はビリの9.6％。何と38％が「悪くなる」と答えたという。

　"職人の世界"も然り。日本は2000年代半ば、技能五輪国際大会の金メダル獲得数で連続で１位だった。どんなに韓国や中国が追い上げようとも、日本の産業現場の技術力は盤石だと胸を張っていたのだ。ところが17年に９位に転落。19年も７位に終わった。この間に上位を占めたのは中国、ロシア、韓国勢だった。つまり、日本の現場力は劣化しているのである。確かに諸君らはわが国の高度経済成長も見聞できず、生まれてこの方、成功体験がない。

　さらに2000年代に入って、不安定雇用や無業状態、そしてひきこもる若者など、多様な姿が認識されるようになった。つまり、「最終学校を卒業して仕事の世界に船出する」という標準的道筋から外れてしまう若

者が目立つようになったのだ。社会学者の宮本みち子氏曰く。「工業化時代に多くの人々が抱いていた『人並みのくらし』、つまり結婚、もち家、子どもの教育のワンセットが、若者たちの目標や希望ではなくなっていくだけでなく、それに代わる新しい目標や希望を抱けない若者たちが増加している」と。同氏は「近年、人手不足が一気に顕在化したが、それでも安定した仕事に就けない若者は減っていない」と続ける。

こうした現象は世界的な傾向で、労働市場の二極分化によるものだ。アメリカの経済学者タイラー・コーエンによれば「所得の格差が拡大し、知的能力の高いエリートの収入が大きく伸び、サービス分野でフリーランスとして働く人が多くなる。そして、技能の高くない人たちは職探しに苦労する。これが労働市場の未来像、（すなわち）新しい仕事の世界だ」と。

実際、社会関係をもてない若者が増加した。現に厚生労働省研究班の推計によると、オンラインゲームや交流サイトSNSなどに没頭する「ネット依存」が疑われる中高生は国内で93万人に上り、7人に1人の割合だ。貧困と社会的孤立はセットだが、貧困とはいえない人々のなかにも社会的孤立に悩む若者が増加している。しかし、生活基盤を築くことができない若者を親が支えるという構図は、特にコロナ後、低所得の親たちが増加すれば成り立たなくなっていく。そうでなくても、親が高齢期に入った段階で矛盾が露呈するだろう。おひとりさまによる"老老介護"だ。特に小生が40年近く住む東京は深刻で、30歳男性の43.7％は未婚。小生の二人の息子も未だ独身だ。頼みの女性も30代未婚率は34.1％と全国1位。

やはりここは改めて社会保障制度の出番か。戦中の「産めよ殖やせよ」ではないが、コロナ禍で妊娠届が大きく減少したという。とりわけ5〜7月の落ち込みが大きい。最近は離婚するカップルも多い。余計なお世話だが、キャンセル料も多額になる結婚式や新婚旅行にはあまりお金をかけず「3密」を避けることが肝要。これもコロナ後の新しい生活様式か。

平和憲法だけは死守しよう

絶ち難し縁にあればひたすらに来世の会ひを固く誓ひぬ

これも20年10月に齢91で亡くなった義父が詠んだ歌である。ホスピス

は満床で、東京都の社会福祉法人Ｓ病院でリハビリに専念するもがんの骨転移で自力で歩けなくなった。そして在宅でオムツを履いて悲しいかな寝たきり。ひどく痛がった。実子に見守られながら安らかに旅立った点はコロナ禍で面会謝絶の病院や介護施設より少しはまし。生前、平成の天皇から叙勲をいただいたほか、「思い出に残る看護」など数々の懸賞論文を書いたが、古希の教え子に慕われた元校長も最期は家族葬。

　敗戦から75年が過ぎ、俄に改憲論者がかまびすしくなってきたが、平和憲法だけは死守しよう。第二次大戦では多くの若者が逝った。残念ながら東京五輪はコロナ禍で不透明だが、国立競技場では77年前、「学徒出陣壮行会」が行われた。大雨の中、満員の客席を前にして、２万5000人の文系学生は何を思っただろう。国の命令で戦争に無理やり行かされ、多くの学生が帰らぬ人となったが、胸中はいかばかりだったか。聞け！わだつみの声。「明日は出撃のことならん。吾今日も生あり。明日の必中にこそ捧げん（西田高光神風特攻隊長）」。

　戦後生まれが人口の８割を占める日本。戦争を知らない小生が"終の住みか"と期待する東京の医療・介護のインフラの現状は残念ながら脆弱だ。事実、23区内に１人暮らしする65歳以上の自宅死亡者数は、この15年間で何と2.3倍も増加している。行ってみたら亡くなっていたという頓死も多いのではないか。火葬場も順番待ちだ。運不運で命が決まる現状を変えようと医療の質の「見える化」や病院ランキングの試みも空しく続けてきたが、すべて徒労に終わった。ここは総合医の出番か。しかし近い将来、複数の疾患を抱え、介護も必要な患者が急増するのに総合診療専門医は不人気だ。後期研修医全体の２％と当局が見込んだ２〜３割を大きく下回っている。だが国はそんなことお構いなし。医療費適正化のためか病院ではなく在宅で末期の水をとることを奨励している。

　運よく富山から上京して"神の手"の手術を受けて一命をとりとめ郷里に戻った母。筆まめの義父とは異なり"医療の遺言書"やエンディングノートへの記入は無理だが、生きとし生けるもの必ず死はやってくる。どうすれば後悔せず大往生できるのか。末法思想ではないが、皆、元気なうちに"三途の川"を無事に渡る方策を考えておけばコロナ後の日本も少しは希望を持てるのではないか。

最後の最後、否、最期に

　古代ローマ、19世紀の英国、そして20世紀の米国と世界の繁栄をけん引する存在が経済や政治に秩序をもたらし、人々の思想の枠組みまで左右してきた。しかし今はパイが増えず、富の再分配が働かない。世界一豊かな米国さえ、その潜在成長率は金融危機が起きた08年に戦後初めて１％台に沈み、一定の教育を受けた25〜37歳の家計所得は18年に６万2000ドルと89年の水準を4000ドル下回った。「子は親より豊かになる」という神話は崩れ、中間層が縮む。国際通貨基金（IMF）によれば、先進国全体の実質成長率は1980年代、90年代の年平均３％から2010〜20年は同１％に沈む。“低温経済”が世界に広がり、格差への不満をテコに独裁や大衆迎合主義が民主主義をむしばむ。そこへ中国やロシアなど強権国家の台頭を許す隙が生じる。単に「ええじゃないか」乱舞だけではすまない。

　実はこれまで経済成長の柱の１つは人口増だった。18世紀以降の産業革命は生産性を高め、19世紀初めにやっと10億人に届いた世界人口はその後125年で20億人に達した。第２次大戦後の60年代に世界の人口増加率は２％を超え、日本も高度経済成長を経験した。
　しかしその伸びは鈍り、今後の人口増も多くはアフリカが占める。世界人口は2100年の109億人を頂点に頭打ちとなる。コロナ禍はそんな転換期の人類を襲った。豊かさを生む主役がモノからデータに移り、成長企業も大量の雇用を必要としない。そのためか富が一部の人材に集中し、低成長と格差拡大が連鎖する。特にコロナ後はウイルスが人の交わりを阻み、経済のデジタル化はさらに加速する。身動きできない人々の生活と命を守るため、政府の役割が重みを増した。現に世界でコロナ対策の財政支出は10兆ドルを超え、国内総生産（GDP）比の規模は金融危機を上回った。日本も2020年度の一般会計歳出は160兆円と前年度に比べて６割も膨張した。「小さな政府」や「民の活力」といった成長を高めるための従来の前提は一旦、脇に追いやられた格好だ。とはいえ、民間の自助努力なしに技術革新は生まれない。成長戦略空しく膨らんだ債務を平時の水準に軟着陸させることがいずれ各国共通の課題となるだろう。そのとき問われるのは技術や制度を磨き直して少しでも生産性を高め、再分配が機能する「定常社会」の土台を築くことだ。ちなみに先出

の広井教授はこの名づけ親だが、遠い将来、他者の存在を気にかける
"ケア・エコノミー" の時代がやってくると予言する。具体策は不明だが、
是非、そんな明るい社会であってほしいものだ。

　なお本書をまとめるにあたり、薬事日報社の河辺秀一氏並びに本分野
の宇野聡事務補佐員には大変お世話になった。この場を借りて謝辞を述
べたい。

「夢と希望を持たせることです。『勝てるよ、世界一になれるよ、お前な
ら絶対出来る！』と毎日誠心誠意言い聞かせると人間の脳は『なるほど
な！』となるわけです。」

小出義雄（元陸上競技選手、指導者。92年バルセロナ五輪銀の有森裕子、

97年世界選手権金の鈴木博美、00年シドニー五輪金の高橋尚子、03年世界

選手権銅の千葉真らを育てる）

＜アンケートへのご協力のお願い＞
本書をご購入くださいまして誠にありがとうございます。本書の内容についてのアンケートにご協力いただけると幸いです。ご協力いただける方は下記 QR コードを読み取りそこから、または薬事日報社オンラインショップの本書のページからアンケートに入って回答してください。よろしくお願いいたします。

クイズの答え：

Q0-1 e　Q1-1 e　Q1-2 e　Q1-3 a　Q1-4 e　Q1-5 e　Q1-6 e　Q1-7 de　Q1-8de　Q1-9 de

Q2-1 e　Q2-2 e　Q3-1 e　Q3-2 e　Q4-1 e　Q4-2 ○ e ×abcd　Q4-3 e　Q4-4 e　Q5-1 e　Q5-2 e

Q5-3 e　Q5-4 e　Q5-5 e　Q5-6 e　Q5-7 ○ de ×abc　Q5-8 ○ de ×abc　Q5-9 e　Q5-10 e

Q5-11 e　Q5-12 de　Q5-13 e　Q6-1 e　Q6-2 e　Q6-3 e　Q6-4 e　Q6-5 e　Q6-6 e　Q8-1 e

Q8-2 e　Q8-3 e　Q8-4 de　Q8-5 de　Q8-6 e　Q8-7 ○ de ×abc　Q8-8 e　Q9-1 e

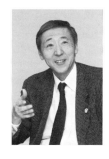

川渕孝一（かわぶち　こういち）

東京医科歯科大学大学院医療経済学分野教授

専門分野：医療経済、医療政策、ヘルスケアマネジメント

1983年に一橋大学商学部を卒業、1987年に米国シカゴ大学経営大学院で経営学修士号（MBA）を取得。民間病院・企業を経て、1989年から1998年まで厚生省国立医療・病院管理研究所（現在の国立保健医療科学院）医療経済研究部勤務（95年から主任研究官）。98年4月日本福祉大学経済学部教授及び日医総研の主席研究員、経済産業省研究所ファカルティーフェロー、スタンフォード大学客員研究員を兼任。2000年4月から現職。その他、日中友好病院客員教授、公益社団法人医療・病院管理研究協会常任理事、一般社団法人日本医療・病院管理学会評議員・理事、日本クリニカルパス学会評議員、一般財団法人リブレット基金事業財団理事長、一般社団法人日本介護福祉経営人材教育協会理事、特定非営利活動法人日本・インドネシア医療連携協会（JIMCA）理事を兼任。

近著に『見える風景が変わるか？2040年の薬局』（薬事日報社、2016年）『地域包括ケアシステムの成功の鍵』（公益財団法人日本都市センター、2015年）、『"見える化" 医療経済学入門』（医歯薬出版、2014年）がある。

コロナ後の医療経済と日本
"40年の徒労と挫折" から占うヘルスケアの未来像

2021年4月14日　第1刷発行

著　　　者　川渕孝一

発　　　行　株式会社薬事日報社

　　　　　　〒101-8648　東京都千代田区神田和泉町1番地

　　　　　　TEL 03-3862-2141（代表）　　FAX 03-3866-8408

　　　　　　ホームページ　https://www.yakuji.co.jp/

　　　　　　オンラインショップ　https://yakuji-shop.jp/

カ　バ　ー　ファントムグラフィックス株式会社

印刷・製本　昭和情報プロセス株式会社